主 编 刁井地 王会娟 王 锋 白岭晓 胡太松 田 菁

临床急重症救治实践

LINCHUANG JIZHONGZHENG JIUZHI SHIJIAN

长江出版传媒
湖北科学技术出版社

图书在版编目（CIP）数据

临床急重症救治实践 / 刁井地等主编. -- 武汉 : 湖北科学技术出版社, 2018.1
ISBN 978-7-5706-0085-4

Ⅰ. ①临… Ⅱ. ①刁… Ⅲ. ①急性病—诊疗②险症—诊疗 Ⅳ. ①R459.7

中国版本图书馆CIP数据核字(2018)第023006号

策　　划：雅卓图书　　　　　责任校对：李　洋
责任编辑：李大林　　张波军　　　　　封面设计：雅卓图书

出版发行：湖北科学技术出版社　　　　　电话：027-87679468
地　　址：武汉市雄楚大街268号　　　　　邮编：430070
（湖北出版文化城B座13-14层）
网　　址：http://www.hbstp.com.cn

印　　刷：济南大地图文快印有限公司　　　　　邮编：250000

880×1230　　1/16　　12.75印张　　404千字
2018年1月第1版　　　　　2018年1月第1次印刷
定　价：88.00元

PREFACE

前　言

随着医学的飞速发展和科学技术的进步，现代急救医学和重症医学的发展也日益完善。急救医学是一门跨专业、跨学科的独立医学分科，很多内容纵横交错，但它在医疗服务模式、诊断的认识规律和治疗原则等方面又具有其自身的特殊性，包括急诊急症、危重病加强医疗、急救医疗管理体系等部分。

本书内容在编写过程中紧扣临床，突出重点，首先阐述了急重症相关检验、血流动力学监测及重症监护等基础理论与救治技术。此外，对儿童重症的监护也作了具体介绍。此书适用于急诊、ICU 及危重症相关科室的医护人员，尤其是主治医师和学生参考。

本书在编写过程中，参考了大量中外相关专业书籍与文献，希望能对临床医务人员在急危重症的处理方面，起到微薄的帮助。由于编者较多，写作经验和水平有限，加之编写时间仓促和篇幅所限，书中难免有不足和欠妥之处，恳请广大读者提出宝贵意见和建议，以便日臻完善。

编　者

2018 年 1 月

CONTENTS

目 录

第一章

危重患者相关实验室检验

第一节　临床血液一般检验

一、红细胞检验

（一）红细胞计数（red blood count，RBC）

1. 测定方法　血细胞计数仪法或显微镜计数法。

2. 标本准备　末梢血 20～100μl 或 EDTA－2K 盐抗凝静脉血 1ml，或紫帽真空管静脉采血，供全血细胞分析或 CBC 全项测定，也可用于涂片染色显微镜检查。

3. 参考范围　成年男性 4.5×10^{12}～5.5×10^{12}/L（10^6/μl），或 4.3×10^{12}～5.9×10^{12}/L（10^6/μl）；成年女性 4.0×10^{12}～5.0×10^{12}/L（10^6/μl），或 3.8×10^{12}～5.2×10^{12}/L（10^6/μl）。

4. 临床意义　主要用于贫血的形态学分类、红细胞增多症诊断、失水或血液黏度评价。

（1）增多

1）各种原因失水所致的血液浓缩：红细胞、血红蛋白和红细胞比容积均相对增加。

2）真性红细胞增多症：病因不明，红细胞和血红蛋白显著增多，血液黏度增高，网织细胞相对数不增多，红细胞形态正常或有轻度大小不匀。伴有白细胞和血小板计数增多。

3）缺氧代偿：如①新生儿（胎儿期代偿）。②高原生活，严重者可致高原病。③心脏疾病，如慢性充血性心力衰竭，尤以发绀型先天性心脏病（右向左分流）为甚。④慢性阻塞性肺疾病（COPD）、广泛的肺结核、肺纤维化症、Pickwickian 综合征（主要表现为肥胖、嗜睡、换气不足和红细胞增多）。⑤某些先天性或获得性血红蛋白异常症，如高铁血红蛋白症（MHb）、硫化血红蛋白症（SHb）、慢性一氧化碳中毒（COHb）等。

4）内分泌性：如 Cushing 综合征、男性化卵巢疾病如多囊卵巢综合征（PCOS）、嗜铬细胞瘤、肾上腺肿瘤等。

5）某些肿瘤：如肾癌、肾腺瘤、肾囊肿，肝、子宫、肺、胃、前列腺的良性肿瘤或恶性肿瘤。可能与血浆或肿瘤组织中的红细胞生成素（erythropoietin，EPO）增多有关。

6）其他：①神经性，如小脑肿瘤、电休克。②某些药物，如雄性激素及其衍生物、肾上腺皮质激素使用等。③骨髓纤维化，早期增多，后期减少。

（2）减少：见于各种原因所致的贫血或血液稀释（如快速输液后、妊娠水血症等）。

血细胞计数仪法测定必须进行质量控制。如有冷凝集素存在，红细胞计数结果将显著降低，而 Hb 测定则不受影响；当 RBC 与 Hb 的对应关系相差悬殊时应疑及此。取制备的计数用红细胞稀释液 1 滴在显微镜下观察，见有红细胞凝集现象；此时可将红细胞稀释液置 37℃加温 15min 后再计数。如确证为冷凝集现象，应建议临床做冷凝集试验和肺炎支原体抗体检测。

（二）血红蛋白（hemoglobin，Hb，HGB）

1. 测定方法　氰化高铁血红蛋白（HiCN）或十二烷基磺酸钠血红蛋白（SDS－Hb）光度法。不同方法溶血剂不同，必须专用，不可替代或混用；还必须定期用标准品定标，否则将产生较大的误差并影响相关参数的计算值。

2. 标本准备　末梢血或 EDTA－2K 抗凝静脉血，同 RBC；或紫帽真空管静脉采血。

3. 参考范围　成年男性 130～180g/L（13～18g/dl），成年女性 120～160g/L（12～16g/dl）。

4. 临床意义　用于贫血诊断和鉴别诊断、红细胞增多症诊断，失血、失水、溶血、血液黏度评价和某些致红细胞增多的肿瘤如肾、肝等肿瘤的发现线索。

（1）增多：失水所致的血液浓缩，缺氧代偿如新生儿（胎儿期代偿）、高原生活和高原病、慢性心肺疾病，急性和慢性心肺功能不全，尤以先天性发绀型心脏病为甚。某些肾、肝等肿瘤，真性细胞增多症等。参见 RBC 项。

（2）减少：各种原因的贫血或血液稀释，是贫血诊断的主要依据，对小细胞贫血早期的诊断较 RBC 和红细胞比容积（HCT）为敏感。

贫血诊断标准（WHO），平原地区，HGB（g/L）：成年男性≤130、成年女性≤120、妊娠妇女≤110；6 个月至 5 岁≤110、6～14 岁≤120。

贫血临床分级 HGB（g/L）：轻度 120～90、中度 60～90、重度 30～60、极重度小于 30。

（三）红细胞比容积（hematocrit，Hct，HCT）

1. 测定方法　用离心法测定者称为红细胞比积或比容，均为比容积的简称；因是离心力的压缩容积，又称红细胞压积（packed cell volume，PCV）。细胞计数仪法为单个红细胞体积的累加，故本书称为红细胞比容积，用占全血的百分数表示。名称虽有不同，但都是指红细胞占全血的比例（%）。

2. 标本准备　细胞计数仪法同 RBC；Wintrobe 法 EDTA－2K 抗凝静脉血 2ml 或紫帽真空管静脉采血。

3. 参考范围　成年男性 39%～50%（平均 45%），成年女性 35%～47%（平均 41%）。

4. 临床意义　主要用于失水和血液黏度评价、贫血的诊断和鉴别诊断。

（1）增多：失水所致的血液浓缩，缺氧代偿如新生儿（胎儿期代偿）、高原生活、慢性心肺疾病，急性和慢性心肺功能不全，尤以先天性发绀型心脏病为甚。某些肝、肾等肿瘤，真性红细胞增多症等。

（2）减少：各种原因的贫血或血液稀释。

（四）红细胞指数（erythrocyte indices，EI）

1. 测定方法　根据 RBC、HGB、HCT 的计算值。计算公式：

平均红细胞体积（mean corpuscular volume，MCV）＝HCT/RBC，单位 fl。

平均红细胞血红蛋白量（mean corpuscular hemoglobin，MCH）＝HGB/RN，单位 pg。

平均红细胞血红蛋白浓度（MCH concentration，MCHC）＝MCH/MCV＝HGB/HCT，单位 pg/fl 或 g/L。用公式 MCH/MCV 时单位为 pg/fl；用公式 HGB（g/L）/HCT（%）时单位为 g/L。临床习惯用百分比（%）表示，因为简便直观；pg/fl 数×100（%）或 g/L 数×1/10（%）即是。

2. 参考范围　成年 MCV 80～100fl，MCH 26～34pg，MCHC 31%～35%。

3. 临床意义　或称红细胞平均值（mean erythrocyte values），主要用于贫血的形态学分类。贫血的病因学与红细胞的体积和形态密切相关。根据 MCV、MCH 和 MCHC 的贫血形态学分类和不同疾病红细胞指数改变见表 1－1 和表 1－2。

表 1－1　根据 MCV、MCH、MCHC 的贫血分类

形态学分类	大细胞性	正细胞性	单纯小细胞性	小细胞低色素性
MCV	增大	正常	减小	减小
MCH	增多	正常	减少	减少
MCHC	正常	正常	正常	减小

表 1-2 不同疾病红细胞指数改变

状态	MCV	MCH	MCHC
缺铁性贫血	↓	↓	↓
慢性炎症	↓	N±	N±
恶性贫血，维生素 B_{12}、叶酸缺乏	↓	N 或 >N	>N
遗传性球型红细胞症	N 或↓	↑	↑
溶血性或再生障碍性贫血	N±	N±	N±
急性失血性贫血	N±	N±	N±
真性红细胞增多症	N±	N±	N±

注：↑表示增大或升高；↓表示减小或降低；N 表示正常；±表示在一定范围内波动。

（五）红细胞体积分布宽度（red cells volume distribution width，RDW）

1. 测定方法　红细胞分布直方图的基底宽度，细胞仪自动计算，可用 MCV 的 SD 表示，但须结合 MCV 评价；故较常用 MCV 的变异系数（CV）值表示，即 MCV 的标准差SD）与 MCV 的比率，是相对值。计算公式为：

$$RDW\ (CV\%) = SD_{MCV}/MCV$$

2. 参考范围　正常成人 11% ~14.5%，或小于 15%。

3. 临床意义　反映红细胞体积的变异，RDW 小于 14.5% 表明红细胞体积为均一性，即大小均匀；大于 15% 反映红细胞体积为非均一性，即大小不匀。用于贫血的形态学分类。

RDW 作为 IDA 的早期诊断指标，比贮存铁各项指标的测定简便快捷，特别适合于日常的诊疗工作。当发现 HGB 和 MCV 正常，而有 RDW 增大时，即可对铁不足作出判断。此时应给予铁剂治疗以补足储备铁，使 RDW 恢复正常，避免发展为临床期贫血。

（六）红细胞分布直方图

1. 测定方法　即红细胞体积频数分布图，血细胞计数仪在红细胞计数过程中，自动测定红细胞体积并自动绘制分布直方图。

2. 临床意义　反映 MCV 和 RDW 改变，用于贫血类型和治疗反应的判定，较用数字表示更为直观。分析红细胞参数时须结合红细胞体积分布直方图。

（1）单峰，正态分布，峰值为 80 ~ 100fl（MCV 正常）

1）基底较集中（RDW 正常），见于正常人或均一性正细胞性贫血，如慢性疾病、慢性肝病、非贫血性血红蛋白病、慢性白血病、化疗、遗传性球形红细胞增多症、失血等。

2）基底拉宽（RDW 增大），为非均一性正细胞性贫血，见于混合性贫血、铁或叶酸缺乏早期、血红蛋白病贫血、骨髓纤维化、铁粒幼细胞性贫血等。

（2）单峰，负偏态分布，峰值小于 80fl 甚或小于 60 ~ 70fl（MCV 减小）

1）基底比较集中（RDW 不大），为均一性小细胞性贫血，见于杂合子地中海贫血、慢性疾病。

2）基底特别向左拉宽（RDW 增大），提示小细胞性大小不匀，为非均一性小细胞性贫血，见于缺铁性贫血、维生素 B_6 缺乏性贫血、铁粒幼细胞性贫血、β 地中海贫血、HbH 病、红细胞碎片（见于微血管病性溶血性贫血）。

（3）单峰，正偏态分布，峰值大于 100fl（MCV 增大）

1）基底比较集中（RDW 不大），为均一性大细胞性贫血，见于再生障碍性贫血、白血病前期、非贫血性红细胞酶或膜缺陷。

2）基底分散特别向右拉宽（RDW 增大），提示大细胞性大小不匀，为非均一性大细胞性贫血，见于恶性贫血、巨幼细胞性贫血、家族性维生素 B_{12} 吸收不良性贫血，也见于免疫性溶血性贫血、冷凝集素血症、慢性淋巴细胞白血病、红白血病。

（4）双峰，峰值分别小于80fl和大于100fl（双峰平均MCV可在正常范围）

1）基底向左右拉宽（RDW增大），MCV正常、偏大或偏小，为混合性贫血（铁缺乏和叶酸或维生素B_{12}同时缺乏的营养性贫血、孕产妇贫血等）的特征性分布。

2）缺铁性贫血和巨幼细胞性贫血有效治疗过程中也可出现双峰，新峰值接近于80～100fl。为新生正常态红细胞与原有贫血态红细胞混合存在的结果。

（七）显微镜标本异常红细胞及其意义

血细胞形态检查包括细胞大小、均一性、染色性、异常形态、白细胞和血小板质和量、异常细胞以及血液寄生虫。由于制片等因素正常可见有少量变异型细胞，如果增多，排除人工假象则属于病理状态，有助于诊断。

1. 叶缘形红细胞（crenated cell，echinocyte）　红细胞边缘呈叶缘状或锯齿状为正常红细胞变异型。

2. 碎裂红细胞（helmet cell，schizocyte）　见于不稳定血红蛋白病、弥散性血管内凝血（DIC）、静脉内纤维蛋白沉积物、微血管病性溶血性贫血、心脏瓣膜病、严重灼伤、尿毒症、转移性恶性肿瘤、重症缺铁性贫血或失血、正常新生儿。

3. 棘状红细胞（acanthocyte）　见于先天性无β脂蛋白血症、终末期肝病、红细胞丙酮酸激酶缺陷症（PKD）、肾衰竭、个别病例使用肝素后。

4. 球形红细胞（spherocyte）　见于遗传性球形红细胞增多症、免疫性或其他原因的溶血状态。

5. 椭圆红细胞（elliptocyte，ovalocyte）　少量见于正常，增多见于椭圆形红细胞增多症、缺铁性贫血（IDA）、巨幼细胞性贫血、地中海贫血、HbS或HbC病、其他溶血性贫血。

6. 靶形红细胞（target cell，codocyte）　见于血红蛋白病（地中海贫血、HbS、HbC、HbD病）、铁缺乏、肝病、卵磷脂胆固醇酰基转移酶（LCAT）缺陷症。

7. 镰状红细胞（sickle cell，drepanocyte）　镰状红细胞病（HbS）及其变异型如镰状红细胞合并β地中海贫血（S/β）、合并HbD病（血红蛋白SD病）或合并HbC病（血红蛋白SC病）。

8. 口形红细胞（stomatocyte）　红细胞裂口如口唇样，见于遗传性口形红细胞增多症、酒精中毒、Rh全部缺乏症（一种罕见血型）。

9. 三角形红细胞（triangalocyte）　酒精中毒、罕见于HbC病、地中海贫血、非酒精性肝病、血栓性血小板减少性紫癜（TTP）、抗有丝分裂化疗。

10. 离心红细胞（ecentrocytes）　血红蛋白离心性不对称分布，见于红细胞6－磷酸葡萄糖脱氢酶缺陷症（G6－PDD）。

11. 咬痕红细胞（bite cell，degmocyte）　红细胞边缘有缺口如咬痕，见于Heinz’体溶血性贫血、苯偶氮吡啶、磺胺等药物和氧化剂引起的高铁血红蛋白（MetHb，MHb）症、不稳定血红蛋白病如Hb Koln、地中海贫血等。

12. 泪滴红细胞（tear drop cell，dacryocyte）　红细胞如泪滴状，见于骨髓增殖性疾病、全骨髓萎缩症、恶性贫血、地中海贫血。

13. 半影红细胞（himighosts）　Hein′z，体溶血性贫血、氧化剂损伤的氧化性溶血性贫血。

14. 嗜碱性点彩细胞（basophilic stippling，punctate basophilia）　见于地中海贫血、不稳定血红蛋白病、嘧啶－5′－核苷酸酶缺陷、铅中毒、溶血状态。

15. 铁粒细胞（siderocytes，pappenheimer bodies）　普鲁士蓝染色，见于某些溶血性贫血、脾切除后、某些巨幼细胞和铁粒幼细胞贫血。

16. 嗜多色性细胞（polychromatophil）　增多见于红细胞增多症、不稳定血红蛋白病、骨髓病、溶血状态或脾切除后。

17. 缗钱状红细胞（rouleaux of RBCs）　由于血浆免疫球蛋白增多引起，如多发性骨髓瘤、巨球蛋白血症、冷凝集素综合征等。

18. 有核红细胞　见于红血病、红白血病、骨髓纤维化、骨髓病、溶血状态、脾切除、巨幼细胞性贫血。

19. Howell－Jolly 体　为红细胞核片段，见于溶血性贫血、脾切除后、巨幼细胞性贫血。

20. Cabot 环　为红细胞核残留物或有认为是脂质变性，见于巨幼细胞性贫血。

二、白细胞检验

（一）白细胞计数（white blood count，WBC）

1. 测定方法　血细胞仪法或显微镜法。

2. 标本准备　末梢血 20～100μl 或 EDTA－2K 抗凝静脉血 1ml 或紫帽真空管静脉采血，与 CBC 或 RBC 同用一份血。

3. 参考范围　见表 1－3。

表 1－3　白细胞计数参考范围（$G=10^9$，$k=10^3$）

年龄	参考范围	SI 单位	习用单位
成人	4～10	$\times10^9$/L 或 G/L	$\times10^3$ 或 k/μl
新生儿	13～34	$\times10^9$/L 或 G/L	$\times10^3$ 或 k/μl
1 月	6～19	$\times10^9$/L 或 G/L	$\times10^3$ 或 k/μl
6 月～2 岁	6～17	$\times10^9$/L 或 G/L	$\times10^3$ 或 k/μl
10 岁	5～11	$\times10^9$/L 或 G/L	$\times10^3$ 或 k/μl

白细胞计数的正常范围，在 20 世纪 50 年代及以前一直为 6 000～8 000/μl。在 20 世纪 60 年代，由于工作量增加，改用试管稀释计数法以致精密度降低，通常采用 5 000～9 000/μl 为参考范围。20 世纪 80 年代国内外采用细胞（粒子）计数仪法，参考范围进一步拉宽为4 000～10 000/μl。这只是一个正常人群的参考范围，而绝大多数正常人白细胞计数在6 000～8 000/μl 的范围内。在病理情况下如患者有发热、皮疹、上呼吸道症状、腹痛、软弱、出血倾向或其他症状，或影响白细胞的药物使用、放射线作业或暴露等情况，白细胞超过 9 000/μl 一般应视为增高，少于 5 000/μl 一般应视为减低；同时须结合白细胞分类百分数和绝对值、显微镜白细胞形态学检验等进行判断。

4. 临床意义　白细胞数和质的变化是反映机体侵袭、损伤、防御或免疫功能的重要指标之一，对疾病诊断扮演着十分重要的角色。主要用于感染性疾病的辅助诊断和鉴别诊断，血液造血系统疾病鉴别诊断和评价，抗代谢和细胞毒性药物治疗监测以及放射性损伤的监测。

（1）增多

1）生理性增多。见于：①饱餐后，特别是摄取富含蛋白质的食物。②情绪激动、体育锻炼或体力劳动后、高温或寒冷刺激等，主要与应激激素水平升高有关。③新生儿及婴幼儿期，出生时中性粒细胞明显增多，之后为淋巴细胞增多所取代，伴随免疫系统发育成熟过程，持续到学龄后。④月经期、妊娠和分娩、妊娠后期轻度增加，分娩期明显增加，与应激和出血有关。⑤下午较上午高。

2）病理性增多。见于：①感染尤以化脓菌感染为明显，不仅白细胞总数增多，同时有分类计数和白细胞形态改变，如中性粒细胞核像改变、细胞质的中毒性和退行性改变等。②中毒和毒素，内源性中毒如酮症酸中毒、尿毒症等和外源性中毒如生物毒素、化学品、一氧化碳等中毒，刺激粒细胞增多。③炎症、灼伤、组织坏死、创伤等，由于炎性产物、变性的蛋白和应激刺激粒细胞增生和释放，严重者可见未成熟粒细胞增多。④急性溶血、急性出血，刺激骨髓加速造血和中性粒细胞增生释放，网织红细胞、嗜多染性红细胞、有核红细胞等未成熟红细胞增多。⑤恶性肿瘤、恶病质、濒死时，特别是伴有肿瘤破溃、坏死，坏死毒素或骨转移刺激骨髓粒细胞释放。对老年无发热的白细胞增多，应警惕和注意查找潜在的肿瘤性疾病。⑥骨髓增殖性疾病和白血病等。非白血病性白细胞增多为反应性增多，增多的细胞是良性细胞；白血病性白细胞增多是恶性增多，增多的细胞是肿瘤细胞。

（2）减少：见于某些杆菌或病毒感染、存在自身免疫抗体、造血功能障碍、巨幼细胞性贫血、骨髓病、急性非白血性白血病、恶性组织细胞病、脾功能亢进症等。

1）急性感染性疾病：白细胞减少可由于中性粒细胞减少或淋巴细胞减少所致，二者的意义不同，特别是对热性疾病的鉴别具有重要意义。急性细菌性感染病情严重时，由于骨髓功能受抑制，白细胞计数由升高转为减少，主要是中性粒细胞由增多转为减少所致，如重症肺炎、败血症等。重症热性疾病白细胞减少提示机体防御能力降低，中性粒细胞减少常伴有核左移和细胞退行性变，淋巴细胞绝对值减少提示细胞免疫功能受损，预后严重。

2）伤寒：发病初期白细胞可有增多，但迅速转为减少（发病2～3d后），主要为中性粒细胞减少，淋巴细胞相对增多，嗜酸细胞减少或消失。具有辅助诊断意义。

3）急性粟粒性结核：中性粒细胞减少，淋巴细胞相对增多；但嗜酸性细胞仍然存在，此点与肠伤寒不同。

4）布鲁菌病：又称波状热，主要为中性粒细胞减少，淋巴细胞相对增多，嗜酸细胞减少或消失，此特点与伤寒酷似。

5）流行性感冒：中性粒细胞减少，淋巴细胞相对增多，嗜酸细胞存在或经过良好者反见有增多。

6）麻疹、风疹、脊髓灰质炎、登革热，中性粒细胞减少，淋巴细胞相对增多。风疹可见粒细胞显著减少，浆细胞增多。

7）获得性免疫缺陷综合征（AIDS）、冠状病毒相关严重急性呼吸综合征（SARS）、白细胞减少是由于淋巴细胞减少所致。

8）寄生虫病：疟疾发作时、黑热病、恙虫病等。

9）其他：如脾功能亢进症、自身免疫性疾病、粒细胞减少症、粒细胞缺乏症、再生障碍性贫血、巨幼细胞性贫血，由于存在自身抗体、白细胞破坏过多、造血功能障碍或缺乏造血组织、缺乏造血原料。

10）放射线损伤：如慢性放射性物质接触或作业、镭、X线照射等。

（二）白细胞分类计数（differential leucocyte count，DLC）

1. 测定方法　显微镜法或细胞计数仪法。细胞计数仪法根据白细胞核的体积分类，只用于过筛检查。

2. 标本准备　末梢血或EDTA－2K抗凝静脉血1ml，或紫帽真空管静脉采血，与CBC或WBC同用一份血。需用显微镜检查时，血片须在取血后4h内制作。

3. 参考范围

细胞仪法：

LYM（淋巴细胞）成人20%～40%，1月平均60%，10岁平均40%。

MID（中间细胞）成人3%～13%，1月平均8%，10岁平均7%。

GRA（中性粒细胞）成人50%～70%，1月平均30%，10岁平均50%。

EOS（嗜酸粒细胞）1%～5%。

BAS（嗜碱粒细胞）0～1%。

MON（单核细胞）3%～8%。

显微镜法：成人参考范围见表1－4，儿童参考范围见表1－5。

表1－4　成人白细胞分类计数参考范围

符号	名称	相对数（%）	绝对数（$\times10^9$/L）
N－St	嗜中性杆状核粒细胞	1～5	0.04～0.50
N－S	嗜中性分叶核粒细胞	50～70	2.0～7.0
EOS	嗜酸性粒细胞	0.5～5	0.02～0.50
LYM	淋巴细胞	20～40	0.80～4.00
MoN	单核细胞	3～8	0.12～0.80

表1-5 儿童白细胞分类计数参考范围（%）

年龄	N（S+S）	EOS	BAS	LYM
1日龄	60~80	1~5	0~1	10~30
6~10日	30~45	1~5	0~1	35~50
2周龄	15~44	1~5	0~1	43~52
1~6个月	10~40	1~5	0~1	60~80
7~12个月	20~40	1~5	0~1	50~70
1~3岁	30~50	1~5	0~1	40~60
4~6岁	35~55	1~5	0~1	40~60
6~9岁	40~60	1~5	0~1	25~45
10岁以上	同成人			

血细胞计数仪DLC只是一种过筛检查，不能完全取代显微镜检查和人的经验；凡有以下任何一种情况，都应进行显微镜检查。

（1）血液学参数有显著异常者。

（2）白细胞直方图异常，MID细胞增多，或有警告标志者。

（3）严重感染、不明高热、明显贫血和/或出血倾向者。

（4）寄生虫（特别是华支睾吸虫、肺吸虫、血液寄生虫）病、过敏性疾病、嗜酸细胞浸润性疾病或严重感染嗜酸细胞有特别意义者。

（5）临床疑有血液病或血细胞形态具有诊断意义时。

（6）血液病治疗监测或临床认为有必要观察血细胞形态时。

4. 临床意义　主要用于血液造血系统疾病、感染性疾病、急性失血、急性中毒、过敏性和嗜酸细胞增多性疾病诊断、辅助诊断和筛查，非特异性防御功能和感染性疾病预后评价。

细胞仪DLC原理是经稀释的血液加入溶血剂使红细胞溶解，白细胞脱胞浆，根据白细胞核体积进行分类。分布在35~90fl区域（L区，aL）的细胞主要为淋巴细胞，分布在160~450fl区域（G区，aG）的细胞主要为中性粒细胞，介于两者之间，即90~160fl区域（M区，aM）的细胞，称为中间细胞，主要包括单核细胞、嗜酸细胞、嗜碱细胞、原始细胞以及各种前体细胞。五分类是结合阻抗法、激光法和组化法将中间细胞进一步分为EOS、BAS和MON，当五分类有困难时仪器自动转为三分类；此时须结合显微镜检查确证血细胞有无异常改变。无论是三分类抑或是五分类，都不能完全代替显微镜检查和嗜酸细胞直接计数。

（1）白细胞分类计数的意义

1）中性粒细胞：具有吞噬和激活补体功能，能吞噬细菌和组织细胞碎片，释放弹性蛋白酶和多种细胞因子；激活的补体成分（C3a、C5a、C_{567}^{-}）具有粒细胞趋化作用。

Ⅰ. 增多：反应性增多见于：①感染症，如细菌、病毒、真菌、螺旋体、立克次体、寄生虫，特别是化脓性细菌全身性或严重局部感染如败血症、肺炎、脑膜炎、阑尾炎、急性肾盂炎或肾盂肾炎、丹毒、蜂窝组织炎等。②炎症，如腐蚀性或刺激性化学品损伤、急性胰腺炎、化学性腹膜炎；免疫性如风湿热、类风湿性关节炎、结节性动脉周围炎、脉管炎等。③急性中毒，如化学品或药物中毒，自身代谢性中毒如尿毒症、酮症酸中毒或乳酸性酸中毒。④急性失血，尤以内脏出血如肝、脾、宫外孕破裂出血；1~2h开始升高，2~5h达高峰。⑤组织损伤或坏死，如心、肺、肾、脑梗死，肌肉挫伤、大手术后。⑥排异反应。⑦恶性肿瘤，尤其合并感染、坏死或骨髓转移时。

肿瘤性增多。见于骨髓增生性疾病，如白血病，特别是慢性粒细胞白血病；骨髓增殖性疾病，如骨髓纤维化、真性红细胞增多症、原发性血小板增多症等。

Ⅱ. 减少：①感染症。某些病毒或杆菌感染如流感、伤寒、副伤寒、布鲁菌病，机体防御或免疫功能降低的严重感染。严重感染症白细胞由增多转为减少，提示机体防御能力衰竭，侵袭大于防御，尤其是伴有中性粒细胞核左移和细胞退行性变者，预后严重。②造血功能障碍。缺乏造血组织如再生障碍性贫血，缺乏造血原料如巨幼细胞性贫血。③骨髓病。非白血性白血病、恶性组织细胞病、肿瘤骨转移、苯中毒、辐射损伤等。④破坏过多。自身抗体如免疫性粒细胞减少症、脾功能亢进症等。⑤药物。多种抗肿瘤药物、氯霉素、头孢菌素类、磺胺类、奎诺酮类、万古霉素、氨基比林、非那西汀、保太松、硫氧嘧啶和甲巯咪唑类、氯丙嗪、奎宁等药物使用。⑥特发性粒细胞减少症、Felty 综合征。

2）嗜酸性粒细胞：与过敏反应密切相关，受嗜酸性细胞趋化因子调节，吞噬免疫复合物和异体蛋白。

Ⅰ．增多：①变态反应性疾病，如支气管哮喘、血管神经性水肿、花粉症、血清病、荨麻疹、药物过敏反应等。②寄生虫病，如肠道蠕虫病，尤其是肠道外感染如华支睾吸虫病、血吸虫病、肺吸虫病、丝虫病、包囊虫病、旋毛虫病、内脏蠕虫蚴移行症等。③某些皮肤病，如湿疹、脓痂病、接触性皮炎、剥脱性皮炎、天疱疮、银屑病等。④肿瘤性疾病，如肿瘤转移坏死时、肺癌、恶性淋巴瘤、慢性粒细胞白血病、真性红细胞增多症等。⑤内分泌疾病，如垂体前叶功能减退症、肾上腺皮质功能减退症。⑥嗜酸性细胞浸润性疾病，如嗜酸性细胞增多综合征、伴有肺浸润的嗜酸细胞增多症如 Loffler 综合征、嗜酸细胞性肺炎、热带嗜酸细胞增多症以及嗜酸细胞性心内膜炎、Churg – Strauss 综合征（变应性嗜酸细胞性肉芽肿血管炎）等。⑦某些感染性疾病，猩红热、麻疹的潜伏期、出疹性疾病。多种传染病的极期减少乃至消失，恢复期增多。在严重感染，由减少逐渐转变为增多，是疾病经过良好的指标。⑧某些结缔组织病，如皮肌炎、结节性动脉周围炎。⑨脾摘除、癫痫发作。⑩恶性贫血或巨幼细胞性贫血维生素 B_{12}、叶酸治疗有效时，可作为疗效判断指标。

Ⅱ．减少：①急性传染病极期（猩红热除外）和严重感染，如伤寒、斑疹伤寒、肺炎、败血症、化脓性疾病等。在经过中嗜酸细胞出现是疾病好转的佐证。②急性粟粒性结核减少或消失，但慢性结核不消失。疟疾发作中。③各种急性应激如创伤、大手术后，皮质醇增多症或皮质激素治疗。④巨幼细胞性贫血、其他骨髓功能严重障碍。

3）嗜碱性粒细胞：表面有 IgE 的 Fc 受体，与 IgE 结合即被致敏，再受相应抗原攻击时发生颗粒释放反应，颗粒含有组胺、慢反应物、肝素、嗜酸细胞趋化因子、血小板活化因子。

Ⅰ．增多：见于骨髓增殖性疾病如慢性粒细胞白血病、骨髓纤维化，也见于慢性溶血、脾切除术后、淋巴瘤、骨髓转移癌、铅中毒、过敏反应等。

Ⅱ．减少：未见有临床意义。

4）淋巴细胞：免疫细胞，合成和释放淋巴因子及免疫球蛋白，参与细胞免疫和体液免疫。

Ⅰ．增多：①生理性增多。6 岁前儿童期伴随免疫功能成熟和获得性自动免疫建立过程。②感染。a. 病毒感染，如麻疹、风疹、水痘、流行性腮腺炎、传染性单核细胞增多症、传染性淋巴细胞增多症、病毒性肝炎、流行性出血热等。病毒感染可见胞体大、核不规则、胞浆丰富或呈泡沫状的异型淋巴细胞。异型淋巴细胞增多有时也见于药物过敏、血液透析或体外循环等。b. 细菌感染，如百日咳、结核病、布鲁菌病。c. 螺旋体感染，如梅毒。③急性传染病恢复期。④自身免疫性疾病、器官移植排异反应前。⑤淋巴细胞白血病、淋巴瘤。

Ⅱ．减少：①严重感染，如败血症、急性粟粒性结核等严重疾病，一般在疾病初期减少，恢复期增多。因而在疾病经过中淋巴细胞从减少到增多，提示预后良好。②淋巴组织广泛破坏的疾病，如淋巴肉芽肿、淋巴肉瘤、广泛的淋巴结核、癌高度淋巴结转移。③先天性或获得性免疫缺陷，如先天性免疫球蛋白缺乏症、获得性免疫缺陷如 AIDS、放射性损伤、皮质醇或烷化剂治疗等。

5）单核细胞：吞噬细胞，具有吞噬细菌、清除坏死细胞和异物、活化粒细胞和向 T 细胞传递免疫信息功能。

Ⅰ．增多：①某些病毒、立克次体感染，如麻疹、水痘、风疹、传染性单核细胞增多症、病毒性肝炎、斑疹伤寒。②慢性细菌、螺旋体或寄生虫感染，如结核病、麻风病、亚急性细菌性心内膜炎（SBE）、梅毒、疟疾、黑热病等。③急性传染病或急性感染恢复期。④恶性淋巴瘤、恶性组织细胞病、单核细胞白血病。

Ⅱ. 减少：未见有明确的临床诊断意义。①急性感染症初期（恢复期转为增高）。②粒细胞缺乏症、再生障碍性贫血、巨幼细胞性贫血、急性粟粒性结核、淋巴细胞白血病等。

6）浆细胞：正常一般不见浆细胞。反应性增多见于病毒、螺旋体等感染症骨髓受刺激时，如风疹。肿瘤性增多见于多发性骨髓瘤、浆细胞白血病。

（2）白细胞体积分布直方图的意义

1）正常分布：三分类法分 aL（淋巴细胞分布区域）、aM（中间细胞分布区域）、aG（颗粒细胞分布区域）三个区域，其面积以 aG 最大，aM 最小，aL 居中。某一面积增多或减少，或正常分布为单峰取代，均提示分类计数异常，都需要进行显微镜检查以确证之。

2）单峰分布：说明细胞的单一性，最多见于白血病或类白血病反应。

基底左移单峰，提示为单一的小细胞增多，见于急性或慢性淋巴细胞白血病、小（副）原始粒细胞白血病、淋巴细胞类白血病反应。

基底右移单峰，提示为单一大细胞增多，见于急性粒细胞或（和）单核细胞白血病。

基底拉宽，可能为慢性粒细胞白血病、类白血病反应或异型淋巴细胞显著增多。

（3）白细胞形态异常、核像及其意义

1）中性粒细胞核分叶过多为核右移，见于巨幼细胞性贫血、恶性贫血。

2）中性粒细胞杆状核和幼稚细胞增多，称为核左移，见于严重感染、急性出血、粒细胞白血病等。非白血病重度核左移血象和临床表现类似白血病，称为类白血病反应。

3）中性粒细胞质有中毒颗粒、空泡形成，或同时有细胞核染色质浓缩，为细胞退行性变的表现，见于严重急性细菌性感染。

4）中性粒细胞颗粒减少，见于慢性粒细胞白血病的某些病例。

5）胞浆包涵体（dohle 体），wright 或 giemsa 染色在粒细胞质中呈现一种淡蓝色小圆或类圆形小体，见于急性感染如肺炎、猩红热、麻疹、败血症、May - Hegglin 异常。

6）奥尔小体（auerrods），wright 或 giemsa 染色存在于幼粒细胞质中的一种红色小杆状体，见于急性粒细胞性白血病。

（4）白细胞参数的临床应用

1）分析白细胞参数时必须结合临床，如患者有发热，WBC 超过 $9\times10^9/L$（$10^3\mu l$）即为升高，少于 $5\times10^9/L$（$10^3\mu l$）即为减少。WBC 正常也可有质的改变，中性粒细胞核对感染最敏感，必要时应做显微镜检查。

2）中性粒细胞增多、核像左移、无退行性改变为再生性核左移，提示感染或出血严重，但机体反应性尚好；中性粒细胞减少或有中毒或退行性改变、核像左移，为退行性核左移，反映感染严重，机体防御功能损伤，预后严重。

3）感染时嗜酸细胞减少或不见，提示感染严重；嗜酸细胞回升，提示疾病好转。

4）淋巴细胞百分比与中性粒细胞呈相反变化，当感染中性粒细胞增多时，必须注意淋巴细胞绝对值变化。中性粒细胞增高，淋巴细胞绝对值不减少，说明机体防御能力良好，有利于消除感染；淋巴细胞绝对值减少，说明机体免疫功能受损，防御能力减弱，预后险恶。

5）病毒感染如 EB 病毒、风疹病毒、肝炎病毒感染，异型淋巴细胞增多。感染消退单核细胞和淋巴细胞增多，与炎性产物、坏死细胞清除以及抗体产生有关。

（5）中性粒细胞功能检查的临床应用。

对易感染倾向患者应检查中性粒细胞功能，包括游走功能、吞噬机能和杀菌功能。

1）中性粒细胞功能异常的代表性疾病。①黏附功能异常：白细胞黏附不全症、肌动蛋白（actin）功能不全症（actin 结合蛋白异常）。②运动功能亢进：家族性地中海热。③游走功能异常：高 IgE 综合征、Wiskott - Aldrich 综合征。④脱颗粒功能异常：Chediak - Higashi 综合征、特殊颗粒缺陷症。⑤杀菌功能异常：慢性肉芽肿、髓过氧化物酶（MPO）缺陷症、6 - 磷酸葡萄糖脱氢酶（G6PD）缺陷症、谷胱甘肽代谢异常。

2）中性粒细胞功能异常的鉴别诊断：

易感染病史：

理学所见→白化症：Chediak - Higashi 综合征

→湿疹：Wiskott - Aldrich 综合征

末梢血所见→白细胞减少：白细胞减少症的鉴别

→溶血性贫血：G6PD 缺陷症

→血小板减少：Wiskott - Aldrich 综合征

→巨大颗粒：Chediak - Higashi 综合征

血浆因素检查→无或低免疫球蛋白血症

→补体缺陷症

→高 IgE 综合征

活性氧产生功能检查→慢性肉芽肿

→G6PD 缺陷症

→谷胱甘肽循环异常

游走功能异常→吞噬功能异常→黏附功能异常

↓　↓　↓

MPO 缺陷　Chediak - Higashi 综合征　肌动蛋白异常

特殊颗粒异常

三、血小板检验

（一）血小板计数

1. 测定方法　显微镜计数法或血细胞计数仪法。

2. 标本准备　末梢血或 EDTA2K 抗凝或紫帽真空管取静脉血，与 RBC 同用一份标本。

3. 参考范围　显微镜法（100～300）$\times 10^3/\mu l$（$\times 10^9/L$）。

细胞仪法 1～14 岁（200～450）$\times 10^3/\mu l$（$\times 10^9/L$），15 岁至成人（150～400）$\times 10^3/\mu l$（$\times 10^9/L$）。

4. 临床意义　用于出血血栓性疾病评价，DIC 诊断和手术前准备。有出血倾向而血小板不减少者应结合血小板形态和血块退缩试验，血小板黏附试验和聚集试验对血小板功能做出评价。

减少见于：

（1）获得性血小板减少症

1）生成减少：a. 缺乏造血组织如再生障碍性贫血。b. 骨髓浸润如急性白血病、骨髓纤维化、肿瘤骨髓转移。c. 骨髓损害如放射病、骨髓抑制剂或化学品如抗代谢药物使用，铅、苯中毒。d. 缺乏核苷酸合成原料如维生素 B_{12}、叶酸缺乏等。

2）破坏亢进：a. 免疫性如特发性血小板减少性紫癜（ITP）、免疫性抗体如 SLE、药物过敏性血小板减少性紫癜、感染性血小板减少症、输血后血小板减少症、新生儿血小板减少症。b. 脾功能亢进症等。

3）消耗过多：如弥漫性血管内凝血（DIC）、血栓性血小板减少性紫癜（TTP）、溶血性尿毒综合征（HUS）、体外循环性血小板减少症、产科大出血并发症等。

4）其他原因：如肝病性血小板减少症等。肝素治疗有致血小板减少的报告。EDTA 相关性血小板减少为抗凝剂 EDTA 致血小板凝聚而使其计数显著减少；但临床无出血倾向。当遇此情况，不用抗凝剂直接取末梢血测定可鉴别，或涂片染色镜检观察血小板数量也有鉴别意义。此种情况较为罕见。

（2）先天性血小板减少症

1）Wiskott - Aldrich 综合征：湿疹、反复感染、血小板减少综合征。

2）Faconi syndrome：先天性全血细胞减少症或称 Faconi 贫血。

3）Gross－Groh－Weipple 综合征：又称桡骨缺损伴血小板减少（radial aplasia withthrombo－cytopenia syndrome，RAT）综合征，常染色体隐性遗传，多器官畸形、血小板减少、出血倾向。

4）May－Hegglin 异常：多形核粒细胞浆有纺锤形或新月形包涵体形成，畸形巨大血小板，轻度出血倾向，约 1/3 有血小板减少，又称先天性骨髓病综合征。

5）Kasabach－Merritl 综合征：巨大血管瘤，伴血小板减少症。

6）Muphy－Oski－Gardener 综合征：凝血因子Ⅰ、凝血因子Ⅱ、凝血因子Ⅴ、凝血因子Ⅷ减少，出血倾向，血小板减少及其寿命缩短。

7）Epstein 综合征：又称遗传性血小板减少－巨血小板－肾炎－耳聋综合征。

8）胎儿巨幼红细胞增多症等。

增多见于：

（1）骨髓增殖性疾病：如原发性血小板增多症、慢性粒细胞白血病、真性红细胞增多症。

（2）反应性增多：如急性失血、急性溶血、排异反应、某些肿瘤早期。

（二）血小板指数（platelet indeces，PI）

1. 参考范围

MPV（fl）：1～14 岁 7.3～11.1，15 岁以上 7.7～11.7。

PCT（%）：1～14 岁 0.185～0.425，15 岁以上 0.158～0.358。

PDW（%）：10～20。

大血小板比率（P－LCR）：15%～40%。

2. 临床意义　为血小板平均值（mean platelet values）。血小板体积正常有变异，新生者偏大，衰老者偏小；大血小板止血功能优于小血小板。

（1）平均血小板体积（mean platelet volume，MPV）

增大见于：

1）先天性：Alpport 综合征、Swiss－Cheese 血小板综合征、Epstein 综合征、Bernard－Soujier 综合征（巨血小板综合征）、血小板型血管性血友病、May－Hegglin 异常（PLT 减少伴体积增大，形态异常）。

2）获得性：特发性血小板减少性紫癜（ITP）、骨髓增殖性疾病（PLT 增多），还见于乙醇性血小板减少症、动脉粥样硬化症、心肌梗死、糖尿病伴血管病变（新生型血小板增多）。

减小见于：

1）先天性：RAT 综合征（血小板减少伴桡骨缺损）、Wiskott－Aldrich 综合征（湿疹－血小板减少－反复感染）。

2）获得性：辐射性或化学性骨髓损伤、再生障碍性贫血、巨幼细胞性贫血、脾功能亢进症、急性白血病（衰老型血小板增多）。

MPV 除对以血小板异常为特征的疾病有诊断意义外，对血小板减少和出血倾向的急性免疫性血小板减少性紫癜（ITP）和急性白血病亦有鉴别诊断意义。前者增大，后者减小；虽不能取代骨髓穿刺，但在实用方面简便快速。

血小板减少症的出血倾向与 MPV 相关，MPV＞6.4fl 者出血频率较低，可用作是否需要输血小板的评价指标。

（2）血小板比容积（plateletcrit，PCT）：由血小板数量和体积两个因素决定，通常主要受数量因素影响。增高见于血小板增多的各种原因，减低见于血小板减少的各种原因。

（3）血小板体积分布宽度（platelet distribution width，PDW）：是血小板体积的变异系数，反映血小板的异质性，与血小板生成、破坏等因素有关。减小说明血小板均一性好，无临床意义；增大见于血小板生成障碍或生成过速，如先天性血小板异常综合征、急性白血病、巨幼细胞性贫血、恶性贫血、免疫性血小板减少性紫癜、慢性粒细胞性白血病和急性出血，也见于肾性贫血。表明除红细胞生成障碍外，还有血小板生成障碍。

几种常见血液病血小板参数改变见表1-6。

表1-6 几种常见血液病血小板参数改变

情况	PLT	PCT	MPV	PDW
免疫性血小板减少症	↓	↓	↑	↑
急性白血病	↓	↓↓	↓	↑
巨幼细胞性贫血	↓	↓	↓	↑
慢性粒细胞白血病	↑	↑	N	↑
骨髓增殖性疾病	↑	↑↑	↑	↑

注：↑表示增多或增大；↓表示减少或减小；多矢号表示变化显著；N表示正常范围。

（刁井地）

第二节 C-反应蛋白

C-反应蛋白（C-reactive protein，CRP）首先是在急性炎症患者血清中发现的，它是可以结合肺炎球菌细胞壁C-多糖的蛋白质。分子量11.8万，含5个多肽链亚单位。CRP主要在肝脏合成，不耐热，65℃30min即破坏。它具有激活补体和促进粒细胞及巨噬细胞的吞噬作用。在急性创伤和感染时，CRP的血浓度会急剧升高，可达正常水平的2 000倍，是目前临床上有用的急性时相反应指标。CRP在炎症及侵袭因子作用下，6~12h后血清中浓度开始增高，24~48h达到最高峰，反复的炎症刺激CRP水平可持续上升。此反应不受放疗、化疗、糖皮质激素治疗的影响。

一、适应证

主要可以用来鉴别是细菌感染和病毒感染，检测疾病的活动情况和严重程度，指导抗生素的合理应用及疾病的预后。

二、操作方法及程序

C-反应蛋白含量测定可采用免疫比浊法、ELISA法及乳胶凝集法等方法，目前主要采用散射免疫比浊法。其原理为血清中的CRP与试剂中的抗CRP抗体结合，在一定浓度的增强剂存在下快速沉淀，在速率散射免疫浊度仪上读出测定结果。

血样本要求：全血、血清或血浆均可，无需空腹。各厂家的试剂盒有所不同。主要包括稀释液，反应液、抗CRP抗体、CRP校准血清、CRP质控血清。

按照速率散射免疫比浊法操作。具体参照仪器和试剂说明。

三、注意事项

1. 标本　各种体液标本要新鲜，无细菌污染；如不立即检测，冷藏不超过1周，-20℃冷冻保存，且不可反复冻融。

2. 试剂　注意试剂的有效期，使用前试剂均要充分摇匀，禁止不同批号试剂盒内容物混用。

3. 标准曲线　每次应制作新的标准曲线，并利用数据处理软件拟合最佳标准曲线。

四、临床意义

1. 鉴别诊断　CRP可以用来鉴别是细菌感染和病毒感染，检测疾病的活动情况和严重程度。当微生物培养较慢时，CRP的检测可快速（1h）帮助鉴别细菌或病毒的感染。最高水平的CRP可发生在革兰阴性菌感染，可高达500mg/L；其次为革兰阳性菌，病毒感染通常不超过50mg/L，一般CRP>20mg

即可考虑为细菌感染。CRP 配合血常规结果更有助于发热原因的分析。

2. 抗生素的合理应用　监测抗生素治疗一段时间后的反应，可为有针对性指导用药提供治疗依据，避免了由于滥用抗生素引起的耐药菌株问题。

3. 用于监控术后感染　如果发生术后并发症，CRP 首先增高，常早于临床症状及白细胞增高。术后 6d 或 6d 后 CRP > 75mg/L 明显提示有并发症的可能。连续测定 CRP 可有效观察感染的持续时间和治疗效果。

4. 评估疾病活动性　CRP 升高的程度可反映炎症组织的大小或活动性。此外肿瘤发生转移或并发细菌感染时，CRP 也会增高。

5. 预后价值　CRP 在整个治疗过程中均 > 10mg/L，提示患者的预后不好。CRP 水平较低或存在降低趋势，提示患者的预后可能较好。

（刁井地）

第三节　电解质检验

一、血清钠（serum sodium，natrium；Na）

1. 测定方法　火焰光度法、离子选择电极法、酶化学法。反应原理如下：

（1）火焰光度法：钠火焰经光电池转变为光电流，电流强度与钠浓度呈正相关，为经典法，特异性、敏感性均较高，但比较费工费时。

（2）离子选择电极法：钠电极由锂－氧化铝－硅酸盐玻璃制成，其内充满钠离子参比液，由一银丝与电极外层相连。样品 Na^+ 在电极外层水化膜聚集，与电极内层形成离子浓度差，产生微电位和微电流。根据 Nernst 公式计算钠离子浓度，简便快速，精密度高。

$E = C + S\lg[Na^+]$

式中，E 为微电动势；C 为电离常数；S 为斜率。

（3）偶联酶化学法：由半乳糖苷酶（β－Galactosidase）催化邻硝基苯－β－D－吡喃半乳糖苷（ONPG）与钠离子反应，置换出邻硝基酚（ONP），405nm 测定吸光度增加。反应式：

$$ONPG + Na^+ \rightarrow ONP + Galactose \quad \text{由半乳糖苷酶催化}$$

2. 标本准备　用血清，静脉血 3～5 ml 不抗凝，或红帽、黄帽真空管采血；急查用肝素锂血浆，浅绿帽真空管采血，防止溶血，供钠、钾、氯、二氧化碳同时测定。取血后在 2h 内分离血清或血浆，室温放置不超过 8h，2～8℃放置不超过 48h。

3. 参考范围　135～145mmol/L。

小于 130mmol/L 为低钠血症，临床决定水平 < 120mmol/L；

大于 150mmol/L 为高钠血症，临床决定水平 > 160mmol/L。

4. 临床意义　钠的主要生理功能为维持神经肌肉的兴奋性、调节细胞内外的渗透压、调节细胞外液的酸碱平衡。经肠管吸收，主要由肾脏排泄（0.1mmol/min），汗排泄不到 1%；由醛固酮调节肾小管重吸收。用于失水程度判定，水、电解质、血浆渗透压、酸碱失衡诊断和肾上腺皮质功能评价。

细胞外液的渗透压活性物质 95% 以上为钠离子及与其相对应的阴离子氯和碳酸氢根离子，在保持水、电解质、渗透压和酸碱平衡方面起主要作用。维持和调节内环境的相对恒定是现代医学的基础治疗。钠、钾、氯和碳酸氢根测定（和血气分析）是急危重症鉴别诊断、病理生理评价和治疗监测的重要指标。

（1）增高——高钠血症

1）水缺乏性高钠血症：水摄取不足如昏迷、吞咽困难、渴感觉中枢障碍；失水如严重呕吐、腹泻、胃肠造漏、尿崩症、渗透性利尿、非酮症性高渗性糖尿病昏迷、过度出汗或高温下不显性出汗增加等，是高渗透性失水的病理生理基础和诊断依据。

2）钠过多性高钠血症：盐皮质激素或糖皮质激素分泌过多，如皮质酮增多症、皮质醇增多症、原发性醛固酮增多症、长期皮质激素治疗，氯化钠摄取或静脉输注过多等。

3）特发性高钠血症：由于下丘脑病变引起渗透压调节障碍，渗透压感受器定标在高水平，口渴阈值升高，高钠而无口渴，补水不能纠正。

（2）减低——低钠血症：高蛋白血症、高脂血症和高糖血症，由于血浆固形成分增加，水分增加，相对低钠，血浆渗透压正常，是谓假性低钠血症。真性低钠血症是由于钠相对减少或水相对增加，细胞外液可减少、正常或增多，随病因而异。

1）细胞外液减少性低钠血症：见于长期钠摄取极度减少或钠丢失增加：①肾脏丢失，如肾上腺皮质功能减退症、垂体功能减退症、失钠性肾炎、间质性肾炎肾小管障碍、利尿剂使用、酮症酸中毒。②消化管丢失，如呕吐、腹泻、胃肠减压或造口。③皮肤丢失，如严重灼伤、过度出汗或不显性出汗增多。④血浆转移，如急性胰腺炎或急性腹膜炎腹水等浆膜腔积液。低血容量单纯补水或补糖液是低渗透性失水的病理生理基础和诊断依据。

2）细胞外液正常性低钠血症：如急性水中毒、垂体功能减退症（由于糖皮质醇分泌不足）、使用抗利尿激素分泌增多或作用增强的药物（如氯磺丙脲、尼古丁、巴比妥等）、抗利尿激素不适当分泌综合征（SIADH）、甲状腺功能减退症、无症状性低钠血症等。

3）细胞外液增加性低钠血症：各种水肿性疾病如肝硬化、心力衰竭、肾病综合征、急性或慢性肾炎、尿毒症，为稀释性低钠血症。

4）Fanconi 综合征、Batter 综合征：因多尿，钾、钠排出增多导致血容量减低，引起 ADH 分泌增加，水重吸收增多致低钠和低钾血症。

二、尿钠（urine sodium；natrium，Na）

1. 测定方法　同血清钠。

2. 标本准备　留取 24h 定量尿，麝香草酚异丙醇防腐，或石油醚或二甲苯防腐，或容器置 2～8℃ 或置冰盒中收集。记录尿量，混合取 5～10ml 送检。

3. 参考范围　130～220mmol/d（3～5g/24h）或 43～220mmol/d（1～5g/24h）。

注：1mmol＝0.023g，1g＝43.48mmol。

4. 临床意义　用于肾上腺皮质功能和原发性醛固酮增多症的评价。

（1）增多：高钠膳食、酮症酸中毒、排钠利尿剂、肾上腺皮质功能减退症、垂体功能减退症、失盐性肾炎。

（2）减少：低钠膳食、皮质醇增多症、醛固酮增多症、心力衰竭、肝硬化、少尿、严重呕吐、腹泻、过度出汗、胃肠造口；严重灼伤等。

三、血清钾（serum potassium；kalium，K）

1. 测定方法　火焰光度法、离子选择电极法、酶化学法。反应原理有以下几种。

（1）火焰光度法：钾火焰经光电池转变为光电流，电流强度与钾浓度呈正相关。为经典法，特异性、敏感性均较高，但比较费工费时。

（2）离子选择电极法：钾离子电极的尖端由缬氨霉素（valinomycin）膜构成。其分子间隙与 K 离子直径近似，样品 K^+ 导入，与 Valinomycin 形成复合物引起电极膜电阻改变，膜内外形成电位差和微电流，根据 Nernst 公式计算钾离子浓度，简便快速，精密度高。

$$E = C + S\lg[K^+]$$

式中，E 为微电动势；C 为电离常数；S 为斜率。

（3）偶联酶化学法：以磷酸烯醇式丙酮酸（PEP）为底物，由丙酮酸激酶（PK）催化，生成丙酮酸（pyruvate）。PK 为 K^+ 依赖性，其活性与 K^+ 浓度呈正相关；丙酮酸经乳酸脱氢酶（LDH）催化生成乳酸（lactate），还原型多情辅酶Ⅰ（NADH）与 pyruvate 等分子消耗转化为氧化型脱氢辅酶Ⅰ

（NAD^+），因而也与K^+浓度成正相关。反应式：

PEP + ADP→丙酮酸 + ATP　试剂 PK 催化

丙酮酸 + NADH + H^+→乳酸 + NAD^+

340nm 测定每分钟吸光度减低（$-\Delta A/min$）。

2. 标本准备　同血清钠，红帽或黄帽真空管采血。白细胞和/或血小板增多症或急诊用肝素锂血浆，浅绿帽真空管采血。与 Na、Cl、CO_2 测定共用一份检样。取血后应在 2h 内分离血清，不宜与血细胞长时间接触。急诊用肝素锂抗凝血可立即离心分离血浆。室温放置不超过 8h，2～8℃不超过 48h，溶血标本不能使用。

3. 参考范围　3.6～5.0mmol/L，儿童有时可稍高于成人。

小于 3.6mmol/L 为低钾血症，临床决定水平 3.0mmol/L，危险水平 <2.5mmol/L；

大于 5.0mmol/L 为高钾血症，临床决定水平 5.5mmol/L，危险水平≥6.5mmol/L。

标本溶血（肉眼可见的或不可见的）红细胞内钾离子释出；或白细胞或血小板显著增多（如白血病或血小板增多症），血液凝固时白细胞或血小板收缩，细胞内钾离子逸出，可致血清钾假性升高，此时使用肝素血浆（肝素锂抗凝）则可避免。

4. 临床意义　用于休克、酸中毒、强心苷、利尿剂治疗的钾代谢评价和心脏保护性监测，周期性麻痹鉴别诊断和低钾性疾病如低钾性高血压、原发性醛固酮增多症、Bartter 综合征等的发现线索。钾由食物供给，经肠管吸收，主要由肾脏排泄。钾离子 98% 分布在细胞内液，仅 2% 在细胞外液，红细胞钾浓度约是血浆的 35 倍。血钾水平的恒定靠肾脏排泄和细胞内外重新分布调节，醛固酮促进肾小管钾排泌，血钾水平对醛固酮分泌也起调节作用。主要生理功能为保持细胞静息膜电位，维持神经肌肉兴奋性；参与物质代谢为维持细胞内酶活性所必需，与蛋白质和糖代谢密切相关；调节渗透压和酸碱平衡。血钾过高或过低均可造成神智障碍、骨骼肌无力和麻痹、心电图改变、严重心律失常甚至心搏骤停。低钾血症可引起横纹肌融解、麻痹性肠梗阻、糖代谢异常、酸碱紊乱。持续性低钾可导致近曲小管和集合管上皮细胞空泡变性，尿浓缩功能降低，多尿和口渴；对感染的敏感性增加，易患肾盂肾炎。

（1）增高——高钾血症

1）钾负荷量过多：大量摄食钾盐，静脉过多输注钾盐或含钾药物，大量输注陈旧血液。

2）钾排泄量减少：慢性肾功能不全、尿毒症、肾上腺皮质功能减退症、低肾素性醛固酮增多症、先天性肾上腺皮质增生症（21－羟化酶缺陷症、3－β－羟类固醇脱氢酶缺乏症）、保钾利尿剂如氨苯蝶啶、阿米洛利、螺内酯（antisterone）等长期使用。

3）细胞内钾向细胞外转移：酸中毒（H^+进入细胞内置换K^+）、严重组织损伤、横纹肌融解症和血管内溶血、药物（如琥珀酰胆碱、洋地黄、β 受体阻滞剂）、高钾性周期性麻痹。

（2）减低——低钾血症

1）钾摄取减少：昏迷或进食障碍、禁食或神经性厌食、偏食、酗酒、钾长期摄入不足。

2）钾丢失增加：呕吐、腹泻或胃肠减压、滥用泻剂或洗肠、过度出汗、皮质醇增多症、去氧皮质酮增多症、原发性醛固酮增多症、假性醛固酮增多症（如 Liddle 综合征）、Bartter 综合征、17α－羟化酶缺陷症、17β－羟化酶缺陷症、继发性醛固酮增多症、肾血管性高血压、恶性高血压、皮质醇异位内分泌肿瘤；肾小管性酸中毒、噻嗪类或吲哒帕胺（indapamide）等排钾利尿剂、皮质类固醇激素长期使用、酒精中毒或叶酸缺乏的某些病例。

3）细胞外钾向细胞内转移：低钾性碱中毒、低钾性周期麻痹、糖尿病酮症酸中毒时胰岛素治疗或酸中毒时碳酸氢钠使用等。

四、尿钾（urine potassium；kalium，K）

1. 测定方法　同血清钾。

2. 标本准备　准确留取 24h 尿，麝香草酚异丙醇或石油醚或二甲苯防腐，或容器置 2～8℃或冰盒中收集尿标本；记录尿量，混合后取 5～10ml 送检。

3. 参考范围　51～102mmol/d（2～4g/24h）。

注：1mmol＝0.039 1g，1g＝25.58mmol。

4. 临床意义

（1）增多：钾摄取过多、皮质醇增多症、原发性醛固酮增多症、失钾性肾病、排钾利尿剂、溶血、酮症酸中毒、肾小管性酸中毒、Bartter 综合征。

（2）减少：钾摄入不足、禁食或厌食、胃肠道丢失、肾功能不全、尿毒症、肾上腺皮质功能减低、各种原因的少尿。

五、血清氯，氯化物（serum chlorine，chloride；Cl）

1. 测定方法　离子选择电极法、电化学法、偶联酶化学法、化学法。反应原理：

（1）离子选择电极法：氯离子电极尖端由 Ag 和 AgCl 构成，$AgCl \rightarrow Ag^{+} + Cl^{-}$，溶度积为常数（Ksp）。样品 Cl^{-} 导入与电极表面 Ag^{+} 结合形成 AgCl 沉淀，Ksp 被破坏；当重新建立 Ksp 时电极表面的 $[Ag^{+}]$ 和 $[Cl^{-}]$ 发生改变，与参比电极间产生微电位和微电流，按 Nernst 公式计算氯离子浓度，简便快速，精密度高。公式为：

$AgCl \rightarrow Ag^{+} + Cl^{-}$

$Ksp = [Ag^{+}][Cl^{-}] / [AgCl] = [Ag^{+}][Cl^{-}]$

$E = C + S\lg[Cl^{-}]$

式中，E 为微电动势；C 为电离常数；S 为斜率。

（2）偶联酶化学法：淀粉酶（α－AMY）活性与氯离子浓度呈正相关，以 2－氯－4－硝基酚－β－D－麦芽庚糖苷（2－chloro－4－nitrophenol－β－D－maltoheptaoside，CNP－β－G_7）为底物，经 Cl^{-} 激活的 α－淀粉酶催化，生成 2－氯－4－硝基酚低聚糖，再经葡萄糖苷酶作用生成 2－氯－4－硝基酚（2－chloro－4－nitrophenol，CNP）和葡萄糖，CNP 在 405nm 波长有最大光吸收。反应式：

Ca－EDTA＋a－AMY（无活性）→EDTA＋Ca－AMY（有活性）　为 Cl^{-} 依赖性

$3CNP-\beta-G_7 + 3H_2O \rightarrow CNP-\beta-G_2 + CNP-\beta-G_3 + CNP-\beta-G_4 + G_3 + G_4 + G_5$ 由活性 Ca－a－AMY 催化

$CNP-\beta-G_2 + CNP-\beta-G_3 + 2H_2O \rightarrow 2CNP-\beta-G + 2G_2$　a－葡萄糖苷酶（a－Glucosidase）催化

$2CNP-\beta-G + 2H_2O \rightarrow 2CNP + 2\beta-G$　由 β－葡萄糖苷酶催化，405nm 测吸光度增加根据 △A/min 即可计算出氯离子浓度。

（3）硫氰酸汞光度法：氯离子与硫氰酸汞反应，生成氯化汞和硫氰酸根离子（CNS^{-}），后者与硝酸铁反应生成红棕色硫氰酸铁，吸收峰 460nm 测定光密度。

2. 标本准备　用血清，红帽或黄帽真空管采血；急诊可用肝素锂血浆，浅绿帽真空管采血。与钠、钾、二氧化碳测定共用一份检样。取血后在 2h 内分离血清或血浆，室温放置不超过 2h，2～8℃放置不超过 48h。

3. 参考范围　98～112mmol/L。

（1）离子选择电极法：100～112mmol/L；

（2）偶联酶化学法：98～108mmol/L；

（3）硫氰酸汞光度法：98～110mmol/L。

小于 96mmol/L 为低氯血症，医学决定水平≤80mmol/L；

大于 112mmol/L 为高氯血症，医学决定水平≥120mmol/L。

4. 临床意义　用于钠钾紊乱，酸碱失衡评价。体内总氯量 70% 在细胞外，30% 在细胞内，以红细胞为最高。由食物和食盐供给，80% 随尿排出，5% 随粪排出，其余经皮肤排泄。肾小球滤过的氯 99% 在肾小管重吸收。为维持细胞外液电中性，钠重吸收必须与等量的氯和碳酸氢根重吸收；后二者一方增多，另一方必减少。对维持机体内环境恒定和水、电解质、渗透压、酸碱平衡起重要作用。血清氯参与胃盐酸合成，餐后胃酸分泌增加，血氯减少，血碳酸氢根代偿性增加，是谓碱潮。此外氯离子参与肾素分泌调节，球旁器致密斑氯离子浓度增高肾素分泌抑制，反之亦然。血清氯单独异常少见，多与钠代谢异常、酸碱紊乱相关。临床除脑脊髓液（CSF）氯化物外，一般与 Na^+、K^+、HCO_3^-（或 CO_2）联合测定。

（1）增高——高氯血症

1）伴高钠高氯血症：水摄取不足或失水，为高渗性失水。

2）氯负荷过量：大量输注生理盐液、Ringer 液体，这些液体的氯与钠的比例为 1 ∶ 1，高于血浆的 1 ∶ 1.4；或大量输注含氯氨基酸制剂。

3）代谢性酸中毒：阴离子间隙正常的酸中毒如肾小管性酸中毒、腹泻、输尿管结肠瘘或碳酸酐酶抑制剂、氯化铵使用血清氯增高，碳酸氢根代偿性减低，是谓高氯性酸中毒。

4）呼吸性碱中毒：由于换气过度，二氧化碳分压降低，碳酸氢根代偿性减少，氯离子代偿性重吸收增多，是谓高氯性碱中毒。

（2）减低——低氯血症

1）伴低钠的低氯血症：①长期食盐摄入不足或各种原因的失水，经口单纯补水或经静脉单纯补葡萄糖液，是谓低渗性失水。②肝硬化、肾病综合征、慢性充血性心力衰竭、抗利尿激素不适当分泌综合征（SIADH），为稀释性低钠低氯血症。

2）肾丢失增加：肾上腺皮质功能不全、急性肾功能衰竭多尿期、噻嗪类利尿剂使用、失钠性肾病等。

3）代谢性碱中毒：由胃液丢失引起，如频繁呕吐或胃减压引流，除有钠钾丢失外，大量盐酸丢失，血氯比血钠减少更明显，碳酸氢根代偿性增加，是谓低氯性碱中毒。

4）代谢性酸中毒：阴离子间隙增大的酸中毒如肾功能不全尿毒症、酮症酸中毒、乳酸性酸中毒等，血清氯不增高，此时由于增加的无机酸根或有机酸根取代了氯离子的地位，是谓低氯性酸中毒。

5）呼吸性酸中毒：慢性呼吸性酸中毒由于碳酸蓄积，碳酸氢根离子代偿性增加，氯离子排出增多，是谓低氯性酸中毒。

六、尿氯，氯化物（chlorine，urine；chloride；Cl）

1. 测定方法　电极法、电化学法、酶法、化学法。

2. 标本准备　同尿钠测定，24h 定量尿标本麝香草酚异丙醇防腐，记录尿量，取5～10ml 送检。随时尿标本应在 2h 内测定，定时尿标本容器应在 2～8℃或置冰盒中收集，冷藏或冷冻可保持 7～10d。

3. 参考范围　110～250mmol/d（4～9g/24h），以 NaCl 计为 6～15g/24h。

注：1mmol＝0. 035 5g，1g＝ 28. 21mmol。

4. 临床意义　一般与尿钠平行。

（1）增多：见于氯化物摄入过多、肾上腺皮质功能不全、碱中毒、利尿剂使用、多尿。

（2）减少：见于氯化物摄取减少、呕吐、过度出汗、少尿、肾上腺皮质功能亢进、肺炎。

（刁井地）

第四节　动脉血气分析

动脉血气（arterial blood gas，ABG）分析系指对人体动脉血中 O_2、CO_2 及 pH 值测定分析，主要包括 pH、$PaCO_2$、PaO_2、BE、HCO_3^-、TCO_2、CaO_2、SaO_2 等指标。ABG 的重要性：

（1）可直接提供血液中 O_2 和 CO_2 的实际指标，以判断缺氧、高碳酸血症和低碳酸血症，反映肺通气和换气功能的最终结果。

（2）从 ABG 分析结果可判断缺氧原因。

（3）动、静脉血气结合起来可判明组织气体代谢情况。

（4）可确切反映体内酸碱平衡情况，并判断酸碱失常的性质。

一、气体定律与血气分析

所有血气分析仪都是含有 PO_2、PCO_2 和 pH 三个电极系统的设备，其测定原理都是测定未知容量中离子或气体浓度改变所造成的相应电流或电压变化。

（一）气体定律和血气测定的关系

ABG 与气体的物理特性和气体定律有关。血中主要气体包括 O_2、N_2、CO_2 三种，了解气体容积与温度和压力之间的关系对理解 ABG 的理论十分有益。

1. 波义耳（Boyle）定律　当温度不变时，气体所产生的压力和容积成反比。

2. 查理（Charles）定律　当压力不变时，气体的容积与温度成正比。

3. 道尔顿（Dalton）定律　混合气体总压力等于各气体分压之和；每种气体在混合气中所产生的压力与该气体存在的分子数目有关并且与它在总混合气体中所占部分成正比；每种气体所产生的分压是独立的，与其他气体存在无关。

4. 亨利（Henry）定律　在一定温度下，气体溶于液体的量与该气体分压成正比。因此，溶解气体的分子数与它的分压之间呈线性关系。

（二）氧、二氧化碳和 pH 电极

1. 氧电极　用于测定 PO_2 或溶解血中的氧总量。现代所用的氧电极多数是根据亨利定律设计的极谱法电极，是由浸泡在 KCl 溶液中的银/AgCl 阳极和铂阴极用半透膜覆盖而成。所测溶液中的氧透过半透膜，在电极电压作用下，在阴极处被还原为 OH^-，阳极 Ag^+ 与 Cl^- 结合成 AgCl。氧被还原的量与阳极反应中产生的电子数成比例，阴阳两极间电流变化与 PO_2 成一定比例。测定阴阳两极间电流改变便可得知电极溶液中氧的含量。反应方程式如下：

阳极　$Ag + Cl^- —— AgCl + e^-$

阴极　$O_2 + 2H^+ + 4e —— H_2O + 2e^- + 2\ (OH^-)$

2. 二氧化碳电极　它是根据 Severinghaus 工作原理设计的。由特殊的 pH 玻璃电极和能通过 CO_2 膜覆盖的参比电极构成。所测溶液中 CO_2 通过半透膜与水结合形成 H_2CO_3，然后再离解为 HCO_3^- 和 H^+，其方程式如下：

$CO_2 + H_2O \rightarrow H_2CO_3 \rightarrow H^+ + HCO_3^-$

H^+ 使 pH 值改变被 pH 玻璃电极所感应，其 pH 值和标本中的 PCO_2 成正比。

3. pH 电极　是用一特制的玻璃膜内含已知 pH 溶液，内部已知溶液与外部标本液间 H^+ 形成梯度差，可用电位计测定，跨越 pH 电极敏感玻璃膜所产生的电位差与两种溶液中 pH 差值成一定比例。

二、血气监测

（一）血气监测方法

危重症患者进行血气监测是十分重要的，因血液和组织内有关气体浓度变化反映了肺损伤的现状和程度以及体液的酸碱失常情况。有创性血气监测包括间断性和连续性监测。间断血气监测指间断取动脉血或动脉化的耳垂血经 ABG 进行监测；连续血气监测分为有创性和无创性连续血气监测分析。目前广泛用于临床，对医护人员救护患者起重要指导作用。

1. 有创性血气监测

（1）间断性血气监测：所测标本间断地直接经外周动脉穿刺或从保留动脉导管以及末梢动脉化的毛细血管取得。间断地检测患者的氧合、通气和酸碱平衡状况。危重症患者应常规进行 ABG 分析。PaO_2 测定以 kPa 为单位，SaO_2 以百分比表示，CaO_2 的单位为 mmol/L，$PaCO_2$ 以 kPa 表示。H^+ 浓度（mmol/L）是替代 pH 值的新概念，因后者广泛应用，故二者均为国际单位所接受。应用电极测 PaO_2、$PaCO_2$ 和 pH 值，用血氧计测 SaO_2，用分光比色技术和氧含量分析仪直接测量 CaO_2，经计算和气体标

准化分析了解机体酸碱平衡情况。

氧是机体进行能量代谢所必需的，需氧代谢最终产物是 CO_2，厌氧代谢最终产物是氢离子 H^+。所有动物均需要足够有效的氧来维持体内正常平衡。机体排除适量的 CO_2 维持体内正常的 $PaCO_2$，以防止 H^+ 过度蓄积。氧的弥散障碍和 CO_2 蓄积是呼吸和心血管功能损伤的结果。H^+ 浓度增加会抑制机体的所有功能。因此，对机体内血 PO_2、PCO_2 和 pH 值测定，对及时发现和纠正其异常变化维持机体内正常平衡十分有益。早在 20 世纪 60 年代中期血气已普遍应用于临床，对临床工作有很大的指导意义。目前广泛用于危重症患者的救护如手术室或 ICU。PaC_2 和 $PaCO_2$ 测定可反映机体呼吸和循环功能及其代谢能力。pH 值测定可反映机体酸碱状态进一步了解机体代谢功能，可指导我们对危重急症患者的处理。

（2）连续血气监测：连续 ABG 监测较间断监测更能及时了解患者体内代谢和酸碱平衡状况，更适合危重症患者。连续监测的主要指标是 PaO_2，其次是 $PaCO_2$，特别是婴幼儿更需连续、稳定、迅速而准确的 ABG 测定方法。许多婴幼儿 ICU 病房配有连续监测设备，但成人进展却较缓慢。多数连续监测系统均需定期与 ABG 分析对比以协助校准。

有创连续血气监测系统系指把微型 O_2、CO_2 和 pH 电极置入血管内进行连续测定的方法。

1）血管内氧电极：早在 1958 年，Kreuzer 和 Nessler 改进了 Clark 原始极谱法 O_2 电极在血管内应用。该系统阴极和阳极两者之间用膜隔开，被称为双极电极系统。Clark 型双极电极形似两腔导管，一个管供应血样本供校准分析用；另一个作为电信号接口与放大器和监视器连接。5 - Fr 电极可置入主要大血管，婴儿可置入脐动脉。Clark 型电极外径仅 0.65mm 可插入成人周围动脉。

连续血管内 PO_2 监测直接反映 FiO_2 和通气变化，即使经导管取血行常规 ABG 也未必能及时发现这些变化。连续监测 PaO_2 可对呼吸功能的变化做出迅速评价。

2）血管内 CO_2 电极：血管内 CO_2 电极与连续氧电极比较处于初期试验阶段，尚未应用于临床。CO_2/pH 电极在动物实验中颇有希望，一般血管内 CO_2/pH 电极不稳定且需要反复校准（2h 校准一次），需用 ABG 分析校准。

3）血氧饱和度光纤系统：SaO_2 由分光光度计和血氧定量计发展为纤维光学系统，可直接插入血管内测量 SaO_2。纤维光学导管也可用于测量和连续监测 SvO_2，该类导管价廉、耐用、可重复使用。

2. 无创血气监测　无创血气监测是通过皮肤局部加热（多采取耳垂部位），使毛细血管动脉化，再经几种不同波长的光束透照，显示 SaO_2、PaO_2 和 $PaCO_2$，操作简便易被患者接受有一定实用价值。

（1）经皮测氧仪：测定 SaO_2。加热局部皮肤使毛细血管动脉化，经不同波长光束照射分析 HbO_2 与还原血红蛋白的频谱差值，显示 SaO_2。该设备在饱和度为 50% ~100% 范围内读数较准确。在 PaO_2 为 13.33 ~80kPa 时，不能从 SaO_2 改变观察 PaO_2 的变化，不能监测肺分流，目前该项技术逐渐被经皮氧分压测定代替。

（2）经皮氧分压（transcutaneous oxygen pressure，$TcPO_2$）：电极温度为 44 ~45℃，可局部加热皮肤使毛细血管动脉化。$TcPO_2$、PaO_2、CaO_2 与局部血流有关，其相对值的变化较绝对值更有意义。不仅能监测 ABG 的变化趋势，而且能反映局部皮肤灌流变化。在休克早期先有皮肤灌流减少，进一步发展才出现低血压、心动过速和无尿等临床表现。故当患者 PaO_2 不变时，$TcPO_2$ 降低，可提示休克先兆。$TcPO_2$ 可监测肺分流，即发现肺中异常肺泡—动脉氧分压梯度的增高。在 CO 正常时，$TcPO_2$ 下降和肺分流增加一致。另外 $TcPO_2$ 监测对周围血管疾患以及整形术皮片存活状况等有一定价值。

（3）经皮二氧化碳分压（transcutaneous carbon dioxide pressure，$TcPCO_2$）：同 $TcPO_2$ 一样用电极温度加热局部皮肤使毛细血管动脉化。所测值高于 $PaCO_2$ 1.3 ~4.0kPa，在血流动力学稳定的情况下 $TcPCO_2$ 与 $PaCO_2$ 呈线性关系。

末梢循环良好情况下，$TcPO_2$ 能反映 PaO_2 动态变化，而 $TcPCO_2$ 则能反映 $PaCO_2$ 动态变化。一般 PaO_2 稍高于 $TcPO_2$，$PaCO_2$ 稍低于 $TcPCO_2$，婴儿较成人差别小。PaO_2 低于 8kPa 时，$TcPO_2$ 测定相对较准确。影响经皮血气测定因素较多，如年龄、皮肤厚度、水肿或服用血管扩张药等。

经皮血气分析虽受皮肤和血流影响有一定误差，但用其代替 ABG 测定对临床仍有一定实用价值。

（二）监测指标与正常参考值

1. 动脉氧分压　系指血浆中物理溶解的氧分子所产生的氧分压。当吸空气时，血中溶解氧很少，每100ml血仅能溶解0.3ml。绝大部分氧是与Hb结合并以此形式运送。PaO_2是反映机体氧合状况重要指标。是判断低氧血症的最佳指标。正常范围10.67～13.33kPa。仰卧位年龄预计值为PaO_2 = ［103 − 年龄（岁）×0.42］×0.133±0.53kPa。PaO_2≥年龄预计值为正常；在年龄预计值～8kPa为轻度低氧血症；5.33～8kPa为中度低氧血症；2.67～5.33kPa为重度低氧血症。当PaO_2＜4.67kPa时，乳酸产量明显增加，当PaO_2＜4kPa时，乳酸产量约增加3倍，形成缺氧性LA。

影响PaO_2的因素有：①肺通气功能的下降，肺泡气的PO_2降低如Ⅱ型呼衰。②气－血屏障病变，气体弥散距离加大，如肺纤维化、肺水肿等。③肺泡的弥散面减少，如肺不张、肺炎等。④V/Q失调造成无效腔效应或静动脉分流效应如ARDS、肺纤维化、肺炎等。V/Q失调是造成PaO_2下降的主要原因。PaO_2是判断呼衰的一项主要指标PaO_2＜8kPa即定为呼衰。PaO_2＜5.3kPa为重度缺氧，PaO_2＜2.67kPa有氧代谢停止，生命不能维持。

2. 动脉血氧饱和度　SaO_2是指某一血样本中，Hb实际结合氧量与应当结合氧量之比（即单位Hb含氧的百分数）。正常值95%～100%。SaO_2判断缺氧虽不如PaO_2敏感，但是计算CaO_2和判断分流量不可少的参数。如Hb＝150g/L实际结合氧量为14.07ml，应结合氧量为15×1.34（或1.39）＝20.1ml（1.34为1gHb氧结合系数）。SaO_2＝14.07/20.1＝70%。影响SaO_2的因素有：①Hb与氧结合的能力如一氧化碳中毒时碳氧血红蛋白形成，即不能与氧结合，如中毒时高铁血红蛋白形成也不能与氧结合。②动脉血氧分压PaO_2与SaO_2相关曲线呈“S”形，称血红蛋白氧离曲线。PaO_2在8kPa以上时，PaO_2变化明显，SaO_2增减很小，此段曲线较为平坦。PaO_2＜8kPa时，此段曲线变得陡直，PaO_2有较小的变化，SaO_2也有较大幅度的变化。由此可见当PaO_2在8kPa以上时尽管缺氧已很明显，而SaO_2，仍在90%以上，说明SaO_2对缺氧的敏感性远不如PaO_2。

3. 动脉血氧含量　CaO_2为单位动脉全血实际结合的氧量mmol（或ml）。正常值为8.55～9.4mmol/L，包括与Hb结合的氧和物理溶解氧的总和。正常情况下CaO_2主要为血红蛋白结合氧，充分氧合时每克血红蛋白可结合1.34ml或1.39ml氧。影响CaO_2因素有：血红蛋白量减少（贫血）；SaO_2和PaO_2降低。计算方法如下：

$$CaO_2 = 1.34 \times Hb \times SaO_2 + 0.0031 \times PaO_2 \text{（mmHg）}$$

正常值为15%～22%。PaO_2和SaO_2降低，贫血均引起CaO_2降低。缺氧性质的判断：①贫血缺氧PaO_2及SaO_2正常，而CaO_2减低。②运输性缺氧PaO_2正常，SaO_2及CaO_2下降。③呼吸性缺氧PaO_2下降，SaO_2下降，CaO_2下降。

4. 酸碱度（pH值）　液体酸碱度是指1L该溶液中所含多少摩尔当量H^+。通常用pH值（7.40±0.04）或H^+（40±0.04mmol/L）表示，pH值＝log1/H^+两者呈负对数关系。只有当HCO_3^-：$PaCO_2$＝0.6：1或HCO_3^-：H_2CO_3＝20：1时，pH值＝7.40或H^+＝40mmol/L。用简化H－H方程式判断，H^+＝24×PCO_2/HCO_3^-，H^+可由pH值换算。H^+反映实际酸碱变化，其变化范围大，较pH值精确，预计公式多用H^+来表达，便于计算且迅速精确。pH值与H^+换算，pH值在7.1～7.5（有人认为7.28～7.45），二者几乎呈平行增减，pH值＞7.40和pH值＜7.40每变化0.01，H^+反向变化1nmol/L。pH值＞7.40和pH值＜7.40每变化0.1时，可用H^+40乘以换算因子0.8或1.25来估计（即“0.8/1.25”法）。pH值＞7.40和pH值＜7.40每变化0.3时，换算H^+可用H^+40除以2或乘以2估算。pH值波动范围及意义见图1－1。

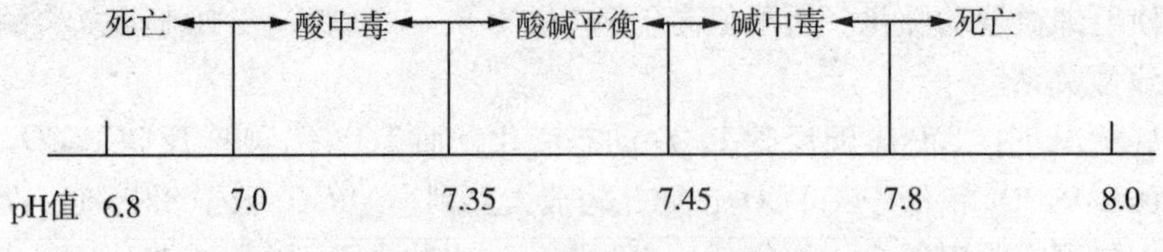

图1－1　pH值波动范围及意义

据 Henderson－hasselbalch 公式，体液的 pH 正常情况下，$HCO_3^-/H_2CO_3 = 20/1$，pH 介于 7.35～7.45。HCO_3^- 反映代谢状态，由肾脏代偿调节；H_2CO_3 反映呼吸状态，由肺脏代偿调节。

5. 实际碳酸氢　HCO_3^- 又称实际碳酸氢（AB），是指在实际条件下，与空气隔离的血标本所测得的 HCO_3^-，以每毫升血浆中含有 HCO_3^- 毫当量数表示。以区别于标准碳酸氢（SB）或 CO_2CP。血浆中 HCO_3^- 变化一般反映体内游离酸的多少，AB 受呼吸因素和代谢因素双重影响。既反映代谢性酸碱失常，又反映呼吸性酸碱失常，对体内酸碱平衡起着重要作用，是单项判断代谢性紊乱的重要指标之一。呼酸时，由于肾代偿，HCO_3^- 增高，故 AB > SB。呼碱时，由于肾代偿，使 HCO_3^- 降低，故 AB < SB。代酸时，AB = SB < 正常值，代碱时，AB = SB > 正常值。

6. 标准碳酸氢　是指动脉血在标准状态（37℃，$PaCO_2$ 5.33kPa，$SaO_2$100%）下所测得血浆碳酸氢盐的含量，正常 22～27mmol/L，平均 24mmol/L。因 SB 是在标准状态下，$PaCO_2$ 正常时测得，故一般不受呼吸因素影响。

7. 缓冲碱　反映机体对酸碱失常的总缓冲力。是血液中缓冲作用碱的总和。包括 HCO_3^-、HPO_4^{2-}、Hb、血浆蛋白。正常为 45～55mmol/L，平均 50mmol/L。其中 HCO_3^- 占主要部分（24/50）。BB 不受呼吸性因素影响。当血浆蛋白和 Hb 稳定的情况下，其增减主要取决于 SB。代酸时 BB 减少，代碱时 BB 增加。

8. 剩余碱　在标准条件下（即指 37℃、$PaCO_2$ 5.33kPa，SaO_2 100%），Hb 充分氧合；当 37℃，$PaCO_2$ 为 5.33kPa 时，血液标本用强酸或强碱滴定至 pH 为 7.40 时，所需酸或碱的量。需加酸时为正值，需加碱时为负值。正常值 －3～＋3mmol/L。因在测定时排除呼吸因素的影响，BE 是一项测定代谢性酸碱失常的重要指标。

9. 总二氧化碳　TCO_2 又称 CO_2 含量，是指血、血浆或血清全部 CO_2 浓度，包括离子化和非离子化两部分。动脉血 23～27mmol/L，平均 25mmol/L（$TCO_2 = PaCO_2 \times 0.03 + HCO_3^-$）。

10. 二氧化碳分压　是指血液中物理溶解的 CO_2 所产生的压力，正常为 4.67～6.0kPa。CO_2 气体很易被体液吸收，与细胞内或细胞外液的水分结合成 HCO_3^-。

$$CO_2 + H_2O = H_2CO_3 = HCO_3^- + H^+$$

仅很少部分 CO_2 分子呈游离状态，即溶解的 CO_2；其在组织内均匀分布，起着十分重要的作用。游离 CO_2 在体液（血液）中平衡产生的分压就是 PCO_2。影响 $PaCO_2$ 的因素有：①肺泡通气量的变化，升高时 CO_2 排出过多，而出现低碳酸血症，$PaCO_2$ 下降；肺泡通气量下降时 CO_2 潴留，而出现高碳酸血症。②代谢性酸碱失常时的代偿反应。代酸时，肺排出 CO_2 增加，$PaCO_2$ 下降；代碱时 CO_2 排出减少，$PaCO_2$ 升高。

临床意义：机体对 $PaCO_2$ 升高较缺氧更敏感，$PaCO_2$ 升高，呼吸频率成倍加快以增加通气，但 PaO_2 需降至 5.33kPa 或 6.67kPa 时方有效兴奋中枢化学感受器。$PaCO_2$ 值对判断呼衰更为有效。$PaCO_2$ 为判断呼吸性酸碱平衡失常的指标。其正常值为 4.67～6kPa。临床有如下作用：①判断肺泡通气是否正常：$PaCO_2$ < 4.67kPa 表明肺泡通气过度；> 6kPa 肺泡通气不足，这在机械通气时判断通气量是否正常十分重要。②诊断呼吸性酸碱中毒：$PaCO_2$ 原发性降低，< 4kPa 时可诊断为呼碱；$PaCO_2$ 原发性升高，> 6.67kPa 可诊断为呼酸。③判断代谢性酸碱中毒是否代偿：代酸代偿，$PaCO_2$ 应降低，代碱代偿 $PaCO_2$ 应升高。④可判断呼衰：Ⅱ型呼衰时（即通气障碍性呼衰）。$PaCO_2$ 应 > 6.67kPa。可帮助判断肺脑病。肺性脑病时，$PaCO_2$ 一般 > 8.67kPa。

（三）临床意义

1. 血气与呼吸衰竭　PaO_2 和 $PaCO_2$ 的改变反映呼吸状况。

测定 PvO_2，可作为组织缺氧的指标。全身混合静脉血（即右房、右室、肺动脉血）氧分压，正常平均为 5.33kPa。PaO_2 与 PvO_2 差反应组织 O_2ER 的状况。二者差变小说明组织 O_2ER 减低；增大表示组织 O_2ER 增加。CO 正常时，组织 DO_2 情况受以下因素影响：①PaO_2 < 2.67kPa 时脑不能利用氧。②SaO_2 < 50% 即有潜在致死性。③P_{50}以判定氧离曲线的移动，左移时，组织 O_2ER 能力下降。缺氧最低

安全界限 PaO_2 为6.67kPa，SaO_2 为70%。

PvO_2 指肺动脉血物理溶解氧产生的张力。正常值4.67～6kPa。预测公式 PvO_2 =（45.6－0.19×年龄（岁））×0.133±0.37kPa＜4.67kPa时提示组织缺氧。

PaO_2 指肺泡气氧张力。正常值13.3～14kPa。吸入气 PO_2 降低或 PCO_2 升高时，PaO_2 降低。

$P_{(A-a)}O_2 = PAO_2 - PaO_2$。不吸氧时正常人和青年人0.67～1.33kPa，中老年人＜2.67kPa。吸纯氧时，青年人＜6.67kPa，中年人＜8kPa，老年人＜9.33kPa。其他计算公式：$P_{(A-a)}O_2$ =［（150－1.25×$PaCO_2$）－PaO_2］×0.133（此公式不适用于高原地区和Ⅱ型呼衰的患者）。

氧合指数 = PaO_2/FiO_2（PaO_2 单位为mmHg）。正常值＞400；ARDS和换气功能衰竭时氧合指数＜300。

呼吸指数 = $P_{(a-v)}O_2/PaO_2$。机械通气时，呼吸指数＜0.80时可撤呼吸机。对呼衰分级：呼吸指数≥0.85为轻度呼衰；呼吸指数≥1.0为中度呼衰；呼吸指数≥1.5为重度呼衰换气指标 = $P_{(A-a)}O_2/FiO_2$，正常值＜500。可作为预测ARDS发生的指标，换气指标＞510时，发生ARDS的可能性极大。

2. 血气与酸碱平衡失常

（1）呼吸性酸中毒：原发性 CO_2 升高引起 $PaCO_2$＞6.0kPa伴有或无血pH改变。呼酸时ABG变化表现为：

1）急性呼酸：因呼酸发生的急速，机体未能完全代偿，多为失代偿型。ABG表现为：pH值下降，多低于正常。$PaCO_2$ 升高，大于正常值。HCO_3^- 因受 $PaCO_2$ 升高影响可轻度增加，BE正常，PaO_2 降低。

2）慢性呼酸：由于肾的强大代偿作用开始，故多数为代偿型。但如 $PaCO_2$ 过高，＞10.67kPa时，多不能完全代偿。ABG表现为：pH值可在正常范围，$PaCO_2$ 升高＞6.67kPa，HCO_3^- 增高，BE增加，因有肾代偿部分，PaO_2 降低。

（2）呼吸性碱中毒：任何原因所致肺泡过度通气引起 CO_2 排出过多发生原发性的低碳酸血症。呼碱时ABG表现为：$PaCO_2$ 减低，pH值升高或正常（代偿），HCO_3^- 减低或正常，BE正常或减低（代偿），PaO_2 正常或减低。

（3）代谢性酸中毒：血液中的原发 HCO_3^- 减少或丢失。代酸时ABG变化表现为：pH值正常或降低（失代偿），$PaCO_2$ 减低，HCO_3^- 降低，BE降低。

（4）代谢性碱中毒：原发性的血液中 HCO_3^- 升高所致碱中毒。代碱时ABG变化表现为：pH值增高或正常（代偿），$PaCO_2$ 增高或轻度增高（失代偿），HCO_3^- 增加，BE增加。

（5）混合性酸碱失常：不同的酸碱失常可以同时发生，而成为混合型酸碱失常，其中有二重酸碱失常和三重酸碱失常。二重酸碱失常又分为相加性（酸碱一致型）和相抵消性（酸碱混合型）。

1）呼酸合并代酸：ABG变化表现为pH值明显下降，HCO_3^- 减少，$PaCO_2$ 升高。AG可升高。

2）呼碱合并代碱：ABG变化表现为pH值明显增高，$PaCO_2$ 降低，HCO_3^- 增高或正常，BE增高。此种类型特点是呼吸因素、代谢因素都有改变但不明显，而pH值改变显著。两种碱中毒叠加一起可致严重碱中毒，pH值＞7.64，病死率可达90%，预后差。

3）呼酸合并代碱：ABG变化表现为pH值正常或＞7.45，$PaCO_2$ 原发性增高，HCO_3^- 增高明显超出代偿范围，BE增高明显，PaO_2 降低。

4）呼碱合并代酸：ABG变化表现为pH值不定，$PaCO_2$ 降低，HCO_3^- 降低，BE降低，AG值增高。

5）代酸合并代碱：ABG变化表现为视酸碱中毒的抵消情况。ABG完全可以正常，此时应注意AG值增高，是这类酸碱失常的特征。

（6）三重酸碱失常：患者多种疾患并存常可出现更复杂混合型酸碱失常情况，如肾衰患者有代酸存在，同时有呕吐，利尿排钾又可出现代碱。患者出现心衰、通气功能降低又可出现呼衰而三种酸碱失常混合存在，常见有呼酸型和呼碱型，即呼酸＋代酸＋代碱，呼碱＋代酸＋代碱。

（刁井地）

第五节　抗菌药物敏感试验

一、一般细菌抗菌药物敏感试验

（一）抗菌药物的选择

一般细菌指的是非苛养菌和常规需氧菌、兼性厌氧菌。AST 的抗菌药物选择基于以下原则。①受试菌的特性：受试菌固有耐药的抗菌药物应当排除在 AST 的药物选择之外。例如：万古霉素不用于革兰阴性杆菌。此外，针对特定的细菌研制的药物应当只在此特定细菌 AST 抗菌药物选择之列。例如：头孢他啶可用于铜绿假单胞菌 AST，而不用于金黄色葡萄球菌 AST。②根据当地常见病原菌的实际获得性耐药情况选择。例如当地医院某种细菌对于某一抗菌药物的耐药十分普遍，那么这种药物的使用就应当受到限制，不应纳入在 AST 的药物选择之列。反之，如果对某一抗菌药物的敏感十分常见，这一药物也不一定需要被纳入 AST 的药物选择之列。③所使用的 AST 方法：某些抗菌药物采用特定的 AST 方法时耐药性检测结果不可靠，则这些药物不应被纳入 AST 检测。④感染的部位：某些抗菌药物例如呋喃妥因，只能在尿道发挥药效，那么从体内其他部位分离的细菌 AST 就不应选择呋喃妥因。⑤当地医院使用的药物：选择做 AST 的药物应在当地医院使用的药物范围之内。上述原则应当和临床医生密切合作，共同制定，以确保 AST 报告所蕴含的信息对于指导患者的治疗切实有效。

AST 的抗菌药物应首选可预测同类药物敏感性的代表药物。例如，对于葡萄球菌的 AST 只需选择青霉素和苯唑西林，其结果即可预测对其他所有 β－内酰胺类药物的敏感性。与其类似，对于肠球菌的 AST 只需选择氨苄西林即可预测对不同青霉素类药物的敏感性；由于对头孢菌素类固有耐药，肠球菌的 AST 则不应选择头孢菌素类。而对于肠杆菌科 AST 的药物选择，则缺乏可预测 β－内酰胺类药物敏感性的代表药物：对头孢唑啉耐药的细菌不一定对头孢替坦耐药，对头孢替坦耐药的细菌不一定对头孢他啶耐药。当缺乏代表药物时，AST 就需要进行更多种类的抗菌药物试验。而当两种药物的活性有重叠时，不需重复试验，如头孢曲松和头孢噻肟的活性极其类似，选择其中一种进行 AST 即可预测另外一种药物的敏感性。合理选择 AST 抗菌药物可减少临床微生物实验室时间与资源的浪费。

（二）纸片扩散法

在微量稀释法普及之前，1966 年 Kirby、Bauer、Sherris 和 Turck 建立了一种实用、方便的检测细菌菌株对多种抗菌药物的敏感性的方法，称为 Kirby－Bauer（K－B）法，被 WHO 推荐为定性药敏试验的基本方法。目前在许多临床微生物实验室，琼脂纸片扩散法（disk diffusion）被常规用于检测快速生长和某些苛养性病原菌。其标准化方法和解释标准由 CLSI 的 AST 分委会在 Bauer 等研究的基础上制定，并且随着实验室和临床数据的不断更新而改进。

1. 原理　首先将受试菌均匀地涂布于琼脂平板上，然后将含有定量抗菌药物的纸片贴在平板的表面，纸片一经接触琼脂，其含有的药物立刻向周围扩散，围绕纸片形成递减的浓度梯度。经过培养后，在纸片周围药物抑菌浓度范围内受试菌的生长受到抑制，从而形成无菌生长的透明圈，称为抑菌圈（inhibition zone）。以 mm 为单位测量每个药敏纸片周围的抑菌圈直径。抑菌圈的大小反映了受试菌对该药物的敏感性，与该药对受试菌的 MIC 呈负相关。

界定对于每一种药物敏感、中介、耐药的参考抑菌圈直径折点，需要对几百株细菌进行试验。以抑菌圈的直径为横轴，以所对应菌株通过肉汤稀释法或琼脂稀释法得到的 MIC 值为纵轴，绘制回归曲线。随着受试菌的 MIC 值增加（耐药程度增加），所对应的抑菌圈直径则减少。如图 1－2 所示，取药物所能达到的最高血清浓度 8μg/ml 为 MIC 耐药折点，2μg/ml 为敏感折点，其水平虚线与回归线相交点作垂直线，交于横轴的 18mm 和 26mm 即为相对应抑菌圈直径的折点。抑菌圈直径小于或等于 18mm 为耐药，大于或等于

26mm 为敏感，在 19～25mm 范围内为中介。CLSI M02 系列发布的大多数抗菌药物纸片法的折点标准即是通过该方法而建立。

2. 培养基　对于常规非苛养菌细菌的 AST，水解酪蛋白（Mueller－Hinton，MH）琼脂为标准培养基，要求室温下 pH 7.2～7.4，厚度为 4mm；若添加一些补充基质则可满足营养要求更高的细菌（如流感嗜血杆菌、脑膜炎奈瑟菌）的 AST。由于抗菌药物从琼脂的表面向琼脂的各个方向扩散，所以琼脂的厚度对于药物浓度梯度直接造成影响。如果琼脂太厚，抑菌圈会偏小；如果琼脂太薄，抑菌圈会偏大。对于许多进行纸片法操作的实验室，商品化、统一质量标准的 MH 琼脂平板较为可靠。配制好的 MH 平板应置于密封袋 4℃保存，使用前应置于 35℃孵育 30min，以确保平板表面干燥。接种时，器皿的表面应是潮湿的，但培养基的表面和平板盖上不能出现液滴。MH 琼脂如含有过量的胸苷或胸腺嘧啶会使得抑菌圈偏小、模糊，导致错误的耐药报告，可用粪肠球菌 ATCC 29 212 或 ATCC33 186 和复方新诺明药敏纸片检测 MH 琼脂的胸苷或胸腺嘧啶含量是否合格。合格的 MH 琼脂上可见清晰的抑菌圈直径不小于 20mm，如不能产生抑菌圈，或在抑菌圈内有菌落生长，或抑菌圈直径小于 20mm 者为不合格。此外，培养基中的二价阳离子，主要是镁和钙，能够影响氨基糖苷类和四环素对铜绿假单胞菌菌株的测试结果。钙离子的含量也会影响达托霉素的测试结果，因此，采用纸片扩散法检测细菌对达托霉素的耐药性不可靠。

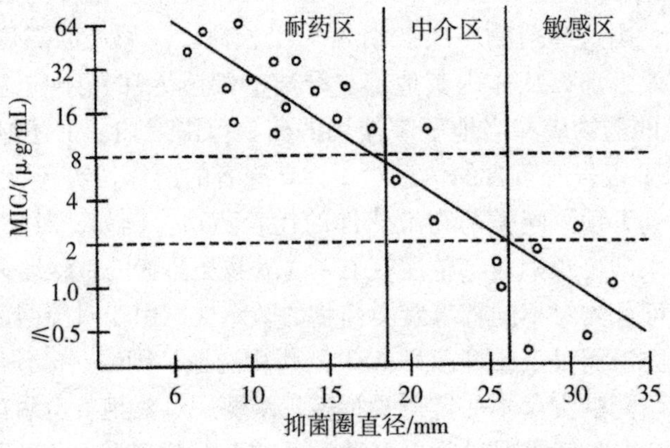

图 1－2　K－B 法折点建立的举例

3. 药敏纸片　每种纸片上的药物浓度由美国食品药品管理局制定标准。各大生物制剂公司皆有药敏纸片供应，冷冻干燥后密封在干燥的容器内，保存在 8℃或者更低温度如－20℃，解冻后未使用的药敏纸片可放在 4～8℃，不应超过一周。除了因工作需要而放置少量在 4℃外（最多放置一周），β－内酰胺类药物密封保存的纸片都应当－20℃储藏。不稳定的药敏纸片，如亚胺培南、克拉维酸复合剂，使用前置于－20℃可以更好地保持稳定性。不当的保存条件可导致药物分解，最终影响抑菌圈大小。使用前 1～2h 应从冰箱中取出药敏纸片，使纸片在开封前平衡至室温，这样可以最大限度地减少热空气接触冷纸片时产生冷凝水。

4. 细菌接种和培养　菌液的准备可用直接菌落悬浮法或肉汤培养生长法。用浊度仪或麦氏比浊管调整受试菌的菌液浊度为 0.5 麦氏单位（Mcfarland），即 1.5×10^{8} CFU/ml。用无菌拭子充分蘸取菌液，离开液面，在试管内壁旋转挤去多余的菌液，在平板表面均匀地涂布 3 次，每次按照间隔 60°的方向涂布，最后沿平板内缘涂抹一圈以确保平板表面受试菌均匀分布。然后于室温条件干燥平板 3～5min 后，用无菌镊子或者纸片分配器将纸片紧贴在平板表面，纸片中心距离平板内缘应大于 15mm，各纸片中心距离应大于 24mm。一般来说，一个直径 150mm 的平板放置纸片不应超过 12 个，100mm 的平板不应超过 5 个。整个操作过程应在 15min 内完成。

大多数细菌的培养条件是 35℃空气环境培养 16～18h，但对于某些苛养菌，如链球菌、流感嗜血杆菌和淋病奈瑟菌则需要含有 CO_2 的环境；为了提高某些耐药菌（如耐甲氧西林的葡萄球菌和耐万古霉素的肠球菌）的检出率和确保某些苛养菌（如淋病奈瑟菌）的检测准确性，培养时间可延长至24h。

5. 结果判读和解释　在判断结果前，先检查平板上菌苔是否均匀生长，是否纯培养。如果操作正确，平板上细菌呈连续均匀地生长，抑菌圈为透明均匀的圆形。在黑色不反光的背景下测量抑菌圈的直径。

变形杆菌有迁徙生长现象，这种情况下迁徙生长的模糊区域应被忽略，在细菌生长明显受到抑制的区域进行测量。当进行磺胺类药物和甲氧苄啶的纸片法药敏试验时，细菌生长也会出现模糊区域，此时模糊区域应当被忽略。当不存在细菌的迁徙生长和没有使用磺胺类药物和甲氧苄啶的纸片法药敏试验时，如出现细菌生长的模糊区域则是由于某些肠杆菌科细菌对头孢菌素耐药、葡萄球菌对甲氧西林耐药或者肠球菌对万古霉素耐药。有时在明显的抑菌圈中出现单个菌落，提示细菌未分纯。如果确定是纯培养，则该单个的菌落为变异株或者耐药株，AST 结果应报告为耐药。头孢西丁和苯唑西林均可用于 mecA 介导的葡萄球菌耐药性检测，但是头孢西丁效果更好。甲氧西林耐药的路邓葡萄球菌检测的纸片扩散试验只能用头孢西丁纸片。厌氧菌不能用纸片扩散法检测。

6. 质量控制　为确保 AST 结果的可靠性，质量控制监测目标包括以下几点：①AST 程序的精密度（重复性）和准确度。②试验所用试剂的性能。③进行试验和结果判读的实验人员的能力。参照 CLSI，采用标准质控菌株是 AST 质量控制的主要措施，对每批 MH 琼脂平板和每次 AST 试验都应用质控菌株进行检测，以确保试验准确有效，如结果超出 CLSI 允许范围内，则应及时纠正。常用的质控菌株有金黄色葡萄球菌 ATCC25 923、大肠埃希菌 ATCC25 922 和铜绿假单胞菌 ATCC27 853 等。质控菌株应每周传代一次，不能连续超过 3 周。至少每个月要用冷藏、冻干或购买的质控菌株来替代原有质控菌株。临床微生物实验室除了应常规进行室内质控，还应参加不同地区范围内的室间质控。

7. 优缺点　纸片扩散法的优点是方便和操作简单。对同一株细菌每次最多可测试 12 种抗菌药物。由于结果的准确性和适用于大多数常见细菌，纸片扩散法是 AST 中最为普及的方法。缺点是对于不常见的细菌缺乏结果判读标准，其结果的精确性也不及稀释法。

（三）稀释法

稀释法是用培养基将抗菌药物作不同浓度稀释，再接种待检细菌，定量测定抗菌药物抑制或杀死细菌的最低药物浓度的体外方法，分为肉汤稀释法和琼脂稀释法。稀释法所测得的某抗菌药物能抑制待测菌肉眼可见生长的最低药物浓度成为最低抑菌浓度（MIC）。CLSI 的 M07 文件系列对于 MIC 法给出了详细的标准。

1. 肉汤稀释法　肉汤稀释法包括常量稀释法（macrodilution）和微量稀释法（microdilution）。两者原理相同，只是反应液的体积不同。前者采用试管，每管中菌药混合物体积为 2ml；后者采用微孔板，每孔菌药混合物的体积为 0. 1ml。

（1）原理：用 MH 肉汤将抗菌药物对倍稀释，接种一定量的待测菌，以肉眼看不见细菌生长的最低药物浓度为 MIC；此方法定量测定抗菌药物杀灭受试菌的最低浓度为最低杀菌浓度（minimal bactericidal concentration，MBC）。

（2）培养基：MH 肉汤为基础培养基，用于常规需氧菌和兼性厌氧菌检测。而相对苛养的细菌，如肺炎链球菌和流感嗜血杆菌检测则需要添加营养成分。虽然葡萄球菌不是苛养菌，但也需要添加 2%（质量浓度）的 NaCl 以提高耐甲氧西林葡萄球菌的检出率。

（3）药物稀释

1）抗菌药物储存液的配制：抗菌药物干粉不能直接用于 AST，一般保存在 -20℃以下的干燥容器中。使用前先配制抗菌药物储存液，其浓度至少为 1 000μg/ml（如 1 280μg/ml）或最高试验浓度的 10 倍。取少量体积的抗菌药物储存液于无菌玻璃、聚丙烯、聚苯乙烯或聚乙烯小瓶中，密封置于 -60℃或更低温度，需要时解冻并且当天使用，用过的储存液应在 24h 后丢弃。大多数的抗菌药物储存液可在 -60℃或更低温度保存 6 个月或以上，其活性无显著变化。

2）抗菌药物稀释液的配制：药物稀释液的建议选择的范围至少包括一种质控菌的折点。对药物储存液进行对倍稀释，其终浓度可为 256、128、64、32、16、8、4、2、1、0. 5、0. 25、0. 125μg/ml。商业化的微孔板则已经在每孔中配制了不同抗菌药物浓度的肉汤，密封包装并置于 -20℃（最好 -60℃）以下温度保存。一经解冻后不能再重新冷冻，反复冻融会加速某些抗菌药物，特别是β-内酰胺类药物的降解。

（4）细菌接种和培养：采用直接菌落悬浮法或者肉汤培养生长法进行受试菌菌液的制备，然后用无菌生理盐水或肉汤调整受试菌的菌液浊度为0.5麦氏单位（1.5×10^8CFU/ml）。在15min内将校正好的菌悬液加入肉汤中，使每管或每孔的最终菌含量约为5×10^5CFU/ml。对于常量肉汤稀释法可以先将0.5麦氏单位的菌悬液作1：150的稀释，使每管含量约为1×10^6 CFU/ml，然后向每一含有1ml抗菌药物系列稀释管（阳性对照管仅加入肉汤）加入1ml并混匀，此时抗菌药液和菌液均为对倍稀释。每一批次试验均需要设立对照。对于大多数细菌的培养条件为35℃孵育16~20h，某些细菌需要培养更长时间，如耐甲氧西林的葡萄球菌和脑膜炎奈瑟菌需要培养24h，而某些苛养菌则需要5%的CO_2气体环境。

（5）结果判断和解释：肉眼所见试管内或微孔内能完全抑制细菌生长的最低药物浓度即为该抗菌药物对受试菌的MIC。可根据细菌的MIC值判读AST的结果是敏感、中介或耐药，其依据来自于MIC与对应药物在血清中所能达到的浓度、特定的耐药机制以及药理疗效的研究。微量稀释法时，可采用比浊仪判断微孔板的孔内是否有细菌生长。多种商业化的微孔板可与自动化仪器配套使用，自动判断结果。

（6）质量控制：质量控制的要求类似于纸片扩散法，每次试验应使用规定的质控菌株。

（7）优缺点：肉汤稀释法既可定性又可定量，不仅可判断细菌对药物敏感、中介还是耐药，还可以给出具体MIC数值。但操作较纸片扩散法烦琐。大多数情况下，检测细菌对药物敏感、中介还是耐药已经能够满足临床需要，因此，临床微生物实验室大多采用纸片扩散法进行AST。

2. 琼脂稀释法　琼脂稀释法是将抗菌药物均匀稀释于MH琼脂培养基中，配制出1：2、1：4、1：8等连续稀释或倍比稀释的平板，每一平板为一个药物稀释度，可采用多点接种仪接种细菌，孵育后观察细菌的生长情况，以点种处肉眼所见无细菌生长的最低平板药物浓度为MIC。

（1）抗菌药物琼脂的制备：稀释药液加入45~50℃水浴平衡的MH琼脂中（药液和琼脂的体积比为1：9），混合均匀后在水平台面倾注平板，使琼脂厚度为4mm，避免产生气泡，室温下凝固。一种药物需要制备六个稀释度的平板，以及一个无药物的生长对照平板。倾注的平板可立即使用，或用密封袋储存于2~8℃。用于参考试验时保存时间不应超过5d，用于常规试验可保存更长时间。冰箱取出平板后应先平衡至室温，使用前需确保平板表面无水分。较为苛养的细菌需要在MH琼脂内添加补充物质。

（2）细菌接种和培养：将受试菌调整为0.5麦氏单位的菌悬液，现有的大多数多点接种仪可一次性在平板上接种32~36个标本，要求5~8mm直径的接种点接种量为每点1×10^4 CFU。如接种针的直径为3mm，每针接种的菌液体积则为2μl（1~3μl），需将0.5麦氏单位的菌悬液稀释10倍；若直径为1mm，接种体积只有0.1~0.2μl，则不需要稀释菌悬液。菌悬液制备完成后应该在15min内接种完毕。接种时注意接种点的方向，首先接种不含抗菌药物的生长对照平板，然后按照从低到高的药物浓度接种平板，最后接种第二个生长对照平板以验证在接种过程中无污染、针头没有携带抗菌药物。待接种点完全干燥后（不要超过30min），置于35℃空气环境培养16~20h。检测耐甲氧西林的葡萄球菌需培养24h，较为苛养的细菌（淋病奈瑟菌、链球菌属、脑膜炎奈瑟菌等）需要5%的CO_2气体环境培养24h。

（3）结果判断和质量控制：MIC的折点和解释同肉汤稀释法，结果可只报告MIC，也可只报告敏感、中介或耐药，或者两者皆有。每一批药物琼脂平板都应用质控菌株检测其是否合格，质量控制方面详见CLSI的M07文件。

（4）优缺点：琼脂稀释法可以同时进行多株细菌的MIC测定，结果重复性优于肉汤稀释法，且易于发现耐药突变株以及污染，是检验新药体外抗菌活性应参照的标准方法。由于操作烦琐，大多数实验室不采用此方法。然而，对于在肉汤中生长不良的淋病奈瑟球菌，AST采用琼脂稀释法则优于肉汤稀释法。

（四）E-试验

E-试验是一种结合了稀释法和扩散法的原理与特点，测定细菌对抗菌药物敏感度的定量技术。E-试验试纸条是5mm×50mm的商品化塑料条，一面是干化学成分、呈连续浓度梯度分布的抗菌药物，另一面刻有对应的药物浓度（μg/ml）。培养基、受试菌菌液的制备、接种、培养及质量控制同纸片扩散法。受试菌菌液涂布平板后，轮辐状放置E-试验试纸条，35℃培养16~20h后，围绕试纸条可形成椭圆形的抑菌圈，抑菌圈与试纸条边缘相交处所对应的浓度刻度即为MIC值。CLSI对于稀释法的MIC折点解释也运用于E-试验法。E-试验不仅可用于一般细菌的MIC测定，也适用于一些生长缓慢的细菌、厌氧菌和真菌。该方法使用方便、操作简单，缺点是成本较高。

（五）联合药敏试验

在以下情况临床上需联合使用抗菌药物：①用于病原菌尚未确定的急、重症感染的经验治疗，以扩大治疗的覆盖面。②治疗多种细菌所引起的混合感染。③针对某些耐药菌可起到协同抗菌作用。④减少或推迟治疗过程中细菌耐药性的产生。⑤减少治疗指数低的抗菌药物的用量从而减轻其毒副作用。

联合药敏试验（synergy testing）是测定两种抗菌药物联合应用时的抗菌效果，可以出现四种结果：无关（indifference，活性等于两药中较高者）、协同（synergy，1+1>2）、累加（addition，1+1=2）和拮抗（antagonism，1+1<2）。联合药敏试验时能够有协同效应最为理想。协同效应常发生于：①两种药物在细菌的不同部位抑制细胞壁合成或阻断细菌的新陈代谢。②β-内酰胺类药物增加了氨基糖苷类药物进入细菌细胞的数量。③β-内酰胺类药物与β-内酰胺酶抑制剂联用。联合药敏试验常用两种方法：纸片法（定性）和棋盘稀释法（定量）。

1. 纸片法联合药敏试验　纸片法联合药敏试验所用的培养基、药敏纸片、菌液和培养条件等均和AST纸片法相同。将两种药敏纸片邻近贴在涂菌的琼脂平板上，使两纸片的中心距离恰好等于两药敏纸片单独试验时抑菌圈的半径之和，按规定条件孵育之后观察抑菌圈的形状改变，并据此判断两药联合药敏试验的结果，如图1-3所示。

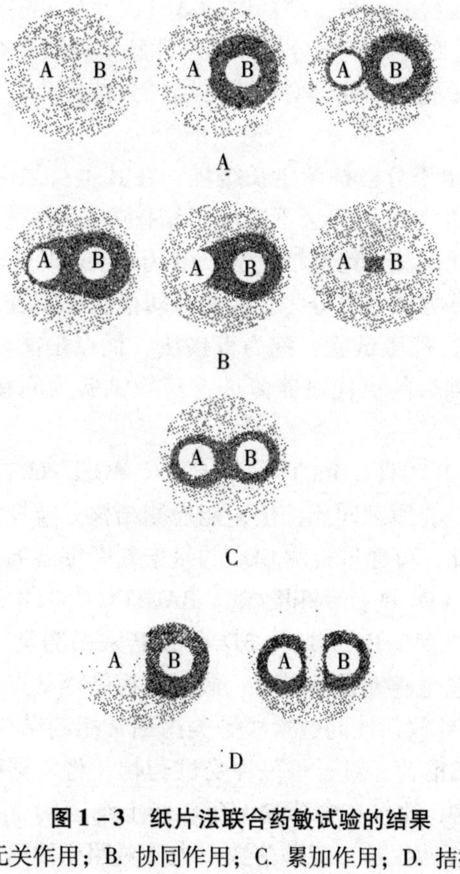

图1-3　纸片法联合药敏试验的结果

A. 无关作用；B. 协同作用；C. 累加作用；D. 拮抗作用

2. 棋盘稀释法联合药敏试验　棋盘稀释法是目前常用的定量联合药敏方法，其步骤是首先采用肉汤稀释法分别测定两药对受试菌的 MIC，然后根据所得 MIC 确定含有药物肉汤的稀释浓度（一般为6～8个浓度，药物最高浓度为 MIC 的2倍，依次对倍稀释），将各个浓度的两种药物肉汤分别在方阵的纵列和横列等量混合，组成棋盘模式、不同浓度组合的两种药物肉汤混合液。混合液中加入受试菌液，使其终浓度为 5×10^5CFU/ml，35℃培养16～20h后观察结果，以肉眼听见无细菌生长的最低药物浓度为两种药物联用时的 MIC 值。部分抑菌浓度（fracrionalinhibitory concentration，FIC）指数可据此计算：

FIC 指数＝联用时 A 药 MIC/单测时 A 药 MIC＋联用时 B 药 MIC/单测时 B 药 MIC

当 FIC 指数≤0.5 时为协同作用，0.5＜FIC 指数≤1 时为累加作用，1＜FIC 指数≤2 时为无关作用，FIC 指数＞2 时为拮抗作用。

二、分枝杆菌药物敏感试验

（一）抗分枝杆菌药物

分枝杆菌属包括结核分枝杆菌复合群、非结核分枝杆菌以及麻风分枝杆菌。抗结核分枝杆菌药物对后两者均具有不同程度的抗菌作用，故在此介绍抗结核分枝杆菌药物。常用于抗结核分枝杆菌的5种一线药物有链霉素、异烟肼、利福平、乙胺丁醇和吡嗪酰胺；7种二线药物有乙硫异烟肼、卷曲霉素、环丙沙星、氧氟沙星、卡那霉素、环丝氨酸、利福布汀。

（二）结核分枝杆菌体外药敏试验

近年来，结核分枝杆菌对临床常用的抗结核一线药物均有耐药现象出现，甚至出现了耐多药以及泛耐药的结核分枝杆菌。因此，对所有临床初次分离的结核分枝杆菌都应当作 AST。如果经过3个月正规的临床治疗后患者仍然结核分枝杆菌培养阳性或者疗效不佳，则应该重复 AST。此外，对于分枝杆菌感染的严重疾病以及来自高耐药结核分枝杆菌流行区的患者，都应进行 AST。

初次分离的结核分枝杆菌常规检测5种一线药物的 AST，一旦其中任何一种药物出现了耐药，则应当检测7种二线药物的 AST。L型变异是结核分枝杆菌慢性感染持续存在的重要原因之一，对高浓度的链霉素、异烟肼和乙胺丁醇常不敏感，因此，对检出的结核分枝杆菌 L 型应做 AST，以帮助临床制定合理的治疗方案。

如采用常规的 AST 纸片法，由于分枝杆菌生长缓慢，在其生长之前药物已经扩散至培养基中，不能体现药物的抑菌作用，故常规的 AST 纸片法不适用于结核分枝杆菌。结核分枝杆菌体外药敏试验的常见方法有以下五种：仪器法、比例法、绝对浓度法、耐药率法和E－试验。此外近年来还出现噬菌体生物扩增法和刃天青显色法。这些方法都可分为直接法和间接法：①若标本涂片每100个油镜视野超过50个抗酸杆菌，可直接用标本进行药敏试验，称为直接法，优点是能较为快速获得药敏结果，缺点是不够标准化和易污染。②采用分纯后的次代培养菌进行药敏试验为间接法。以下对结核分枝杆菌五种 AST 方法进行简单介绍。

1. 仪器法　仪器检测系统有 BACTEC 460TB、BACTEC MGIT 960、MB/BacT Alert3D、ESP 结核分枝杆菌检测系统，采用液体培养基，原理同比例法，能检测结核分枝杆菌对所有一线和二线药物的敏感性。细菌生长代谢产生 CO_2，因此，可通过检测 CO_2 的量来判断细菌的生长情况。将细菌同时接种于含药管和无药管，然后比较两管中 CO_2 的比例和数量。BACTEC 460TB 采用放射性同位素法检测 CO_2，BACTEC MGIT 960 采用检测荧光、MB/BacT Alert 3D 和 ESP 采用测量气体的方法来检测 CO_2。该方法操作简单，出结果较为快速，但是也存在设备昂贵、放射性污染等缺点。

2. 比例法　比例法和 BACTEC 放射性同位素法是美国最常用的结核分枝杆菌 AST 方法，比例法也受到 WHO 全球结核耐药检测方案推荐。对于每一种受试药物，将不同稀释度的菌液加入含药 7H10 琼脂格和一个无药对照 7H10 琼脂格，比较在含药和无药琼脂上细菌的生长比例。每周观察一次，3周后报告结果。当含药琼脂格内无受试菌生长，或菌落数不大于对照格菌落数的1%则判为敏感；当含药琼脂格菌落数大于对照格菌落数的1%则判为耐药。同批次应采用质控菌株进行质量控制。

3. 绝对浓度法 将定量的细菌接种于一个无药对照培养基和几个梯度药物浓度的培养基，能够抑制所有或几乎所有细菌生长的最低药物浓度，即为此药物的MIC。

4. 耐药率法 将受试菌和标准实验室菌株进行耐药率的比较。2株细菌平行试验，在含有连续对倍稀释药物浓度的培养基上接种定量的细菌，耐药率以受试菌的MIC与标准菌的MIC比率表示。

5. E－试验 这是一种定量检测的方法，操作简便，结果准确、快速，且可用于联合药敏试验，易于标准化操作和质量控制，缺点是成本较昂贵。

CLSI推荐10种耐药表型不同的结核分枝杆菌作为质控菌株进行AST的质量控制，如下：H37Rv ATCC27294为一线、二线药物的敏感质控菌株；H37Rv ATCC35820为链霉素耐药质控菌株；H37Rv ATCC35821为氨基水杨酸耐药质控菌株；H37Rv ATCC35822为异烟肼耐药质控菌株；H37Rv ATCC35826为环丝氨酸耐药质控菌株；H37Rv ATCC35827为卡那霉素耐药质控菌株；H37Rv ATCC35828为吡嗪酰胺耐药质控菌株；H37Rv ATCC35830为乙硫异烟胺耐药质控菌株；H37Rv ATCC35837为乙胺丁醇耐药质控菌株；H37Rv ATCC35839为利福平耐药质控菌株。

（三）快速生长的分枝杆菌体外药敏试验

非结核分枝杆菌相对于结核分枝杆菌来说更需要个性化治疗，治疗方案基于分枝杆菌的种类、感染的部位和严重程度、AST结果、基础疾病以及患者的一般情况。对于所有临床上重要的快速生长的分枝杆菌，如：偶发分枝杆菌、龟分枝杆菌和脓肿分枝杆菌都应该做体外药敏试验，方法有肉汤稀释法和琼脂纸片洗脱法。肉汤稀释法与需氧和兼性厌氧菌的肉汤稀释法类似，为CLSI推荐的方法。如果经过6个月正规的临床治疗后患者仍然分枝杆菌培养阳性或者疗效不佳，则应该重复AST。

三、厌氧菌药敏试验

厌氧菌分布广泛，引起的感染遍及临床各科，多为混合感染。厌氧菌采用常规细菌培养方法不能检出，且采用经验性治疗往往有较好的疗效，使得临床实验室一般不进行厌氧菌AST。2012版CLSI M11－A7文件指出进行厌氧菌AST的目的在于：①协助重症厌氧菌感染患者的治疗。②定期监测特定区域的厌氧菌耐药谱变化，以指导经验性选择抗菌药物。③确定新药的厌氧菌敏感谱。针对临床厌氧菌株进行AST的主要指征是帮助选择有效药物，在以下情况时尤为重要：①已知感染的厌氧菌种属对于常用药物耐药。②已确诊的厌氧菌感染，经验用药后疗效不佳。③分离出的厌氧菌毒力较强，或对于感染的厌氧菌缺乏经验性治疗方案。④严重的厌氧菌感染，如脑脓肿、心内膜炎、假肢感染、败血症等，或为需要长期治疗的患者制定合理治疗方案。⑤在正常无菌部位分离到厌氧菌，并且能够排除正常厌氧菌群污染。此外，当同时分离出几种病原厌氧菌，至少要对脆弱拟杆菌群（通常耐药率最高）进行AST。

（一）厌氧培养基

琼脂稀释法采用强化布氏琼脂培养基，其中添加了5μg/ml的氯化血红素、1μg/ml的维生素K_1以及5%（体积分数）脱纤维羊血。若用于常规试验，密封于2～8℃保存，不超过7d；若用于科研和评估，则不能超过72h；若含有亚胺培南、克拉维酸的β－内酰胺/β－内酰胺酶抑制剂复合药物，或其他已知的任何不稳定药物的平板，均应试验当日配制。微量肉汤稀释法采用强化布氏肉汤培养基，即布氏肉汤中添加5μg/ml的氯化血红素、1μg/ml的维生素K_1以及5%溶解的马血。

（二）常用抗厌氧菌药物

抗厌氧菌药物的选择不多，根据微生物学和药理学因素以及临床适应证和疗效，CLSI制定了推荐常规报告的抗厌氧菌药物表，见表1－7。

表 1-7　CLSI 厌氧菌药敏试验的抗菌药物建议分组

	脆弱拟杆菌群和其他β-内酰胺酶阳性或β-内酰胺酶未知的厌氧菌	β-内酰胺酶阴性的革兰阴性厌氧菌	除产气荚膜梭菌外的梭菌属	产气荚膜梭菌、革兰阳性球菌和无芽孢形成的革兰阳性杆菌
首要选择	阿莫西林/克拉维酸氨苄西林/舒巴坦哌拉西林/他唑巴坦替卡西林/克拉维酸	氨苄西林 青霉素	氨苄西林青霉素 阿莫西林/克拉维酸 氨苄西林/舒巴坦 哌拉西林/他唑巴坦 替卡西林/克拉维酸	氨苄西林青霉素
	克林霉素 厄他培南 亚胺培南 美罗培南	克林霉素	头孢替坦 头孢西丁	克林霉素
	甲硝唑	甲硝唑	克林霉素 厄他培南 亚胺培南 美罗培南 甲硝唑	甲硝唑
补充选择	头孢唑肟 头孢曲松	头孢替坦 头孢西丁 头孢唑肟 头孢曲松	头孢唑肟 头孢曲松	头孢替坦 头孢西丁 头孢唑肟 头孢曲松
	氯霉素			
		哌拉西林 替卡西林	哌拉西林 替卡西林	哌拉西林 替卡西林
补充选择	头孢替坦 头孢西丁			
	哌拉西林	阿莫西林/克拉维酸 氨苄西林/舒巴坦 哌拉西林/他唑巴坦 替卡西林/克拉维酸	四环素	阿莫西林/克拉维酸 氨苄西林/舒巴坦 哌拉西林/他唑巴坦 替卡西林/克拉维酸
			莫西沙星	
				四环素
	莫西沙星	莫西沙星		莫西沙星

（三）厌氧菌药敏试验常用方法

厌氧菌 AST 的常用方法有琼脂稀释法、肉汤稀释法、E-试验和β-内酰胺酶检测试验，其基本原理、方法与需氧菌相同，但是在培养基、操作环境和培养条件方面有所区别。2012 版 CLSI 推荐的方法有琼脂稀释法和微量肉汤稀释法。琼脂稀释法是适用于所有厌氧菌的参考方法，接种菌量为每点 1×10^5 CFU；目前微量稀释法仅适用于脆弱拟杆菌群的某些药物 AST，接种菌量为 1×10^6 CFU/ml。厌氧菌的培养设备为厌氧箱或厌氧罐，提供厌氧的气体环境 80% N_2、10% H_2 和 10% CO_2，在 35～37℃培养 48h。

利用产色头孢菌素法进行β-内酰胺酶检测可以预测细菌对青霉素的敏感性，但是不能预测对头孢菌素的敏感性。如果临床医生考虑用青霉素或氨苄西林治疗，则应进行β-内酰胺酶检测。绝大多数脆弱拟杆菌群产β-内酰胺酶，故认为它们对青霉素、氨苄西林、阿莫西林耐药，不必做 AST。而某些不产β-内酰胺酶的厌氧菌可因为其他机制对β-内酰胺类药物耐药，因此，即使β-内酰胺酶检测阴性也不能推断该菌对此类药物敏感。

许多厌氧菌感染为混合感染，耐药率最高的细菌应首先进行试验和报告（通常是脆弱拟杆菌群）。

（四）质控菌株

CLSI 推荐的质控菌株有脆弱拟杆菌 ATCC25285、多形类杆菌 ATCC29741、迟缓优杆菌 ATCC43055 和难辨梭菌 ATCC700057。

四、抗真菌药物敏感性试验

（一）临床常用抗真菌药物

临床上常用的抗真菌药物主要有两性霉素 B、制霉菌素、酮康唑、氟康唑、5－氟胞嘧啶等。抗真菌药物主要通过破坏真菌细胞膜、干扰细胞膜的合成、阻断真菌核酸的合成及抑制真菌细胞壁合成等方式发挥抗真菌作用。

（二）真菌的药物敏感试验方法

真菌药物敏感试验方法有常量（试管）肉汤稀释法、微量肉汤稀释法、琼脂稀释法、琼脂扩散法及 E 试验法（E－test）等。CLSI 采用的液体稀释法，尤其微量液体稀释法，简便易行，结果敏感，应用较广。

1. 常量（试管）肉汤稀释法

（1）药物稀释：药物贮存液浓度按试验中所需最高浓度的 10 倍（水溶性药物）或 100 倍（脂溶性药物）用无菌水或相应溶剂配制。将药物贮存液用 RPMI 1640 培养基进行一系列倍比稀释，稀释后的浓度为待测浓度的 10 倍。

（2）待测菌液的制备：待测菌接种于沙保弱琼脂培养基，假丝酵母菌和球拟酵母菌属孵育 24h，新型隐球菌孵育 48h，挑取 5 个直径≥1mm 的菌落混悬于5ml 生理盐水中，调整浓度为 0.5 麦氏浊度，接种前用生理盐水进行 1 ∶ 100 稀释，最后用 1640 培养基稀释 10 倍，使最终菌量为（1.0～5.0）× 10^3CFU/ml。

（3）实验步骤

1）在试管中依次加入 0.1ml 倍比稀释的不同浓度药物稀释液。

2）在试管中依次加入 0.9ml 菌工作液，混匀。注意整个过程需在 15min 内完成。

3）设置阴性对照和生长对照。同时进行质控菌株平行试验，进行质量控制。

4）将试管置于 35℃培养 48h 观察结果（新生隐球菌为 72h）。

（4）结果判读：两性霉素 B 的 MIC 为无肉眼可见生长的最低药物浓度；5－氟胞嘧啶及吡咯类采用 80% MIC 判断标准，即取生长对照管中菌悬液 0.2ml，加入培养基 0.8ml 混匀作为判断终点的浊度（即 80% 菌的生长受到抑制时的浊度），与此浊度相近的试管即可判定为终点，其药物浓度为该药的 MIC 值；对于棘白菌素类药物采用 50% MIC 判断标准。判定标准见表 1－8。

表 1－8　念珠菌体外药物敏感试验的结果判定标准

抗菌药物	MIC（mg/L）			
	敏感（S）	剂量依赖敏感（S－DD）	中度敏感（I）	耐药（R）
氟康唑	≤8	16～32	－	≥64
伊曲康唑	≤0.125	0.25～0.5	－	≥1
伏立康唑	≤1	2	－	≥4
氟胞嘧啶	≤4	－	8～16	R≥32
棘白菌素类	≤2	－	－	－

注：如果测定的 MIC 值位于上述分类之间，则将该菌划分入高一级类别中。

注意事项：氟康唑的判定标准不适用于克柔念珠菌。采用不适当的溶媒溶解伊曲康唑可导致结果偏差。对于两性霉素 B，虽然 CLSI 没有解释标准，但有文献介绍，当两性霉素 B 的 MIC 值大于 1mg/L 时，就可作为判断两性霉素 B 耐药菌株的指标。

（5）质量控制：将质控菌株与测试菌株相同条件下进行药敏试验，质控菌株的 MIC 应落在相应预期值范围内。常用质控菌株为克柔念珠菌（ATCC 6 258）、近平滑念珠菌（ATCC 22 019），其质控范围见表 1－9。

表 1－9　常用质控菌株的质控范围

抗菌药物	MIC（mg/L）	
	克柔念珠菌（ATCG 6258）	近平滑念珠菌（ATCC 22019）
氟胞嘧啶	1.0～4.0	0.12～0.5
氟康唑	16.0～64.0	0.5～2.0
伊曲康唑	0.03～0.12	0.03～0.12
两性霉素 B	0.12～1.0	0.12～1.0
伏立康唑	0.03～0.25	0.015～0.06
泊沙康唑	0.015～0.06	0.015～0.06

2. 微量肉汤稀释法　培养基、药物的稀释、接种菌的准备以及结果的判断均同常量肉汤稀释法。

试验步骤：

（1）采用 96 孔 U 型板，每排 1～10 孔依次加入不同浓度待测药物工作液 100μl，第 1 孔为最高浓度，第 10 孔为最低浓度。制备好的药敏板可用塑料薄膜包裹后置－70℃保存 6 月以上。

（2）取制备好的药敏板，在 1～10 孔加入 100μl 菌工作液，第 11 孔中加入 100μl 无菌蒸馏水和 100μl 菌工作液，作为生长对照；第 12 孔仅加无菌不含药物的培养基作为阴性对照。

（3）将培养板置于 35℃孵育 48h（新生隐球菌为 72h）后读取结果。

（4）观察前，可轻轻震摇药敏板，使终点判读更容易。如果出现菌膜及沉淀，须进行吹打、涡旋或其他方法混匀后，再进行结果判读（同常量肉汤稀释法）。

（刁井地）

第二章

血流动力学监测

血流动力学（Hemodynamics）监测是ICU重要的内容之一，是处理大手术和抢救危重病员不可缺少的手段。可分为无创伤性和创伤性两大类。无创伤性血流动力学监测是应用对机体组织没有机械损伤的方法，经皮肤或黏膜等途径间接取得有关心血管功能的各项参数，其特点是安全、无或很少发生并发症。创伤性血流动力学监测通常是指经体表插入各种导管或监测探头到心腔或血管腔内，利用各种监测仪或监测装置直接测定各项生理学参数。通过对所测得的数据进行分析和演算就可获得数量的概念，从而可深入、全面地了解病情，极有利于对疾病的诊治和预后的评价。本章重点介绍血流动力学监测的基础理论和方法、临床价值以及血流动力学参数监测的临床意义。

血流动力学监测是反映心脏、血管、容量、组织的氧供氧耗等方面功能的指标，为临床监测与临床治疗提供数字化的依据。临床上应根据患者的病情与治疗的需要考虑具体实施哪一种监测方法。在选用监测方法时，应充分权衡利弊，掌握好适应证。

任何种监测方法所得到的数值都是相对的，因为各种血流动力学指标经常受到许多因素的影响，如，听诊法测血压时，听诊器放置的部位、袖带的宽度、放气的速度等都可影响血压数值，中心静脉压测定时，呼吸方式，呼吸机的通气模式、血管活性药物的使用等均可对中心静脉压数值产生影响。因此，单一指标的数值有时并不能正确反映血流动力学状态，必须重视血流动力学的综合评估。在实施综合评估时，应注意以下3点：①分析数值的连续性变化。②结合症状、体征综合判断。③多项指标数值综合评估某一种功能状态。

第一节　血流动力学监测理论

一、Starling 定律

1914年，继德国生理学家Frank之后，英国生理学家Starling在对动物的实验研究中也观察到，哺乳类动物心肌纤维收缩之前的长度与心脏的功能存在着相关性。Starling定律所描述的是在一定范围内心肌的收缩力与心肌纤维收缩的初长度里正相关，也就是说，在一定范围内心肌纤维在心室充盈压力的作用下，于收缩前被拉的长度越长，心肌产生的收缩力也就越大。从心室的整体来讲，则是心室舒张末容积越大，心室收缩时所做的功也越多，每搏输出量也就越多。

根据这种理论所绘制的心功能曲线被称之为Frank－Starling曲线。

随着心室前负荷（Pr）的增加，心室的每搏输出量（SV）呈上升趋势，心室的充盈状态与SV呈正相关，在Pr升高的初期，SV明显增加，形成曲线的陡峭部分，当Pr升高到一定范围后，SV的增加明显趋于平缓，形成曲线的平台部分。

一般情况下，当Pr继续增加后，曲线并不出现下降。如果心肌收缩力政变，表现为曲线的整体斜率的改变。如心肌收缩力下降，可表现为曲线移向右下方，而心肌收缩力增加，曲线向左上方移动。

引申出心室功能曲线（图2－1）：

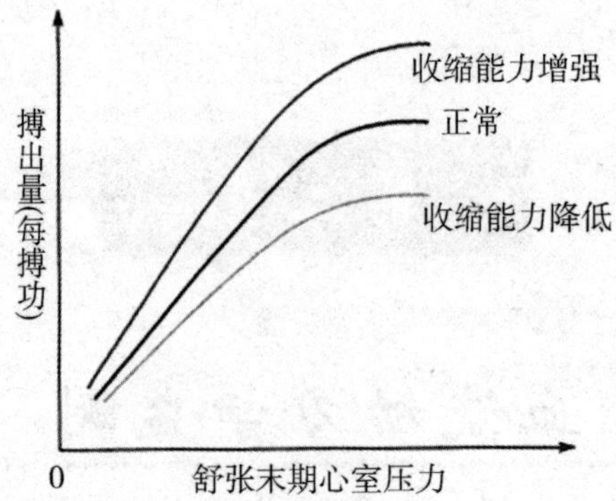

图2－1　心室功能曲线——Frank－starling 曲线

心室功能曲线——Frank－Starling 曲线的这些特点是由于心肌本身和心室的球形结构所致。Starling 定律有着极其重要的生理意义：当循环容量增加后，静脉的回心血量增加，心脏的前负荷增加，心肌做功也相应增加，使心输出量增加，从而使得回心血量与心输出量保持平衡，并维持心室舒张末容积和压力在正常范围，这种机制主要是对心输出量进行精细调节，同时也有一定的调节范围。

二、心室舒张功能

心室舒张功能是指在舒张末期心室容积增加的能力。进入舒张期，心室的容量开始增加，到舒张末期时，心室的血容量与心室容积相等。临床通常用这种心室容量与压力的变化趋势来表示心室的舒张功能，称为心室顺应性（图2－2）。

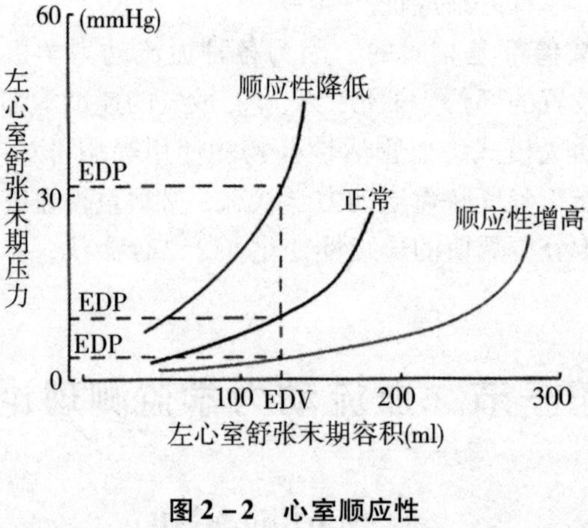

图2－2　心室顺应性

从图2－2中可以看出，心室容量增加的同时，压力也随之增加。这种压力的升高受到心室顺应性的影响。心室顺应性增大曲线右移，在单位容量改变时，压力的变化减小。心室顺应性减小曲线左移，在单位容量改变时，压力的变化增大。

心室舒张功能障碍是指在一定的心室充盈压力下，心室舒张末容积的减少。临床上常见的减低心室顺应性的因素包括心室充盈逐渐增加、心肌缺血、心脏压塞、动脉压力增高、呼吸机正压通气、休克应用正性肌力药物等。

三、容量反应性

在ICU危重症患者的治疗中，液体治疗是整个治疗中的基石。所谓容量反应性（Volume responsiveness）［或称液体反应性（Fbid responsiveness）］是指快速输液后每掉输出量（SV）或心输出量（CO）随之明显增加的现象，但在ICU中的危重症患者中，只有约50%对容量治疗有良好的反应，即只有一半的重症患者需要补液治疗，而另一半则对液体治疗无反应并可能会造成有害结果。所以 ICU 医生在着手对危重患者进行抢救治疗时，往往首先要考虑并常常使其困惑的就是患者的容量状态，正确地判断患者的容量状态并给予及时的处理对患者的治疗效果和预后至关重要。

（一）危重症患者的容量状态

临床中有 3 种情况需要区别。第一种是因明显急性体液丢失而入急诊室的患者，由于存在血流动力学不稳定体征如低血压、心动过速、少尿、皮肤花斑、神志改变等，强烈提示对液体复苏有良好血流动力学反应，虽然这些体征缺少特异性，但低血容量的诊断几无悬念。第二种是高度怀疑严重脓毒症或脓毒性休克而入急诊室的患者。这类患者最初几小时液体复苏非常重要，由于此时液体复苏常有良好反应，故不需用复杂的检查来预测容量反应性。第三种是进入 ICU 几天内血流动力学不稳定需立即处理的患者。这时，输入液体可能是进退两难的选择，一方面，我们期望心脏仍有一定的前负荷储备，输液可对患者有益；另一方面，因为患者已被液体复苏治疗过，不能确定是否还有前负荷储备，再输入液体有可能造成肺水肿，尤其在肺毛细血管通透性增加的情况下更是如此。累加的正液体平衡会增加脓毒症患者的病死率，而限制性输液可缩短使用呼吸机和在 ICU 的时间。我们所说的容量反应性的评价，即是针对这类患者而进行。目的是合理应用液体治疗，优化血流动力学参数，改善患者预后。随着对容量反应性研究的深入和认识的提高过去一些静态的压力指标如 CVP、PCWP 已被大部分学者认为是不可靠的，因为这些指标除受到血容量的影响外，还受到心室顺应性、血管张力、肺动脉压力、胸腔内压力、机械通气等诸多因素的影响，使得其不能如实地反映体内的容量状态。由此而转向用动态的或功能性的压力指标或容量指标来判断患者的容量反应性较为可靠。容量反应性的原理可用 Frank - Starling 心功能曲线来解释和理解，患者对容量有反应，说明其心脏处于心功能曲线的上升支，此时，SV 较强地依赖于前负荷，心脏尚有前负荷储备，容量负荷增加时，SV 和 CO 会明显增加，我们称之为容量反应性好或容量反应性阳性，而如果随后心脏处于心功能曲线的平台支，心脏已无明显的前负荷储备，这时再增加容量负荷，也不会使 SV 和 CO 较明显地增加，只会增加左心室的舒张压，可导致冠脉血流受阻、继发左心功能改变、外周水肿等不良后果。因此，用何种方法来判断患者的容量反应性已成为近几年的研究热点。

（二）容量反应性评估方法

1. 容量负荷试验（Rapid Fluid Loading，RFL）　为一较古老的方话，是近年讨论最多的容量判断方法之一，也是临床最常用的评价容量反应性方法。SSC 指南认为，只要临床怀疑有低血容量，即可使用容量负荷试验，方法为 30min 内静脉输入晶体液 500 ~ 1 000ml 或胶体液 300 ~ 500ml，并认为晶体液和胶体液无明显差别，只是晶体液的量要大一些。负荷试验时，如果能得到 CO、心脏指数（CI）、SV 等指标，如用肺动脉导管（PAC）、脉搏指示连续心排量监测（PiCCO）或经外周动脉连续心排量监测（FloTrac/Vigileo）等方法，则负荷试验时，观察这些指标的变化，虽然对判定标准各家不一但考虑到热稀释法本身的误差在 10% 左右，故容量负荷试验阳性的标准应以增加 >10% 为宜；如果不能获得上述指标，而有 CVP，可动态观察 CVP 的变化（△CVP），现一般遵从其变化值为 2 ~ 5 原则，即容量负荷后△CVP≤2mmHg，说明容量反应性良好，可继续补液，如果△CVP≥5mmHg，则示液体反应性差，说明容量已足够，需要停止快速补液，如△CVP 为 2 ~ 5mmHg，要暂停快速补液，10min 后再做评估，直至△CVP≥5mmHg；如果上面的指标都得不到，可以观察补液过程中收缩压、脉压差心率等的变化，如果收缩压、脉压差增加，心率下降，则补液有效，但是可靠性差。

该方法的优点为：①定量的客观指标代替了主观臆断。②容量缺乏能得到更快纠正。③减少了容量负荷过多的危险。需要注意点为：①负荷的液体输入越快，所需液体的总量就越小，所得到的结果就越明确。②在短时间快速输入的前提下，晶体和胶体的差别已不大。③患者对容量负荷有反应并不一定代表就一定要进行容量复苏，因为健康正常人在接受一定量的液体输入后，其心输出量也会增加。④对 RFL 无反应的患者会增加其发生肺水肿的危险，需注意。

2. 心肺相互作用的动态前负荷指标　很早前，人们就发现正压通气时动脉压的波形及压力值会随间歇的吸气与呼气相应发生升高与降低的周期性改变。血容量不足时，这种改变尤为显著，在自主呼吸时也能观察到。动态前负荷是通过心肺相互作用机制来评价容量的状态，预测液体反应性的功能性指标。大量研究已证实动态前负荷指标预测液体反应性的敏感性和特异性均明显优于静态前负荷。

在机械通气时，吸气相胸腔内压增加，静脉回流减少，右室前负荷减少，同时跨肺压增加又引起右室后负荷增加，最后引起右室射血减少（在吸气末达到最低），经过几次心搏后（肺循环），左室充盈随之下降，左室射血减少（在呼气末达到最低）；另外，吸气时，肺循环内血管受到挤压，引起左室SV一过性增加；同时，胸腔内压增加，降低左室后负荷，有利于左室射血。目前认为，左室SV周期性的变化主要与吸气时右室充盈、射血减少相关。因此，机械通气引起的左室SV变化幅度大则提示左右心室均处于心功能曲线的上升支，此时液体反应性好。反之，如果左室SV变化幅度小，则提示至少存在一个心室处于心功能曲线的平台支，液体反应性差。目前临床研究常用的动态前负荷参数包括SPV、PPV、SVV等。

（1）SPV（Systolic Pressure Variation）为收缩压变异度。在行机械通气的患者中，SPV是一个呼吸周期中收缩压的峰值（SBP_{max}）和谷值（SBP_{min}）之差，并可以分为△up和△down两个组分，△up是峰值与参考值之差，即△up = $SBP_{max} - SBP_{mean}$，△down是参考值与谷值之差，即△down = $SBP_{mean} - SBP_{min}$，呼气末的收缩压为参考值（SBP_{mean}），研究发现，血容量不足时，$SBP_{max} - SBP_{min}$（即SPV）的差值增大，而增大主要是由△down增加所致，提示心脏有进一步接受容量负荷的潜力；而容量超负荷时，则SPV中另一组分△up增加，同时，△down下降，这时，SPV不会有明显增幅。Tavernier等对15例机械通气的败血症患者进行液体复苏观察，结果显示补液引起PCWP、LVEDV明显增加，SPV和Adown明显下降（$P<0.01$），容量治疗反应组和无反应组比较，LVEDV、SPV和△down在容量复苏前后有明显差别，而PCWP无差别。以△down≥5mmHg为界值预测每搏量增加≥15%，阳性预测值95%，阴性预测值93%。提示SPV较PCWP有更高的特异性和敏感性。

（2）SVV和PPV（Stroke Volume Variation&Pulse Pressure Variation）即每搏量变异度和脉搏压变异度。机械通气时，依据心肺相互作用的原理，正压通气时，动脉压的波形和值会随着间歇的吸气和呼气发生相应升高与降低的周期性改变。血容量不足时，这种变化更加明显。SVV，PPV的变异程度越大，表明有效血容量不足越明显，复苏后心排血量极有可能增加，故可用上述指标来判断患者的容量反应性。SVV和PPV依据下面的公式计算：SVV（%） = （$SV_{max} - SV_{min}$） ×100/SV_{mean}，PPV（%） = （$PP_{max} - PP_{min}$） ×100/PP_{mean}。两参数值可以通过PiCCO技术或FloTrac/Vigileo仪器直接获得。已有多项研究得出结论，SVV、PPV较之传统的CVP、PCWP指标有更高的特异性和灵敏度。国内虞意华等也在一组老年严重脓毒症患者的研究中发现SVV与心排指数变化值（ACI）显著相关（$r=0.624$，$p=0.040$），而CVP与ACI无直线相关关系（$p>0.05$）。Khwannimit等在一组42例机械通气脓毒性休克患者中，用FlowTrac/Vigileo系统连续监测SVV，结果以SVV≥10%为界值预测容量反应性（500ml胶体扩容后热稀释法CI增加>15%）的敏感性为91.7%，特异性为83.3%。Yazigi等在一个60例成人全麻机械通气下行冠脉旁路移植术的研究中发现，按7ml/kg在20min内输入6%羟乙基淀粉，以每搏量指数（SVI）增加≥15%为容量有反应，PPV临界值为11.5%预测对容量有反应的敏感性为80%，特异性为74%。但SVV和PPV的应用有如下要求：①应是行机械通气的患者，不能有自主呼吸。②潮气量须>8ml/kg。③心律须规整，不能有心律失常。上述的一些要求限制了其在临床上的应用，特别是一些有自主呼吸和/或有心律失常的患者不能使用此法，否则会失去其准确性而作出错误的判断。

（3）脉搏变异指数（Plethy Variation Index，PVI）即利用脉搏氧饱和度检测仪所能显示的动脉波，由于机械通气时心肺相互作用而使其波幅出现变化，根据其变化的大小来判断患者容量状态的一种方法。脉搏氧波形是通过机体吸收脉搏氧探头中的红光和红外光后产生的，由两部分组成，其中皮肤、骨骼、其他组织以及非搏动性血液持续不变地吸收脉搏氧探头中的光线，称为持续性吸收（DC），而动脉血对光线的吸收则随着血液的搏动变化，称为搏动性吸收（AC）。红外光搏动性吸收和持续性吸收的比值称为灌注指数（peffusion index，PI），即PI = ［（AC/DC） ×100］，PVI是通过自动并持续探测一个完整的呼吸周期中PI的最大值和最小值计算而得来，即PVI = ［（$PI_{max} - PI_{min}$）/PI_{max}］ ×100%。Cannesson 等在研究中证实，PVI 能够在全身麻醉机械通气条件下评估机体容量状态、指导液体治疗。以 PVI > 14% 作为临界值，以输入 500ml 液体后心脏指数增加（ACI）15% 为液体有反应，其敏感性是 81%，特异性是 100%。扩容前的 PVI 与扩容后 CI 的变化呈明显相关（$r = 0.67$；$p < 0.01$）。国内傅强等最近报道，在一组腹膜后肿瘤切除术患者中，扩容前后 PVI 和 SVV 相关性很好（分别为 $r = 0.727$，$p < 0.0001$；$r = 0.693$，$p < 0.002$）。PVI 临界值 > 13.5% 对容量反应性的敏感性为 77.4%，特异性为 80.0%。PVI 与 SVV 的受试工作者曲线（ROC）下面积无明显差别。PVI 作为一个很有希望的判断容量反应性的方法，在自主呼吸患者中的应用尚看法不一，还有待进一步多的临床试验来确定其价值。

3. 被动抬腿试验（Passive Leg Raising，PLR） 它的原理是利用被动抬高的双下肢，使得下肢和内脏的血液回流到右心增加，一般可增加 150 ~ 300ml，相当于自体内输血，从而增加右心的前负荷，观察其引起的血流动力学变化。由于受到自主神经调节的影响，被动抬腿后所引起的血液流变学改变较短暂，一般约 10min 就会消失，所以要选用能实时同步反映其变化的监测方法。目前较为肯定的观察方法有经胸廓心超（TTE），经食道心脏超声多普勒（TEE），观察被动抬腿期间主动脉流速（ABF）的变化，或超声心排量监测仪（USCOM），无创监测 SV、CO，也可用 PiCCO 或 FIoTrac/Vigileo 来监测 SVV、PPV、ACO 和 ACI。Preau 等的一项关于未行机械通气而有自主呼吸的严重脓毒症或急性胰腺炎患者的研究表明，用 TTE 测定扩容后（30min 输入 6% 羟乙基淀粉 500ml）SV 增加≥15% 为有反应者，PLR 时，SVV≥10% 预测容量反应性的敏感性为 86%，特异性为 90%。刘云等的研究也证实，在一组 20 例脓毒性休克循环不稳定的患者中应用 PiCCO 观察 PLR 时 SVV 与 PPV，以 PLR 时 SVV≥12.5% 判断液体反应性的敏感性为 80.0%，特异性为 93.5%。

PLR 的具体实施方法为：将患者的双下肢抬高 45°，保持 4min，同时监测血液流变学有关数值，一般在 30 ~ 90s 变化最为显著。Jabot 等认为患者由半卧位 45°变为平卧并抬高双下肢 45°较由平卧状态下直接抬高双下肢 45°有更高的容量反应阳性率，原因为前者可增加内脏储存池的回心血量，较之后者有更多的血量回心，从而使心脏的前负荷增加更明显，故预测容量反应性的敏感性就更高。该方法的特点为：①操作简单，可多次重复进行。②适用人群广，安全性较高。③利用自身体液进行试验，一旦体位恢复，心脏增加的额外负荷即解除，相当于可逆性的 RFL，避免了 RFL 有可能引起肺水肿之虞。④不受自主呼吸和心律失常的干扰。⑤高腹压如胰腺炎或其他原因引起的腹腔间隙综合征（ACS）可压迫下腔静脉，减少下肢和内脏静脉的回心血量，故可降低 PLR 预测容量反应性的敏感性。⑥严重低血容量状态，下肢深静脉血栓形成和穿弹力袜时会影响回心血量而降低 PLR 的预测价值。

4. 呼气末阻断试验（End - expiratory occlusion，EEO） 它是基于机械通气时静脉回流周期性地受机械送气影响的原理，在呼气末中断通气几秒钟，这样可以使静脉回流继续且充分，相当于自体模拟容量负荷试验的结果，从而使心脏前负荷增加。在右心还有前负荷储备的情况下，这时将使右室每搏量与前面未阻断通气时相比要增加，因而可用于预测容量反应性。其具体操作方法为，在呼气末用呼吸机测量内源性 PEEP 的自动装置阻断呼吸 15s，观察血流动力学参数，常用 PiCCO 方法监测。Monnet 等的一个关于 EEO 预测液体反应性的研究表明，在 34 例休克行机械通气的患者中，以输入 500ml 生理盐水扩容后 CI > 15% 定义为有反应者，在有反应组中扩容前行 EEO 时，脉搏压增加 15% ± 15%，CI 增加 12% ± 11%，而无反应组脉搏压和 CI 无明显变化。以 EEO 时脉搏压增加≥5% 预测液体反应性的敏感性和特异性分别为 87% 和 100%；以 EEO 时 CI 增加≥5% 预测液体反应性的敏感性和特异性分别为 91% 和 100%。EEO 时脉搏压和 CI 变化预测液体反应性的准确性与 PLR 时 CI 的变化相似，但明显好于 PLR 时脉搏压变化（受试者工作特征曲线面积分别是：0.957，0.972，0.937，和 0.675）。Monnet 等的另一个关于 EEO 的研究发现，EEO 在 ICU 机械通气患者中预测液体反应性也优于 PPV，原因认为是 EEO 不受呼吸系统顺应性（Crs）的影响。而在 ARDS 时 Crs 明显降低和采取小潮气量通气策略的情况下，PPV 的预测液体反应性价值降低。在行 EEO 时要注意观察气道压力曲线是平直的，要求机械通气患者自主呼吸不能过强而在阻断期间触发自主呼吸。

5. 呼气末二氧化碳分压监测（Partial end - tide CO_2，PET CO_2） 几十年前就已了解了 CO 与 PET

CO_2 的关系，但 PET CO_2 监测一直多用于气管插管位置确定，发现呼吸机通气时异常，评价循环功能和心肺复苏效果等。由于 PET CO_2 主要决定于组织 CO_2 产生（VCO_2），肺泡通气和 CO（也就是肺血流），当假设处于静态代谢状态和分钟通气保持不变时，在实验和临床中已显示 PET CO_2 的急剧变化与 CO 的变化强烈相关。因此，PET CO_2 已被建议可作为在各种休克状态中连续评价 CO 的无创方法。最近 Monge Garcia 等发表了一个关于 PLR 时 PET CO_2 预测液体反应性的研究，其方法为应用食道多普勒监测心输出量，进行 2min 的 PLR，以扩容后 CO 增加≥15% 定义为液体有反应。在一个 37 例急性循环衰竭行机械通气患者的研究中，结果是 PLR 引起 CO 与 PET CO_2 两者的增加强烈相关（$r = 0.79$；$p < 0.0001$）。对于 PLR 引起 CO 与 PET CO_2 增加的受试者工作特征曲线下面积无明显差别。PLR 时 PET CO_2 增加≥5% 或 CO 增加≥12% 预测容量反应性的敏感性分别是 90.5% 和 95.2%，特异性是 93.7%。故认为测定 PLR 时的 PET CO_2 变化可预测液体反应性。该方法的特点为无创床边监测，要求患者是机械通气并且处于代谢稳定状态时。关于 PET CO_2 预测容量反应性的报道较少，尚需更多的临床研究证实。

6. 心超评估容量反应性　近年来应用心脏超声评价容量反应性越来越多，因其有可床边重复操作，无创，尤其是 TEE 可获得高质量的图像，逐渐引起了重视。可用静态单一的指标测量心脏和血管内径大小和流速快慢，更可用动态指标用来判断容量反应性，包括流量和内径大小对于动态手段的变化，这些变化包括自主或机械通气时呼吸负荷的变化、PLR、RFL 等。常分为以下两种情况：①容量过少或过多时的评估：这时预测阳性率高，超声指标显示收缩功能强但容积很小的左心室（左室舒张末期面积 LVEDA $<5.5cm^2/m^2$ BSA），自主呼吸时下腔静脉内径小且塌陷明显；机械通气时呼气末下腔静脉内径非常小，常 <9mm，并容易随呼吸变化，提示容量反应性好。超声指标显示无心包压塞时上下腔静脉明显充盈（扩张或固定），严重右心功能不全及过负荷（右心室大于左心室的超声证据），测得很高的左室充盈压，提示容量过负荷或输液明显受限。②容量既不过多也不过少时的评估：这时多需选用动态指标，在机械通气无心律失常时，可测定主动脉血流峰值（V_{peak}）、左室每搏射血的呼吸变化率、上腔静脉塌陷指数（SVC－CI）和下腔静脉扩张指数（divC）等预测容量反应性。Durand 等在一个 26 例机械通气儿童患者的研究中发现，给予人工胶体或晶体液（20ml/kg，≤500ml）容量负荷后，用 TTE 测量每搏量增加 >15% 定义为有反应者，并计算 ΔV_{peak}、ΔV_{peak}（%）＝（$V_{peakmax}$ $V_{peakmin}$）/（$V_{peakmax}$ + $V_{peakmin}$）/2×100，结果以 $\Delta V_{peak} \geq 12\%$ 为临界值，预测容量反应性的敏感性为 81.2%，特异性为 85.7%。Cannesson 等报道，用 TEE 自动边界检测测量每一心跳的每搏面积（SA），并计算其呼吸变异差值（ASA）。16% 的 ASA 临界值预测容量反应性的敏感性是 92%，特异性是 83%。△SA 的基础值与 CO 扩容后增加百分数有关（$r=0.53$，$p<0.01$）。Vieillard－Baron 等按 10ml/kg 于 30min 内给予 6% 羟乙基淀粉扩容后 CI 增加至少 11% 定义为容量有反应，将 SVC－CI［（呼气时最大直径－吸气时最小直径）/呼气时最大直径］的临界值定为 36%，在 66 例因脓毒性休克伴急性肺损伤而行机械通气的患者中预测容量有反应的敏感性为 90.0%，特异性达 100%。Moretti 等的研究证实，在 29 例蛛网膜下腔出血需要进一步血流动力学监测的机械通气患者中，超声测定下腔静脉扩张指数（divC，下腔静脉直径吸气时－下腔静脉直径呼气时/下腔静脉呼气时），以 7ml/kg 输入 6% 羟乙基淀粉 CI 是否增加 15% 确定为容量有反应和无反应，结果显示 divC >16% 预测容量反应性的敏感性为 70.59，特异性为 100%。Charron 等认为，SVC－CI 预测容量反应性比 ivC 扩张指数更加可靠。它直接反映中心血量与胸内压的对比。并证明 SVC－CI 和 ADown 存在很强的关系，ADown 是一个为人熟知的低血容量参数。而腹内压升高时，可降低 ivC 的顺应性，在一些异常肥胖、开腹或对心超信号反应很差的患者中，ivC 显像不佳，难于准确测量。但前者需 TEE，技术等条件要求高，需专业人员操作，而后者可用 TTE 获得，ICU 医生稍加培训即可测量。在自主呼吸或有心律失常时，可配合 PLR 测量 PLR 前后上述各指标来预测容量反应性。

值得一提的是，最近出现的无创超声心输出量监测（USCOM），因其具有无创、连续、快速、准确的优点，已受到重视。USCOM 采用的是成熟的连续波多普勒（continuous wave Doppler，CW）技术经皮监测升主动脉或肺动脉的血流速度、方向、流出道截面积（CSA）、峰值速度、心室射血时间、速度时间积分（VTI）、心率（HR）、外周血管阻力（SVR）等指标，精确测定心脏每次搏动时的血流动力学状况，直接反映心脏泵血功能。通过公式 CO = VTI × CSA × HR 计算得出。刘继海等研究证明，USCOM 与被公认是金标准的 PiCCO 相比，二者所测得最能反映容量负荷的 CI 具有极高的相关性，是极有前景的床边评估容量状态和容量反应性的方法。王洪亮等报道，在 33 例有自主呼吸并需要补液的患者中，以 USCOM 测量 PLR 前后的 SV，以 ASV≥15% 预测容量反应性，其敏感性为 83.3%，特异性为 94.4%。USCOM 除有上述优点外，由澳大利亚 USCOM 公司生产的 USCO 仪尚有便携且可由 ICU 护士稍加培训即可操作的特点。

危重症患者的液体治疗是抢救过程中的重要组成部分，而正确判断患者的容量状态是正确治疗的先决条件。对患者的容量状态由静态的指标到动态的、功能的指标监测，是判断容量反应性的一大进步，也成为当今容量治疗的共识。ICU 医生要根据患者有无自主呼吸和心律失常、机械通气时潮气量大小及当时患者的疾病特征、设备技术条件等综合考虑选用合适的方法来判断容量反应性。准确性高、微创或无创、可床边、重复或连续监测的判断容量反应性的方法将是未来发展的方向。但我们应清醒地认识到，任何一个单一的指标都有其局限性，都不是完美的。容量指标和压力指标互相有不可替代的作用。任何一种监测方法所得到的数据都不是绝对的，各种血液流变学指标经常受到多种因素的影响，因此，单一指标的数值往往不能真实地反映当时的血液流变学状态，还要结合患者的症状、体征综合判断，动态地观察指标的连续性变化，并采用多项参数综合判断，方能作出比较符合患者实际情况的处理，从而使患者从合理的容量治疗中获益。

（王会娟）

第二节　有创肺动脉压监测及临床应用

肺动脉漂浮导管（PAC）或 Swan – Ganz 导管监测是有创血流动力学监测的主要手段，根据 PAC 所测指标，可以对心脏的前负荷、后负荷、心肌的收缩舒张功能作出客观的评价，结合血气分析，还可进行全身氧代谢的监测。

一、肺动脉漂浮导管的发展

1929 年，一位名叫 Forssmann 的外科住院医师对着镜子经自己的左前臂静脉勇敢地插入导管，测量右心房压力。1949 年就有报道肺毛细血管“嵌压”能反映左心室充盈压。但当时的插管不仅必须在 X 线直视下进行，操作复杂，需要时间长，而且成功率低，一直未能得到临床上的推广。1953 年，Lategola 和 Rahn 等人曾在实验室内试用顶端带有气囊的导管，发现导管可以非常顺利地进入肺动脉，但他们的发现并没有引起临床医师的重视。直到 1970 年，Jeremy Swan 在太平洋海湾面对随风飘动的帆船，联想到带气囊的心脏导管可以随血流在心脏内向前飘移，而“重新发现”这种顶端带有气囊的导管，与 Wiiliam Ganz 合作研制了顶端带气囊、血流导向的肺动脉漂浮导管，并应用于临床，被临床医师所接受。因此常把肺动脉漂浮导管称为 Swan – Ganz 导管。

肺动脉漂浮导管的出现在血流动力学的发展史上具有里程碑意义，为心血管监测带来了一场革命，使危重患者的床旁监测成为可能。Swan – Ganz 导管不仅使对肺动脉压（PAP）、肺小动脉楔压（PAWP）和中心静脉压（CVP）、右房压（RAP）、右室压（RVP）的测量成为可能，而且可以应用热稀释方法测量心输出量和抽取混合静脉血标本，从而使得血流动力学指标更加系统化和具有对治疗的反馈指导性。

二、肺动脉漂浮导管简介

（一）标准 Swan – Ganz 导管

成年人最常用的 Swan – Ganz 导管为 7F 四腔漂浮导管，长 110cm，不透 X 线，从导管顶端开始，每隔 10cm 有一黑色环形标志，作为插管深度的指示（图 2 – 3）。导管的顶端有一个可充入 1.5ml 气体的气囊。导管的近端为 3 个腔的连接端和一根热敏电极的连接导线。这三个腔分别为：①开口于导管顶端的肺动脉压力腔，用于测量肺动脉压和采取混合静脉血标本。②开口于距顶端 30cm 的导管侧壁的右心房压力腔，用于测量右房压和测量心排出量时注射指示剂液体。③充盈导管顶端气囊的气阀端，气囊充盈后基本与导管的顶端平齐，但不阻挡导管顶端的开口，有利于导管随血流向前推进，并减轻导管顶端对心腔壁的刺激。热敏电极终止于导管顶端近侧3.5～4cm处，可以快速测量局部温度的变化，并通过导线与测量心排出量的热敏仪相连。儿童患者可选用5F的肺动脉漂浮导管。

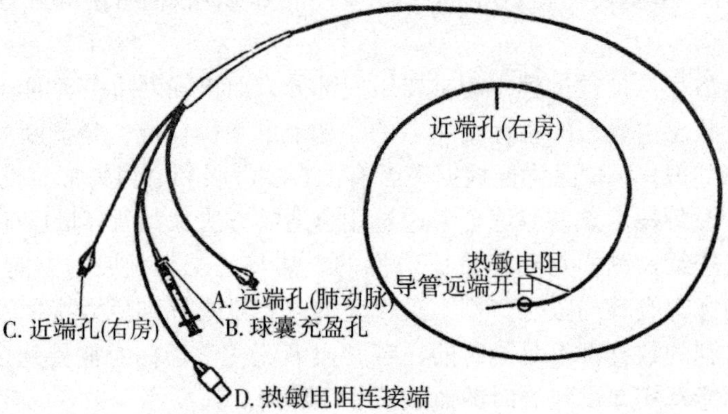

图2－3　肺动脉漂浮导管

（二）其他类型的Swan－Ganz导管

1. 可以测量右心室射血分数的Swan－Ganz导管也被称为右心室容量导管　它在标准Swan－Ganz导管的基础上增添了两个心室内电极，可以快速探测心电活动和心室内的温度变化。向右心房内注射已知温度、已知容量的液体后，注入的液体随血液由右心室走向肺动脉，肺动脉中的热敏感电极可测出温度的改变。通过计算两个电极之间的温度改变并根据心电图的R波进行门控分析，计算机可算出射血分数、心输出量和每搏输出量。然后通过射血分数和每搏输出量就可以计算出右心室的舒张末容积和收缩末容积。

2. 可以持续测量心输出量的Swan－Ganz导管　其前部增加了可产热的电阻丝，从而可使局部的血液加温，血液流向肺动脉的过程中温度降低，也用热稀释方法测量心输出量。

3. 可以持续测量混合静脉血氧饱和度的Swan－Ganz导管

4. 可以进行临时起搏的Swan－Ganz导管

三、肺动脉漂浮导管的应用指征

（一）适应证

一般来说，对任何原因引起的血流动力学不稳定及氧合功能改变，或存在可能引起这些改变的危险因素的情况，为了明确诊断和指导治疗都有指征应用Swan－Ganz导管（表2－1）。

表2－1　血流动力学监测的临床应用

诊断应用	指导治疗
肺水肿的鉴别诊断	指导液体量的管理
休克的鉴别诊断	调节肺水肿时的液体平衡
肺动脉高压	降低充血性心力衰竭患者的前负荷
心包压塞	维持少尿型肾衰患者液体平衡
急性二尖瓣关闭不全	指导休克治疗
右室梗死	指导血容量的调整和液体复苏
	调节正性肌力药和血管扩张药的剂量
	增加组织的氧输送
	机械通气时调节容量和正性肌力药

（二）禁忌证

随着临床对血流动力学监测需求的变化和人们技术水平的提高，应用 Swan – Ganz 导管的禁忌证也在不断改变。Swan – Ganz 导管的绝对禁忌证是在导管经过的通道上有严重的解剖畸形，导管无法通过或导管的本身即可使原发疾病加重。如右心室流出道梗阻、肺动脉瓣或三尖瓣狭窄、肺动脉严重畸形、法洛四联症等。

有下列情况时，应慎用 Swan – Ganz 导管：

（1）肝素过敏；

（2）细菌性心内膜炎或动脉内膜炎，活动性风湿病；

（3）完全性左束支传导阻滞；

（4）严重心律失常，尤其是室性心律失常；

（5）严重的肺动脉高压；

（6）各种原因所致的严重缺氧；

（7）近期置起搏导管者，施行 PAC 插管或拔管时不慎，可将起搏导线脱落；

（8）严重出血倾向或凝血障碍，如溶栓和应用大剂量肝素抗凝；

（9）心脏及大血管内有附壁血栓；

（10）疑有室壁瘤且不具备手术条件者。

四、肺动脉漂浮导管的置管方法

（一）插管途径的选择

应注意到达右心房的距离、导管是否容易通过、是否容易调整导管位置、操作者的熟练程度、患者的耐受程度、体表固定是否容易以及局部受污染的可能性。右颈内静脉是插入漂浮导管的最佳途径。

（二）导管的插入

根据压力波形床旁插入 Swan – Ganz 导管是危重患者最常用的方法。

首先，应用 Seldinger 方法将外套管插入静脉内，然后把 Swan – Ganz 导管经外套管小心送至中心静脉内。这时，应确认监测仪上可准确显示导管远端开口处的压力变化波形，根据压力波形的变化判断导管顶端的位置。中心静脉压力波形可以受到咳嗽或呼吸的影响，表现为压力基线的波动。导管进入右心房后，压力显示则出现典型的心房压力波形，表现为 a、c、v 波，压力波动的幅度在 0 ~ 8mmHg。这时，应将气囊充气 1ml，并继续向前送入导管。在一部分患者，由于三尖瓣的病理性或生理性因素，可能会导致充气的气囊通过困难。这种情况下，可在导管顶端通过三尖瓣后再立即将气囊充气。一旦导管的顶端通过三尖瓣，压力波形突然出现明显改变：收缩压明显升高，可达 25mmHg 左右，舒张压不变或略有下降，范围在 0 ~ 5mmHg，脉压明显增大，压力曲线的上升支带有顿挫。这种波形提示导管的顶端已经进入右心室。这时，应在确保气囊充气的条件下，迅速而轻柔地送入导管，让导管在气囊的引导下随血流返折向上经过右心室流出道，到达肺动脉。进入肺动脉后，压力波形的收缩压基本保持不变，舒张压明显升高，大于右心室舒张压，平均压升高，压力曲线的下降支出现顿挫。压力波动范围大约在 25/12mmHg。这时，继续向前缓慢进入导管，即可嵌入肺小动脉分支，可以发现压力波形再次发生改变，出现收缩压下降，舒张压下降，脉压明显减小。压力波动范围在 6 ~ 8mmHg，平均压力低于肺动脉平均压。如果无干扰波形，可分辨出 a、c、v 波形。这种波形为典型的肺动脉嵌顿压力波形。出现这种波形后，应停止继续移动导管，立即放开气囊。导管已达满意嵌入部位的标准是：①冲洗导管后，呈现典型的肺动脉压力波形。②气囊充气后出现 PAWP 波形，放气后又再现 PA 波形。③PAWP 低于或等于 PADP。如果放开气囊后肺动脉嵌顿压力波形不能立即转变为肺动脉压力波形，或气囊充气不到 0.6ml 即出现肺动脉嵌顿压力波形，则提示导管位置过深。如气囊充气 1.2ml 以上才出现肺动脉嵌顿压力波形，则提示导管位置过浅。可据此对导管的位置做适当调整。

在为一些插管困难的患者置管或条件允许的情况下，也可以选择在 X 线透视引导下置入 Swan－Ganz 导管。导管的顶端进入左肺动脉同样可以进行正常的血流动力学指标的测量。但导管的位置不易固定。所以，Swan－Ganz 导管进入右侧肺动脉是更好的选择。

（三）注意事项

（1）X 线检查。置管后应进行 X 线胸像检查，以确定导管的位置。漂浮导管尖端应位于左心房同一水平。因为导管顶端远侧的肺血管必须充满血液，PAWP 才能准确反映左房压（LAP）。若导管高出左心房水平，或用 PEEP 时，PAWP > LAP。

（2）漂浮导管。漂浮导管的最佳嵌入部位应在肺动脉较大分支并出现 PAWP 波形，一般在左心房水平肺动脉第一分支，充气时进入到嵌入部位，放气后又退回原处，若位于较小的动脉内，特别是血管分叉处，气囊可发生偏心充气，或部分充气后导管尖端提前固定。当导管尖端碰到肺动脉壁时，PAP 波形呈平线，或呈较 PAP 高逐渐上升的压力波形，为假性楔压。加压和偏心充气易造成处于收缩状态的肺血管破裂，遇此情况，应在气囊放气后，退出 1～2cm。

（3）PAWP。不论自主呼吸或机械通气患者，均应在呼气终末测量 PAWP。PEEP 每增加 5cmH_2O，PAWP 将升高 1mmHg。肺顺应性好的患者，PAWP 随 PEEP 的增加而明显升高。

（4）漂浮导管的维护。尽量缩短漂浮导管的留置时间，因长期监测可能发生栓塞和感染，穿刺插管的皮肤开口处需每天消毒和更换敷料，定期用肝素冲洗，全身用抗生素治疗。

（5）传感器故障导致测压错误。用传感器电子测量压力造成测压误差的原因如下：

①测压系统中大气泡未排除，可使测压衰减，压力值偏低；

②测压系统中有小气泡，压力值偏高；

③传感器位置不当；

④压力定标错误。

五、肺动脉漂浮导管的并发症及其防治

PAC 是创伤性监测技术，在中心静脉穿刺过程、插导管以及留置导管中，可发生一些并发症，发生率报道不一，其中严重心律失常发生率为最高，有的发生率虽低，如肺动脉破裂，但病死率高达 53%。

（一）静脉穿刺并发症

空气栓塞、动脉损伤、局部血肿、神经损伤、气胸等。

（二）送入导管时的并发症

心律失常、导管打结、导管与心内结构打结、扩张套管脱节、肺动脉痉挛等。

（三）保留导管时的并发症

气囊破裂导致异常波形、用热稀释方法测量心输出量时发生心动过缓、心脏瓣膜损伤、导管折断、深静脉血栓形成、心内膜炎、导管移位、肺动脉穿孔、肺栓塞、全身性感染、导管与心脏嵌顿、收缩期杂音、血小板减少、导管行程上发生血栓、动静脉瘘形成等。

（四）严重并发症的防治

1. 心律失常　当导管顶端通过右心时，易发生房性或室性心律失常，据报道，发生率可达 30% 以上，主要发生在插管的过程中。心律失常多由于导管顶端刺激右心室壁所致，多为偶发性或阵发性的室性心律失常。一些患者可出现持续性右束支传导阻滞，极少数患者出现室颤。原有左束支传导阻滞的患者可能出现完全性房室传导阻滞。在心肌梗死急性期的患者，导管的刺激可能导致心脏停搏。用热稀释法测量心输出量时，快速向右心房内注射冰水也可能导致心律失常。保留导管期间，由于导管的位置发生了变化，可能增加导管对心脏的刺激，诱发心律失常。防治方面应注意插管手法轻柔、迅速。导管顶端进入右心室后应立即将气囊充气，以减少导管顶端对心室的刺激。如果出现心律失常，应立即将导管

退出少许，心律失常一般可以消失。如果室性心律失常仍然存在，可经静脉给予利多卡因 1～2mg/kg。为急性心肌梗死患者或其他心律失常高危患者插入 Swan－Ganz 导管时，应预先准备好相应的治疗和抢救装备。如果患者原有完全性左束支传导阻滞，应事先安装临时起搏器或选用带有起搏功能的改良型 Swan－Ganz 导管。

2. 导管打结　Swan－Ganz 导管打结的常见原因是导管在右心室或右心房内缠绕。导管可自身打结，也可和心内结构（乳头肌、腱索）结在一起，或是同心脏起搏器等同时存在的其他导管打结。导管也可能进入肾静脉或腔静脉的其他分支发生嵌顿。X 线检查是诊断导管打结的最好方法。如果在调整导管时遇到阻力，应首先想到导管打结的可能。插管时应注意避免一次将导管插入过多，注意导管的插入深度应与压力波形所提示的部位相吻合，如果已经超过预计深度 10cm 以上，仍然未出现相应的压力波形，应将导管退回至原位重新置入。打结的处理困难，可在 X 线透视下，放松气囊后退出。若不能解除，由于导管的韧性较好，能将打结拉紧，然后轻轻退出。退管时，气囊必须排空，不然，易损伤心内结构。在 X 线直视下进行插管操作可以有效地防止导管的打结。

3. 肺动脉破裂　常发生在高龄、低温和肺动脉高压的患者。主要原因包括：导管插入过深，以致导管的顶端进入肺动脉较小的分支，此时如果给气囊充气或快速注入液体，则容易造成肺动脉破裂；若导管较长时间嵌顿，气囊或导管顶端持续压迫动脉壁，也可能造成肺动脉破裂；如果是偏心气囊，嵌顿时，导管的顶端直接摩擦动脉壁，可导致肺动脉破裂；肺动脉高压时，导管很容易被推向肺动脉远端，同时，肺动脉高压亦可造成动脉壁硬化、扩张和变性，容易出现肺动脉破裂。因此不能过度充气，测量 PAWP 的时间应尽量缩短。

4. 气囊破裂　多见于肺动脉高压和重复使用气囊的患者，应注意检查和保护气囊：①导管储藏的环境温度不宜＞25℃，在高温中，乳胶气囊易破裂。②从盒内取出及剥开塑料外套时需轻柔。③充气容量不要＞1.5ml，间断和缓慢充气。

5. 肺栓塞主要原因　导管所致深静脉血栓形成、右心内原有的附壁血栓脱落、导管对肺动脉的直接损伤和导管长时间在肺动脉内嵌顿。测量肺动脉嵌顿压力后没有及时将气囊排空，气囊就会像栓子一样阻塞在肺动脉内，若嵌顿时间较长，则可导致肺栓塞。所以，每次气囊充气时间不能持续超过 30s。Swan－Ganz 导管的气囊内不能注入液体。有时，即使气囊未被充气，导管也可能在血流的作用下嵌顿于肺动脉的远端。故插入 Swan－Ganz 导管后应持续监测肺动脉压力波形。如果波形发生变化，应及时调整导管位置。Swan－Ganz 导管的体外部分应牢靠固定，减少导管在血管内的活动。持续或间断用肝素盐水冲洗导管，可减少深静脉血栓形成的发生。如已知患者原有心内附壁血栓，应慎用 Swan－Ganz 导管。

6. 感染　可发生在局部穿刺点和切口处，也能引起细菌性心内膜炎和导管相关性感染。防治感染应注意严格遵守无菌操作原则。导管穿过皮肤的部位应每天常规消毒，并更换无菌敷料。如果敷料被浸湿或污染应立即更换。尽可能避免或减少经 Swan－Ganz 导管注入液体的次数。如果情况许可应尽早拔出 Swan－Ganz 导管。导管保留时间一般≤72h。

六、肺动脉导管波形分析

1. 正常右房、右室、肺动脉和肺小动脉楔压波形如图 2－4 所示　当 PAC 进入肺小动脉而气囊未充气时，是代表肺动脉的压力和波形。PAWP 的正常波形和 CVP 波相似。可分 a、c 和 v 波，与心动周期的时相一致。左心房收缩产生 a 波，二尖瓣关闭产生 c 波，左心房充盈和左心室收缩使二尖瓣向心房膨出时产生 v 波。心电图 P 波后为 a 波，T 波后为 v 波。PAWP 的异常波形可见于心律失常，心力衰竭、心肌缺血、二尖瓣狭窄和关闭不全以及心包压塞等。因此，通过波形分析，也可反映疾病病理变化和心功能等。

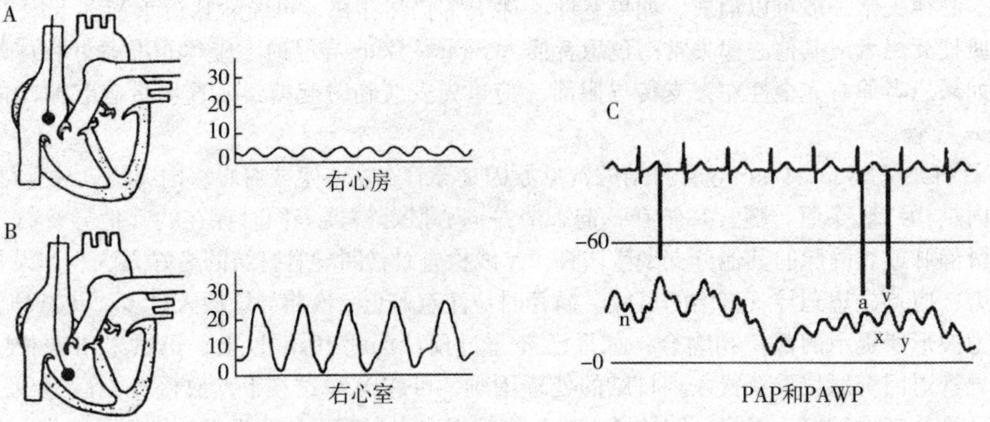

图 2-4　正常右心和肺动脉压力波形

2. 急性二尖瓣关闭不全时　心脏收缩时血流反流进入左心房，PAWP 曲线 v 波明显增大，酷似肺动脉波形，会出现肺动脉导管充气气囊遗忘放气，可导致肺动脉梗死可能，或将导管继续插入以致损伤肺小动脉，应仔细观察压力波形以及与 ECG 的关系。肺动脉收缩波在 ECG 的 QRS 和 T 波之间，二尖瓣关闭不全患者，测 PAWP 时，大的 v 波位置出现在 QRS 综合波之后。除二尖瓣关闭不全患者，二尖瓣阻塞，充血性心衰，室间隔缺损患者，即使没有明显二尖瓣反流，PAWP 波形仍可出现大 v 波，右房和肺动脉血氧饱和度差超过 10%，有助于鉴别急性室间隔缺损和急性二尖瓣关闭不全。

3. 右心衰竭时　右室舒张末压增高，在插肺动脉导管时，右室波形易于混淆为肺动脉波形，波形上有无切迹有助于鉴别导管是否进入肺动脉（图 2-5），右室舒张末压（RVEDP）超过 2.7kPa，在此情况下，右室压力波可能被误认为肺动脉压力波形、导管的插入深度及波形中切迹的存在与否可鉴别（PAEDP 为肺动脉舒张末压）。

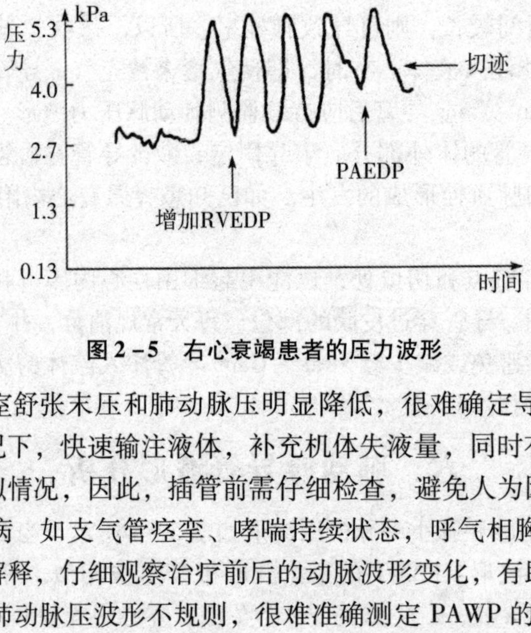

图 2-5　右心衰竭患者的压力波形

4. 低容量性休克时　右室舒张末压和肺动脉压明显降低，很难确定导管插入位置，在右室舒张末压和肺动脉压差非常小的情况下，快速输注液体，补充机体失液量，同时有利于鉴别导管的位置。此外监测导管中气泡也可引起类似情况，因此，插管前需仔细检查，避免人为因素引起误差。

5. 在慢性阻塞性肺部疾病　如支气管痉挛、哮喘持续状态，呼气相胸内压明显增加，压力传送到导管，导致肺动脉波形难以解释，仔细观察治疗前后的动脉波形变化，有助于分析肺动脉波形。

6. 严重心律失常患者　肺动脉压波形不规则，很难准确测定 PAWP 的正确位置，a、v 波，x、y 波波幅小，且难以分辨。

七、肺动脉漂浮导管参数的测量

通过 Swan-Ganz 导管可获得的血流动力学参数主要包括三个方面：压力参数（包括右房压、肺动脉嵌顿压、肺动脉压）、流量参数（主要为心输出量）和氧代谢方面的参数（混合静脉血标本）。以这些参数为基础，结合临床常规检查，通过计算可以获得更多的相关参数。常用的血流动力学参数及参考正常范围如表 2-2 所示。

表 2-2 常用血流动力学参数

参数	缩略词	单位	计算方法	正常参考值
平均动脉压	MAP	mmHg	直接测量	82~102
中心静脉压	CVP	mmHg	直接测量	6~12
肺动脉嵌顿压	PAWP	mmHg	直接测量	6~12
平均肺动脉压	MPAP	mmHg	直接测量	11~16
心率	HR	bpm	直接测量	60~100
血红蛋白含量	Hb	g/dl	直接测量	12~16
心输出量	CO	L/min	直接测量	5~6
每搏输出量	SV	ml/beat	CO/HR	60~90
心脏指数	CI	$L \cdot min^{-1} \cdot (m^2)^{-1}$	CO/BSA	2.8~3.6
每搏输出量指数	SVI	$ml. beat^{-1} \cdot (m^2)^{-1}$	SV/BSA	30~50
体循环阻力指数	SVRI	$dyne. sec/cm^5 m^2$	79.92 (MAP-CVP) /CI	1 760~2 600
肺循环阻力指数	PVRI	$dyne. sec/cm^5 m^2$	79.92 (MPAP-PAWP) /CI	45~225
右心室做功指数	PVSWI	$g \cdot m^{-1} \cdot (m^2)^{-1}$	SVI (MPAP-CVP) .0.014 3	4~8
左心室做功指数	LVSWI	$g \cdot m^{-1} \cdot (m^2)^{-1}$	SVI (MAP- PAWP) .0.014 3	44~68
氧输送指数	DO_2I	$ml \cdot min^{-1} \cdot (m^2)^{-1}$	$CI \cdot CaO_2$. 10	520~720
氧耗量指数	VO_2I	$ml \cdot min^{-1} \cdot (m^2)^{-1}$	CI (CaO_2-CvO_2) . 10	100~180
氧摄取率	O_2ext	%	(CaO_2-CvO_2) $/CaO_2$	22~30

（一）压力参数

压力测量装置由压力监测仪、压力传感器、冲洗装置和三通开关组成。压力传感器是整个监测系统中最为重要的部分。我们所测量的压力实际上是与大气压相关的压力。所以，在使用压力传感器之前，应校正压力监测系统的零点水平，应尽可能选用较短的延伸管。压力传导的管路中存有气泡会严重地影响压力的传导。由于气泡的顺应性远大于液体的顺应性，所以，管路中存有较大的气泡可导致压力波的明显衰减。微小的气泡可造成很强的压力返折波。对整个管路进行冲洗是保证压力传导通路不被血栓阻塞的关键。冲洗的方法可分为连续冲洗和间断冲洗。在三通开关的控制下用注射器进行间断冲洗，其防止血栓形成的效果不如持续冲洗，且造成污染的机会较多。三通开关用于平衡压力传感器的零点，排除管道中的气泡和抽取动脉血标本。三通开关是整个压力测量管路中最薄弱的环节，容易附着血凝块或气泡，是细菌经测压管路进入机体的主要途径。同时，三通开关的内径较小，容易造成压力返折现象，影响压力测量的准确性。

右房压（RAP）的测量是将 Swan-Ganz 导管置于正确的位置之后，导管近侧开口正好位于右心房内，经此开口测得的压力即为右心房压力。

肺动脉压（PAP）是当 Swan-Ganz 导管的顶端位于肺动脉内（气囊未充气）时，经远端开口测得的压力。肺动脉压力可分别以收缩压、舒张压和平均压力来表示。

肺动脉嵌顿压力（PAWP）是将气囊充气后，Swan-Ganz 导管的远端嵌顿在肺动脉分支时测量的气囊远端的压力。PAWP 是 Swan-Ganz 导管可测量的特征性参数，具有特殊的意义。

由于肺循环是一个相对低压力的系统，并且没有血管瓣膜，理论上讲肺动脉嵌顿压有如下的相关性：$PAWP \propto PVP \propto LAP \propto LVEDP$。因此有可能通过右心导管监测左心的压力改变，从而了解左心的功能变化。要保持这种相关性的存在，测量 PAWP 要满足 3 个基本条件：①通畅的通路。②确实的嵌顿。③足够的压力平衡时间。

临床上常应用压力指标来反映容量负荷。这时，应注意心室顺应性的影响。除顺应性的影响之外，心脏及大血管外的压力变化对 PAWP 的测量也有很大影响。胸腔内压力的变化是常见的影响因素。在肺功能正常的情况下，尽管在吸气时胸腔内负压增加，但对循环压力影响不大。可在气道阻力增加，肺顺应性下降时，患者的呼吸困难可导致胸腔内压明显增大。从而，不仅改变了血管内的压力，而且也会影响到 PAWP 与 LVEDP 的相关性。机械通气时，正压的通气形式可对循环系统的压力产生影响，尤其是在应用 PEEP 时，可明显地影响 PAWP 的测量。呼吸对胸腔内压影响的最小时限是在呼气末期。所以，测量 PAWP 时，应选择在呼气末期进行。

（二）流量参数

Swan－Ganz 导管可以快速测量心输出量并且可在短时间内多次重复或持续监测。测量心输出量的原理是热稀释方法。当将冰水由 Swan－Ganz 导管的近端孔注入右心房后，这些冰水立即与血液混合，随着这部分血液经过右心室并被泵入肺动脉，这部分血液的温度也逐渐升高。在 Swan－Ganz 导管远端的温度感受器可以感知这种温度的变化，并将这种变化输送到心输出量计算仪。心输出量的计算是根据 Stewart－Hamilton 公式进行的：$Q = V_1（T_B - T_1）K_1K_2/T_{B(t)}dt$ 式中，Q 代表心输出量；V_1 代表注射冰水量；T_B 代表血液温度；T_1 代表注射冰水温度；K_1 代表密度系数；K_2 代表计算常数；$T_{B(t)}dt$ 代表有效时间内血液温度的变化，反映了热稀释曲线下的面积。

这些参数的变化对心输出量的测量有着明显的影响，所以，在进行心输出量测量时要注意对这些参数有影响因素的控制。计算常数 K_2 根据仪器的不同制造厂家、导管的不同规格及注入冰水量的不同而不同。注入冰水的量一定要准确。若以每次注入 5ml 冰水测量心输出量，如果有 0.5ml 的误差，则测量的结果就可能出现 10% 的偏差。冰水从含冰容器中被抽出后，应尽快进行测量。这段时间≤30s。因为冰水的温度会随着离开容器时间的延长而逐渐增加，从而导致测量误差。也有人报道用室温水注射测量心输出量并不影响测量的精确度，但应相应改变计算常数。注射时，应尽可能快速、均匀，选择在呼吸周期的同一时限（呼气末）连续测量 3 次，取其平均值。注射应在 4s 内完成。在整个操作过程中，要注意导管系统的密闭性，防止污染及导管源性感染的发生。

（三）混合静脉血标本

混合静脉血是指从全身各部分组织回流并经过均匀混合后的静脉血。从肺动脉内取得的静脉血是最为理想的混合静脉血标本。抽取混合静脉血标本时应首先确定 Swan－Ganz 导管的顶端在肺动脉内，压力波形显示典型的肺动脉压力波形。气囊应予排空，在气囊嵌顿状态下所抽取的血标本不是混合静脉血标本。抽取标本的速度要缓慢，先将管腔中的肝素盐水抽出，再抽取标本，然后用肝素盐水冲洗管腔。在整个抽取标本过程中，要严格遵守无菌操作的原则。如果要进行混合静脉血的血气检查，在标本抽取的过程中，一定要注意采用隔绝空气的技术。

八、肺动脉漂浮导管的临床应用

（一）肺动脉楔压、肺毛细血管压、中心静脉压、左心房压和左室舒张末压之间关系

1. 肺小动脉楔压的生理意义　PAWP 系指心导管插入肺动脉的小分支，导管顶端和肺微血管静脉腔之间形成自由通道时所测得的压力。PAWP 应符合 3 项标准：①在嵌楔部位所取得的血液标本，必须是完全氧饱和血。②嵌楔后的肺动脉位相图形应变为与左心房曲线相似。③平均嵌楔压应小于肺动脉平均压及肺动脉舒张压。如果患者伴有肺内分流或使用 PEEP 时。则所采得的血液标本的饱和度不一定为 100%，故目前仅用后两项标准。

PAWP 的正常值为 0.67～2.0kPa（6～12mmHg）。因肺微血管、左心房及左心室成一共同腔室，因而 PAWP 亦可代表左室舒张末压（LVEDP）。但在收缩前期因二尖瓣开始关闭，故 PAWP 与 LVEDP 可不相等。在左心房收缩力增强或左心室顺应性降低的情况下，LVEDP 可超过左心室平均舒张压及 PAWP，而高达 2.7kPa。在慢性充血性心力衰竭，左心室平均舒张压显著增高时，其与 PAWP 亦密切相关；但在急性心肌梗死患者，由于心室顺应性降低，左心室容量虽仅轻度增大，但 LVEDP 与 PAWP 的差别可能很明显。然而，平均 PAWP 一般能相当正确地反映整个循环系统的情况，当其增高达 2.7 kPa 以上时，已有左心功能异常；若高达 4.0kPa 或以上时，则出现肺水肿。当平均 PAWP 在 1.6～2.4kPa

时，左心室肌的伸展最适度。在心排血量正常时，若 PAWP 在正常范围的 1.1～1.6kPa 之间，提示心室功能良好；在低心排血量或在有循环障碍征象时，若 PAWP≤1.1kPa，则提示有相对性血容量不足，需增加左心室的充盈量，以保证足够的循环作功。

2. 肺小动脉楔压与中心静脉压　当患者无三尖瓣病变时，中心静脉压是反映右心室舒张末压力的可靠指标，可以对血管内容量和右室功能进行评价。当进行容量负荷试验时，也常以中心静脉压作为肺充血危险性的指标；虽然正常人左右心室充盈压密切相关，可以通过中心静脉压来估测 LVEDP，但在很多病理状态下，它并不反映 PAWP。当两侧心腔状态一致（即正常心脏或慢性左右心衰）时，中心静脉压则大致能反映 PAWP；但左右心室功能不一致时，上述关系的意义就不复存在。因此，当右心室功能受损时，中心静脉压较 PAWP 为高，CVP 不能准确反映心室充盈压的变化，如肺栓塞或慢性阻塞性肺部疾病。相反，在左室功能不全，如急性心肌梗死时，则 PAWP 将比中心静脉为高。此时，中心静脉压在正常情况下，却可发生肺水肿。

3. 肺小动脉楔压和肺毛细血管压　当 PAC 尖端进入肺动脉某一分支，给 PAC 气囊充气后，阻塞肺动脉分支血流，此时，PAC 所测出的血压是前向性肺毛细血管压（PCP），即 PAWP 而非肺动脉压，当气道压力和肺动静脉压力正常时，由于肺毛细血管和肺静脉之间无瓣膜，因此，PAWP 能代表 PCP 和肺静脉压，也可直接反映 LAP 和 LVEDP。

其结果不仅可反映左心室前负荷的改变，还反映肺内静水压的变化，以诊断肺水肿。在生理状态下，PCP 和 PAWP 差异微小，PAWP 小于 PCP 约 0.27～0.4 kPa（2～3mmHg），当肺血管阻力（PVR）增加时，PAWP 明显小于 PCP。但在某些病理状态下，PAWP 和 PCP 并不相关。例如，颅脑损伤后继发的神经源性肺水肿，高原性肺水肿，ARDS、肺动脉栓塞性肺水肿，心脏手术前后等，PCP 明显增高时，PAWP 仍在正常范围。因此，该类患者用 PAWP 鉴别压力性或通透性肺水肿不准确。

4. PAWP、LAP、LVEDP 之间关系　左心室舒张末容量（LVEDV）能精确反映左心室的前负荷，是评估左心室功能的有效指标，但临床上难以测量。在左心室顺应性正常情况下，LVEDV 和 LVEDP 相关性良好，二者呈非线性曲线，即左心室顺应性曲线。通常测量 LVEDP 即可估价左心室前负荷。LVEDP 的正常值为 0.53～1.6kPa（4～12mmHg），平均为 1.06kPa（8mmHg）。当左心室顺应性异常时，则测量 LVEDP 就不能正常反映 LVEDV。当二尖瓣两侧，即左心房和左心室无明显压力阶差时，左房压（LAP）与 LVEDP 一致。当导管进入肺小动脉，给导管气囊充气后，来自肺动脉的血流中断，导管顶端开口前方所测压力，即为 PAWP。若气道压力和肺动静脉正常时，由于肺毛细血管和肺静脉之间无瓣膜，因此，PAWP 即能代表肺静脉压（PVP），即肺静水压，也可直接反映 LAP。PAWP 在较大的充盈压范围内 0.6～3.3kPa 与 LVEDP（LAP）相关。但二尖瓣狭窄；气道压力和肺血管阻力增高；左房黏液瘤及心动过速时，PAWP > LVEDP。左室壁僵硬；LVEDP > 25mmHg；二尖瓣提前闭合（主动脉关闭不全）及右束支传导阻滞时，PAWP < LVEDP。

（二）漂浮导管在危重病的应用

1. 低血容量的观察　低血容量状态时，心脏指数、右房压、肺动脉压和 PAWP 均趋下降；经快速补液后，使静脉返回右心的容量增多，则左心的排血量也随之增多；反之，减慢输液速度，则静脉返回右心容量减少，左心排血量也随之减少。在这种情况下，右房压与 PAWP 呈一致性变化。但在心肌收缩力或左室壁顺应减弱者，其左右心室压力、排血功能以及心室的压力与容量相关的正常关系等即出现改变。此时，LVEDP、LAP 及 PAWP 均升高，而右房压可仍在正常范围内，故右心房不能反映左心情况。因此，应通过心脏指数和 PAWP 的动态监测来指导纠治循环容量的改变。当补充容量后，PAWP 回升至正常范围，心脏指数亦随之明显增高，则说明心脏功能正常，而其心排血量的减低系由于有效血容量降低所致。若 PAWP 虽增高至 2.0～2.4kPa，而心脏指数仍无明显增加或反而更减低时，则提示由于心脏本身的改变或后负荷增高所致。此时，若 PAWP 再增高，则将加重心力衰竭或甚而引起肺水肿，故应暂停或减慢输液。

2. 肺充血　PAWP 和肺毛细血管静水压基本一致，在左心衰竭或偶因输液过量所致者，其 PAWP 均超过 2.4kPa。一般情况下，平均 PAWP 增高的程度与肺充血的严重程度呈正相关（表 2－3）。实验证明在血浆蛋白浓度正常时，若左房压或 PAWP，增高至超过 4. 0kPa 时即发生肺水肿。当血浆蛋白浓度稀释至正常 1/2 时，即使 PAWP 为 1. 5kPa，亦可发生肺水肿。当心功能减退，左室舒张末压增高时，PAWP 亦相应增高，一旦超过血浆胶体渗透压，由于血管内渗出的血浆量增多，从而引起肺水肿。后者虽受淋巴流量的增多及间质胶体渗透压的改变所对抗或得到不同程度的抵消，但因伴有血浆胶体渗透压降低，即使左室充盈压仅轻度增高或不增高，亦可发生肺水肿。

表 2－3　平均 PAWP 与心源性肺充血的关系

平均 PAWP（kPa）（mmHg）	心源性肺充血程度
<2. 4（<18）	无
2. 4～2. 7（18～20）	轻度
2. 8～3. 4（21～26）	中度
3. 5～4. 0（18～20）	重度
>4. 0（>30）	明显肺水肿

3. 心力衰竭　心力衰竭主要为肺充血与周围循环灌注不足所引起的综合征。平均 PAWP 明显增高即引起肺充血，心脏指数降低即导致周围循环灌注不足。由于心力衰竭时肺充血与周围循环灌注不足表现的严重度不一，且两者可以分别单独出现或同时存在。Forrester（1977）将心力衰竭患者血流动力学改变分为 4 种亚型（表 2－4）。

表 2－4　心力衰竭的临床及血流动力学分型和预后的关系

分型 PAWP > 2. 4kPa（>18mmHg）	肺充血	周围灌注不足 心脏指数 < 2. 2L/（min · m^2）	病死率%（*n*）
Ⅰ	－	－	3（2/62）
Ⅱ	+	－	9（3/33）
Ⅲ	－	+	23（8/35）
Ⅳ	+	+	51（36/70）

Ⅰ型者，如适量给予补液而使平均 PAWP 不增高或仅轻微增高时，则心脏指数可回增至正常范围。说明其心功能正常，原心脏指数的降低系由于有效循环容量减低所致。

Ⅱ型者，系心力衰竭较早期的表现也是临床上较常见的类型。可在密切观察下给予补液，如补液后平均 PAWP 明显增高，而心排血量增高不明显，则表示其心功能已处于 Frank－Starling 定律的代偿期。处理的原则为给予利尿剂或扩张小静脉为主的血管扩张剂，以减轻负荷。

Ⅲ型者，发生主要与容量不足有关。应先给予补液。因此类患者左室功能曲线的最佳值通常在左室舒张末压 2. 7～3. 2kPa（20～24mmHg），故应在血流动力学监测下进行补液。

Ⅳ型者，其心力衰竭的程度很严重，已进入心源性休克的阶段，治疗应选用血管扩张剂。对血压明显下降者应先用升压药，适当提高动脉压，以增加冠脉的灌注压。但本型对药物反应较差，病死率高，若对药物治疗效应差，应采用主动脉内囊反搏术治疗。若心泵衰竭于病情改善后而对反搏术有依赖者，则应及时作冠状动脉造影及左室造影，考虑作冠状动脉旁路术或冠状动脉腔内球囊扩张术。

4. 急性心肌梗死

（1）协助估计损害区范围：如梗死区范围大于心室肌总面积的 15% 时，左室舒张末压即可增高；>23% 时，则可出现心力衰竭；>40% 时，则出现心源性休克。因此，可根据血流动力学改变的程度，以估计梗死区的范围，便于对心功能有定量的了解及有利于指导合适的治疗。

（2）鉴别休克的病因：一般认为在休克患者中，如 PAWP < 2. 4kPa（1kPa = 7. 5mmHg）者，应提高左室充盈压，即在 10min 内给予输入生理盐水 100～200ml 后，如 PAWP 不增高，常表明血容量不足，应重复给予输注；如 PAWP 已高达 2. 4kPa 而心排血量仍未见改善者，多系心源性休克。

（3）协助发现早期肺水肿：临床上肺水肿的诊断，主要根据两肺底湿啰音及 X 线胸片的改变。然而当 PAWP 已增高达到可引起肺水肿的水平时，患者的两肺仍可无啰音出现，且患者年龄大常伴有慢性气管炎。后者在不伴肺水肿时肺部亦可有啰音，故 PAWP 对早期肺水肿的判断远较临床表现，如 X 线胸部检查为灵敏和准确。

（4）右室梗死：较少见。通常右室梗死患者右房平均压明显增高，在 2.1 ~ 3.7 kPa（16 ~ 28 mmHg），而 PAWP 仅示轻度增高。

（5）对新出现的心前区收缩期杂音的判别：漂浮导管的检查有助于乳头肌断裂和室间隔穿孔的鉴别，在乳头肌断裂所致的二尖瓣反流，其 PAWP 增高明显，且 v 波高大，肺动脉血氧饱和度减低；在室间隔破裂所致的心室水平由左向右分流，其右室及肺动脉的血氧饱和度较右房者明显增高，且破裂后若引起右心功能不全时，其右房压及右室舒张末压亦显著增高。

（三）肺动脉栓塞

正常时，肺动脉舒张末压仅较平均 PAWP 者略高，但若相差达 0.8kPa（6mmHg）以上时，则表示肺小动脉与肺微血管间存在着明显的阻力。此时如能排除由慢性肺心病、肺纤维化或其他原因引起者，则应可考虑肺动脉栓塞。

九、肺动脉漂浮导管的局限性及展望

肺动脉导管检查除有一定的并发症外，一个主要局限性是假设心腔压力测量值，是心室容量状态较好的近似值，即临床上常应用压力指标来反映容量负荷，用左室舒张末期压力来反映心脏的前负荷。这时，应注意心室顺应性的影响，心室顺应性的变化可影响压力 - 容积的关系。另外，心室相互依赖性也影响对血流动力学结果的理解。

无创性血流动力学监测方法，如通过放射性核素及超声心动图（特别是经食道二维超声心动图）对心血管功能的非侵入性评价，为克服肺动脉导管监测的局限性成为可能。在危重患者临床中，肺动脉导管与经食道二维超声心动图结合使用是重症患者血流动力学监测的一个方向。

（王会娟）

第三节　有创动脉血压监测

一、概述

早在 18 世纪，Hales 用导管插入马的股动脉，测定血柱的高度，以后又有许多无创血压测定的研究。1890 年，Roy 和 Adami 描述的振荡监测血压技术也逐渐成熟，为当今自动无创血压监测奠定了理论基础。近 20 多年来，急救医学、心血管外科及重症加强治疗病房发展的需要，有创血压已是重危患者的血流动力学监测的主要手段。

二、动脉穿刺插管方法适应证和禁忌证

动脉穿刺途径常用桡动脉，也可选用肱动脉、足背动脉、股动脉及腋动脉。

（一）桡动脉穿刺插管法

1. 掌弓侧支循环估计　腕部桡动脉位于桡侧屈肌腱和桡骨下端之间的纵沟内。桡动脉构成掌深弓，尺动脉构成掌浅弓。两弓之间存在侧支循环，掌浅弓的血流 88% 来自尺动脉。桡动脉穿刺前常用 Allen's 试验法判断来自尺动脉掌浅弓的血流是否足够。具体方法如下：

（1）抬高前臂，术者用双手拇指分别摸到桡、尺动脉搏动。

（2）嘱患者做 3 次握拳和松拳动作，压迫阻断桡、尺动脉血流，直至手部变苍白。

（3）放平前臂，只解除尺动脉压迫，观察手部转红的时间。正常为 <5 ~ 7s；0 ~ 7s 表示常弓侧支循环良好；8 ~ 15s 属可疑；>15s 属常弓侧支循环不良，禁忌选用桡动脉穿刺插管。

2. 工具

（1）聚四氟乙烯套管针，成人用20G，小儿用22G。

（2）固定用前臂的短夹板及垫高腕部用的垫子（或纱布卷）。

（3）冲洗装置，包括接压力换能器的圆盖（DOM）、三通开关、延伸连接管及输液器和加压袋等。用每毫升含肝素2～4U的生理盐水冲洗，以便保持测压系统通畅。

（4）电子测压系统。

3. 操作方法

（1）常选用左手，固定手和前壁，腕下放垫子，背曲或抬高60°。定位：腕部桡动脉在桡侧屈肌腱和桡骨下端之间纵沟中，桡骨茎突上下均可摸到搏动。

（2）术者左手中指膜及桡动脉搏动，食指在其远端轻轻牵拉，穿刺点在搏动最明显处的远端约0.5cm左右。

（3）常规消毒、铺巾，用1%普鲁卡因作皮丘。

（4）套管针与皮肤呈30°，对准中指摸到的桡动脉搏动方向，当针尖接近动脉表面时刺入动脉，直到针尾有血溢出为止（一般穿透动脉）。

（5）抽出针芯，如有血喷出，可顺势推进套管，血外流通畅表示穿刺置管成功。

（6）如无血流出，将套管压低呈30°，并将导管徐徐后退，直至尾端有血畅流为止，然后将导管沿动脉平行方向推进。

（7）排尽测压管道通路的空气，边冲边接上连接管，装上压力换能器（调整好零点）和监测仪，加压袋压力保持26.6kPa（200mmHg）。

（8）用粘贴纸固定以防滑出，除去腕下垫子，用肝素生理盐水冲洗1次，即可测压。肝素生理盐水每15min冲洗1次，保持导管通畅，覆盖敷料，即可测压。

4. 并发症防治　主要是防血栓形成。动脉栓塞的预防方法：①Allen's试验阳性及动脉有病变者，应避免桡动脉穿刺插管。②注意无菌操作。③尽量减轻动脉损伤。④排尽空气。⑤发现血块应抽出，不可注入。⑥末梢循环不良时，应更换测压部位。⑦固定好导管位置，避免移动；⑧经常用肝素盐水冲洗；⑨发现血栓形成和远端肢体缺血时，必须立即拔除测压导管，需要时，可手术探查，取出血块，挽救肢体。

三、临床应用

（一）适应证

（1）血流动力学不稳定或有潜在危险的患者；

（2）危重患者、复杂大手术的术中和术后监护；

（3）需低温或控制性降压时；

（4）需反复取动脉血样的患者；

（5）需用血管活性药进行调控的患者；

（6）呼吸、心跳停止后复苏的患者。

（二）禁忌证

相对禁忌证为严重凝血功能障碍和穿刺部位血管病变，但并非绝对禁忌证。

（三）临床意义

1. 提供准确、可靠和连续的动脉血压数据

2. 正常动脉压波形可分为收缩相和舒张相　主动脉瓣开放和快速射血入主动脉时分收缩相，动脉压波迅速上升至顶峰，即为收缩压。血流从主动脉到周围动脉，压力波下降，主动脉瓣关闭，直至下一次收缩开始，波形下降至基线为舒张相，最低点即为舒张压。动脉压波下降支出现的切迹称重搏切迹（dictotic notch）。身体各部位的动脉压波形有所不同，脉搏冲波传向外周时发生明显变化，越是远端的

动脉，压力脉冲到达越迟，上升支越陡，收缩压越高，舒张压越低，但重搏切迹不明显。

3. 压力上升速率（dp/dt）　通过动脉压波测量和计算 dp/dtmax，是一个心肌收缩性的粗略指标，方法简单易行，可连续测量。心功能正常的患者 dp/dt 为 1 200mmHg/s 左右。

4. 异常动脉压波形

（1）圆钝波波幅中等度降低，上升和下降支缓慢，顶峰圆钝，重搏切迹不明显，见于心肌收缩功能低下或容量不足。

（2）不规则波波幅大小不等，早搏波的压力低平，见于心律失常患者。

（3）高尖波波幅高耸，上升支陡，重搏切迹不明显，舒张压纸，脉压宽，见于高血压及主动脉瓣关闭不全；主动脉瓣狭窄者，下降支缓慢及坡度较大，舒张压偏高。

（4）低平波的上升和下降支缓慢，波幅低平，严重低血压，见于休克和低心排综合征。

四、并发症

（一）原因

（1）血栓形成与动脉栓塞：血栓形成率发生为20%～50%，分析其原因如下：

1）置管时间较长；

2）导管过粗或质量差；

3）穿刺技术不熟练或血肿形成；

4）严重休克和低心排综合征；

5）动脉栓塞发生率桡动脉为17%，肱动脉为44%，颞动脉和足背动脉发生率较低。

（2）动脉空气栓塞。

（3）渗血、出血和血肿。

（4）局部或全身感染。

（二）防治方法

1. 动脉栓塞防治方法

（1）Allen's 试验阳性或并存动脉病变者，避免用桡动脉穿刺插管。

（2）严格无菌操作。

（3）减少动脉损伤。

（4）排尽空气。

（5）发现血块应及时抽出，严禁注入。

（6）测压肢体末梢循环不良时，应及时更换测压部位。

（7）导管妥加固定，避免移动。

（8）定时用肝素盐水冲洗。

（9）发现血栓形成和远端肢体缺血，应立即拔除测压导管，必要时，可手术取血栓，以挽救肢体。

2. 动脉置管期间严格无菌和局部消毒　置管时间最长 1 周，如需继续，应更换测压部位。

3. 严防动脉空气栓塞　换能器圆盖和管道必须充满肝素盐水，排尽空气，应选用袋装盐水，外围用气袋加压冲洗装置。

（王会娟）

第四节　中心静脉穿刺插管和测压

19 世纪 70 年代后，人们已经通过动物实验认识到右心房测压的重要性，直到 20 世纪 50 年代，中心静脉压监测在临床上广泛应用，以评估血容量、前负荷及右心功能。

经皮穿刺中心静脉，主要经颈内静脉和锁骨下静脉，将导管插入上腔静脉。也可经股静脉或肘静脉，用较长导管插入上下腔静脉。目前在心脏和重危患者中应用较多，一般较为安全，但如果操作者技术不熟练，也可能发生气胸和出血等并发症。

一、适应证和禁忌证

（一）适应证

（1）需要开放静脉通路，但又不能经外周静脉置管者；

（2）需要多腔同时输注几种不相容药物者；

（3）需要输注有刺激性、腐蚀性或高渗性药液者；

（4）需要血流动力学监测的危重患者；

（5）需要为快速容量复苏提供充分保障的患者。

（二）禁忌证

一般禁忌证包括穿刺静脉局部感染或血栓形成。相对禁忌证为凝血功能障碍，但这并非绝对禁忌证。

二、穿刺插管方法

首选颈内静脉，其次为股静脉，颈外静脉及锁骨下静脉。

（一）颈内静脉穿刺术

（1）患者平卧，头低20°~30°或肩枕过伸位，头转向对侧（一般取右侧穿刺)。

（2）找出胸锁乳突肌的锁骨头、胸骨头和锁骨三者形成的三角区，该区的顶端位穿刺点，这是最为常用的径路，称为中间径路。也可在胸锁乳突肌－颈外静脉交点上缘进针，针头指向骶尾，向前对准胸骨上切迹，称为后侧径路。或在甲状软骨水平，胸锁乳突肌内侧缘，颈动脉搏动的外侧缘平行进针，称为前侧径路。

（3）常规消毒、铺巾，用1%普鲁卡因局部麻醉。

（4）用盛有肝素生理盐水的注射器，接上穿刺针，左手食指定点，右手持针，在选定的穿刺点进针，针轴与额平面呈45°。

（5）进针的深度与颈部长短和胖瘦有关，颈短与小儿则较表浅，一般深度为2.5~3.0cm，以针尖不超过锁骨为度，边进针边抽回血，当血液回抽十分通畅时，经注射器针尾插入导引钢丝，退出穿刺针，然后沿导引钢丝再插入静脉导管，根据导管上的刻度调整导管位置，一般导管插入深度为15cm为宜。

（6）确认导管回血通畅，连接测压系统。

（7）用纱布或透明贴膜覆盖局部。

（二）锁骨下静脉穿刺术

（1）患者取仰卧位，去枕，头低15°，头转向对侧。

（2）在锁骨中、内1/3段交界处下方1cm定点，一般取右侧。

（3）常规消毒、铺巾，用1%普鲁卡因局部麻醉。

（4）常用锁骨下法穿刺，右手持针，保持穿刺针与额面平面，左手中指放在胸骨上，穿刺针指向内侧略上方，紧贴锁骨后，对准胸骨柄上切迹进针，进针深度为3~5cm，抽到静脉回血后，旋转针头，斜面朝向针尾，经注射器针尾插入导引钢丝，退出穿刺针，沿导引钢丝插入静脉导管，导管插入深度为15cm左右。

也可应用锁骨上法穿刺，穿刺点在胸锁乳突肌锁骨头后缘锁骨上方，针尖通过锁骨头附着处的后方和锁骨深面指向对侧乳头，针尾与矢状面夹角为45°，与冠状面夹角为10°~15°，边进针边轻轻回抽，进针深度为1~3cm，可进入锁骨下静脉或锁骨下静脉与颈内静脉的交汇处，导管插入深度为12~15cm。一般取右侧插管，左侧易损伤胸导管。

（5）确认导管回血通畅，连接测压系统。

（6）用纱布或透明贴膜覆盖局部。

（三）股静脉穿刺术

（1）患者平卧，穿刺侧大腿外展、外旋30°~45°，常规备皮（清洁局部，剃去阴毛）。

（2）定位在腹股沟韧带下方3~4cm，股动脉搏动的内侧。当股动脉搏动触摸不清时，可用下述方法确立股静脉的位置：将髂前上棘与耻骨结节之间的连线分为三等份，股动脉位于中内1/3段交界处，股静脉位于股动脉内侧1~1.5cm处，可先用细针试穿。

（3）常规消毒、铺巾，用1%普鲁卡因局部麻醉。

（4）用左手食、中指和无名指触及股动脉搏动，并指明股动脉的行走方向，右手持针，在股动脉搏动的内侧进针穿刺股静脉，针轴方向与大腿纵轴一致，与皮肤夹角为30°~45°，针尖指向剑突，进针深度为2~4cm。抽取回血后，放入导引钢丝，并送入静脉导管。

（5）确认导管回血通畅，冲洗管腔，固定导管，连接测压系统。

（6）用纱布或透明贴膜覆盖局部。

三、中心静脉压监测

（一）测量CVP的装置

1. 换能器测压　应用换能器测压可连续记录静脉压和描记静脉压力波形。

2. 水压力计测压器　用一直径0.8~1.0cm的玻璃管和刻有“cmH_2O”的标尺一起固定在盐水架上，接上三通开关，连接管内充满液体，排除空气泡，一端与输液器相连，另一端接中心静脉穿刺导管，标尺零点对准腋中线右心房水平，阻断输液器一端，即可测中心静脉压（central venous pressure，CVP），这种测量CVP装置可自行制作，操作简易，结果准确可靠。

（二）监测CVP的临床意义

1. 正常值　CVP的正常值为5~10cmH_2O，<5cmH_2O表示血容量不足，>15~20cmH_2O提示输液过多或心功能不全。

2. 影响CVP的因素

（1）病理因素：CVP升高见于右心房及左或右心室心力衰竭、心房颤动、肺梗死、支气管痉挛、输血补液过量、纵隔压迫、张力性气胸及血胸、慢性肺部疾患、心包压塞、缩窄性心包炎、腹内压增高的各种疾病及先天性和后天性心脏病等。CVP降低的原因有失血和脱水引起的低血容量，以及周围血管扩张，如分布性休克等。

（2）神经体液因素：交感神经兴奋，儿茶酚胺、抗利尿激素、肾素和醛固酮等分泌增加，血管张力增加，使CVP升高。相反，某些扩血管活性物质，使血管张力减少，血容量相对不足，CVP降低。

（3）药物因素：快速输液、应用去甲肾上腺素等血管收缩药，CVP明显升高；用扩血管药或心功能不全患者用洋地黄等强心药后，CVP下降。

（4）其他因素：有缺氧和肺血管收缩，气管插管和气管切开，患者挣扎和骚动，控制呼吸时胸内压增加，腹腔手术和压迫等均使CVP升高，麻醉过深或椎管内麻醉时血管扩张，CPV降低。

3. CVP波形分析

（1）正常波形：有3个正向波a、v、c和两外负向波x、y，a波由心房收缩产生；x波反映右心房舒张时容量减少；c波是三尖瓣关闭时瓣叶轻度向右房突出引起右房压轻微增加所产生；v波是右心充盈同时伴随右心室收缩，三尖瓣关闭时心房膨胀的回力引起；y波表示三尖瓣开放，右心房排空。右心房收缩压（a波）与舒张压（v波）几乎相同，常在3~4mmHg以内，正常右心房平均压为2~6mmHg。

（2）异常波形：①压力升高和a波抬高和扩大：见于右心室衰竭、三尖瓣狭窄和反流，心包压塞、缩窄性心包炎、肺动脉高压及慢性左心衰竭，容量负荷过多。②v波抬高和扩大：见于三尖瓣反流，心包压塞时舒张期充盈压升高，a 波与 v 波均抬高，右房压力波形明显，x 波突出，而 y 波缩短或消失。但缩窄性心包炎的 x 波和 y 波均明显。③呼吸时 CVP 波形：自主呼吸在吸气时，压力波幅降低，呼气时增高，机械通气时，随呼吸变化而显著。

四、护理与拔管

（一）护理要点

（1）每天更换敷料 1 次，可用 75% 酒精湿敷，如有碘油膏更好。

（2）每天用肝素生理盐水冲洗导管 1 次，抽血后也应冲洗。

（3）每天更换输液器。

（4）严格遵守无菌操作，确保连接管牢固可靠，注意预防空气栓塞。

（二）拔管

（1）如遇穿刺部位有炎症反应、疼痛和原因不明的发热，应拔除导管。

（2）不需中心静脉测压或输液时，应拔除导管，拔管后注意局部消毒处理，并稍加压迫。

五、并发症防治

（一）感染

病原菌中革兰阴性杆菌占 75%，阳性球菌占 25%。因此，在操作过程中，应严格遵守无菌技术，加强护理，长期置管者，应选用特殊材料的导管，部分导管可埋藏在皮下。

（二）心律失常

心律失常为常见并发症，主要原因为钢丝或导管刺激引起。应避免钢丝或导管插入过深，并防止体位变化所致导管移动，操作过程应持续进行 ECG 监测，发生心律失常时，可将导管退出 1～2cm。

（三）出血和血肿

出血和血肿颈内静脉穿刺时，穿刺点和进针方向偏内侧时，易穿破颈动脉，进针太深可能穿破颈横动脉，椎动脉或锁骨下动脉，在颈部可形成血肿，凝血机制不好或肝素化后的患者更易发生。如两侧穿刺形成血肿可压迫气管，造成呼吸困难，故应尽量避免穿破颈动脉等。穿刺时可摸到颈动脉，并向内推开，穿刺针在其外侧进针，并且不应进针太深，一旦发生血肿，应作局部压迫，不要急于再穿刺。锁骨下动脉穿破可形成纵隔血肿、血胸或心包压塞等，所以需按解剖关系准确定位，穿刺针与额状面的角度不可太大，力求避免损伤动脉。

（四）气胸和血胸

气胸和血胸主要发生在锁骨下静脉穿刺时，国外文献报道气胸发生率为 1% 左右，国内也有报道。因胸膜圆顶突起超过第一肋水平以上 1cm，该处与锁骨下静脉和颈内静脉交界处相距仅 5mm，穿刺过深及穿刺针与皮肤成角太大较易损伤胸膜。所以操作时要倍加小心，有怀疑时听两侧呼吸音，早期发现，并及时应用胸腔引流及输血、补液等措施，以免生命危险。

（五）神经和淋巴管损伤

神经和淋巴管损伤可损伤臂丛、膈神经、颈交感干、喉返神经和迷走神经等。损伤胸导管可并发乳糜胸。

（六）气栓

气栓中心静脉在吸气时可能形成负压，穿刺过程中，更换输液器、导管或接头脱开时，尤其是头高半卧位时，容易发生气栓。预防方法是：穿刺和更换输液器时，应取头低位，避免深呼吸和咳嗽，导管接头脱开时，应立即接上或暂时堵住；穿刺置管时，应尽可能不使中心静脉与空气相通。

（七）血栓形成和栓塞

血栓形成和栓塞多见于长期置管和高营养疗法的患者，血栓形成发生率高达 30%～80%，应注意液体持续滴注和定期用肝素生理盐水冲洗。

（八）血管及心脏穿孔

血管及心脏穿孔为少见的严重并发症，可发生血胸、纵隔血肿和心包压塞，后者往往致死（病死率高达80%）。心脏穿孔的原因为：①导管太硬而插入过深。②穿刺导管被针尖切割而损坏，边缘锐利。③心脏收缩时，心脏壁与导管摩擦。④心脏原有病变，腔壁变薄脆。预防方法包括：①导管顶端位于上腔静脉与右心房交界处，不宜太深。②妥善固定导管，尽量不使其移位。③导管不可太硬，用硅化聚乙烯导管者未见并发心脏穿孔。

（王会娟）

第五节　脉波指示剂连续心排血量测定及临床应用

脉波指示剂连续心排血量（Pulse indicator Continous Cadiac Output，PiCCO）是一种新的脉波轮廓连续心排血量与经肺温度稀释心排血量联合应用技术，是随着计算机、生物医学工程等高新技术以及监测技术迅速发展，利用新材料、新技术对经典原理的再现、再认识与修订的结果。因其具有微创伤、低危险、简便、精确、连续、床边化等优点，近年来受到临床工作者重视。

一、PiCCO 原理和方法

（一）原理

1. 脉波轮廓心排血量法　脉波轮廓心排血量法（Pulse Contour Method for Cardiac Output，COpc）以动脉压力波形计算心搏量，认为心搏量同主动脉压力曲线的收缩面积成正比，对压力依赖于顺应性及其系统阻力，经过对压力、心率、年龄等影响因素校正后该法得到认可，并逐步转向临床。

PiCCO 则采用相继 3 次冷稀释股动脉心排血量（COa）的平均值作为 COref 来校正主动脉阻力 Zao，当然，其中包含了 Zao（个人）值，在监视器上所显示的 COpc 值是前30s 逐次心搏量的平均值。PiCCO 还要采集监护仪上的 HR、ABP、CVP 用来计算 SVR。

主动脉血流和主动脉末端（股动脉或其他大动脉）测定的压力之间的关系，是由主动脉顺应性函数所决定的，即主动脉顺应性函数具有同时测定的血压和血流（CO）共同特征。利用与连续动脉压同时测定的经肺温度稀释心排血量来校正脉波轮廓分析中的每个患者的主动脉顺应性函数

CCO 法为了做到心排血量的连续校正，需要用温度稀释心排血量来确定一个校正系数（cal），还要计算心率（HR）以及压力曲线收缩部分下的面积［$P_{(t)}$/SVR］与主动脉顺应性 $C_{(p)}$ 和压力曲线波形［以压力变化速率（dp/dt）来表示的积分值］。动脉压力波要求无阻尼与干扰以便 COpc 正确计算。

2. 单一温度稀释心排血量法　PiCCO 中单一温度稀释心排血量技术由温度－染料双指示剂稀释心排血量测定技术发展而来。1966 年，Peaarse ML 等在肺实质容量测定中，介绍从中心静脉同时注入温度和染料两种指示剂，在股动脉测定心排血量，还可计算出不透过血管壁的染料（血管内）和透过血管壁的温度容量（血管外腔隙）。

（二）PiCCO 导管和监测方法

PiCCO 监测仪只需要一条输液用中心静脉通路，而不需要使用漂浮导管（Swan－Ganz 导管），另外只需要在患者的股动脉放置一条 PiCCO 专用监测管。测量开始，从中心静脉注入一定量的凉盐水（2～15℃），经过上腔静脉→右心房→右心室→肺动脉→血管外肺水→肺静脉→左心房→左心室→升主动脉→腹主动脉→股动脉→PiCCO 导管接收端；计算机可以将整个热稀释过程画出热稀释曲线，并自动对该曲线波形进行分析，得出一基本参数；然后结合 PiCCO 导管测得的股动脉压力波形，得出一系列具有特殊意义的重要临床参数。

1. 心排血量/心排血指数（CO/CI）　注 1 次冰水就可以显示出二者的精确数值；而且，以后不需要注射冰水就可以连续显示。有资料介绍其变异度只有 3.58%。

2. 心脏舒张末总容积量（Global end diastolic volume，GEDV） 该参数较准确反映心脏前负荷的指标，可以不受呼吸和心脏功能的影响，较好的反映心脏的前负荷数值。

3. 胸腔内总血容量（ITBV） 可以反映患者的血容量情况，指导临床输液治疗。

4. 血管外肺水（EVLW） 是目前监测肺水肿较好的量化指标。

5. 其他指标 血压（Bp）、心率（HR）、每搏输出量（SV）、体循环阻力（SVR）、心功能指数（CFI）、心肌收缩指数（dmax/dt）。

（三）PiCCO 系统测定的准确性

经大量实验与临床研究证实 PiCCO 所显示的数据，与 Fick 氏氧量法，肺动脉导管的冷与加温、染料稀释心排血量以及超声多普勒法相比校，其准确度、精确度、重复性、敏感度、临床应用的有效性方面，均显示高度相关。

（四）注意事项

由于 ITBV 等参数测定依赖单一温度稀释技术获得，其准确性易受外源性液体、指示剂注射不当、心内分流、温度额外丢失、体温变差过大、非规范的注射部位、主动脉瓣关闭不全、心包压塞等因素的不同程度的影响。

在给左心室功能减退伴有中度容量不足的患者补充液体时，发现 ITBV 和 GEDV 不如 PAOP、CVP 敏感，其机制可能与左心室功能减退患者心腔多有扩大和顺应性降低，腔径变化不如压力变化明显有关，因此仍应注重使用充盈压监测。

二、临床应用技术优势与现状

PiCCO 技术历经十余年发展与修正，1996 年以来才逐渐被临床工作者认同。PiCCO 监测适应范围为任何原因引起的血流动力学不稳定，或存在可能引起这些改变的危险因素，或存在可能引起血管外肺水增加的危险因素。为凡需要心血管功能和循环容量状态监测的患者，包括休克、急性呼吸窘迫综合征（ARDS）、急性心功能不全、肺动脉高压、严重创伤等。该项技术可见的优势如下：①使用方便，不需要应用漂浮导管，只用一根中心静脉和动脉通道，就能提供多种特定数据如 CCO，SV，SVV，SVR，CO，ITBV，EVLW，CFI 等同时反映肺水肿的情况和患者循环功能情况。②将单次心排血量测定发展为以脉波的每搏心输出量为基准的连续心排血量监测，其反应时间快速而直观，确实为临床能及时地将多种血流动力学数据进行相关比较和综合判断提供了很大方便。③EVLW 比 PAWP 在监测肺水肿的发生与程度方面有一定准确与合理性。④成人及小儿均可采用，使用方便、持续时间教长，及时准确指导治疗，减缩了患者住院时间与花费。⑤PiCCO 操作简单，损伤小，避免了肺动脉导管的损伤与危险。

（王　锋）

第六节　心阻抗血流图及临床应用

心阻抗血流图（Impedance Cardiography，ICG）采用胸腔阻抗法（Thoraic Electrical Bioimpedance，TEB）为基本原理，为血流动力学的监测和心肌功能评价提供了一种安全简便、准确可靠、成本低廉的实时、连续监测血流动力学参数的有效途径和手段。

一、原理

（一）胸腔阻抗的构成

生物体的某一节段或区域，具有不同的导电特性。根据欧姆定律，某一导体的电阻：

$R = L/SR = p（L \cdot L）/（L \cdot S）= pL^2/V$（p 为电阻率，L 为导体长度，v 为容积，s 为导体的横截面积）即导体的电阻与其体积成反比。同样，生物组织的阻抗会随着相应的体积变化而变化，并且成反比关系。

在胸腔内，随着心脏的收缩与舒张，主动脉的容积随血流量变化而变化，故其阻抗电血流量变化而变化。心脏射血时，左心室内的血液迅速流入主动脉，主动脉血容量增加，体积增大，阻抗减小；当心肌舒张时，主动脉弹性回缩血容量减少，体积减小，阻抗增大。因此，胸腔阻抗将随着心脏的收缩与舒张发生搏动性变化。另外，呼吸引起的胸阔变化电将引起胸腔阻抗变化。而胸腔的其他组织、如脂肪、肌肉、骨骼、体液等的阻抗在瞬时间内不会发生变化，这些组织的阻抗组成了胸腔阻抗的不变成分，即基础阻抗（Z_0）。

（二）胸腔阻抗法的基本原理

在胸腔体表加上低幅高频的恒定电流（电流的大小不会因阻抗变化而改变）。因主动脉充满血液、电传导性最好，是胸腔内电信号传导的最短路径，故电流通过汗腺沿着脊柱方向在主动脉内传导。根据安培定律：I = U/R 可知在电流不变的情况下，电压变化量直接代表着电阻的变化量，既根据胸腔的电压变化量△u 可以直接得到胸腔阻抗信号△Z。

在这种测量模型中，胸腔阻抗△Z 信号中包含了 2 个变量成分，即剔除胸腔阻抗△Z 信号中呼吸引起的变量成分，就可以得到主动脉阻抗变化信号和胸腔阻抗的不变成分（基础阻抗 Z_0）。根据前述，主动脉的阻抗变化是由血流量的变化引起的，故主动脉的阻抗变化量直接反映并代表了主动脉的血流变化量。因此根据测得的主动脉的阻抗变化量，应用适当的方法学可以直接计算出心脏的“每搏输出量”（SV）。

目前临床应用的心阻抗血流图均以△Z 的微分图即 dz/dt 为基础。这是因为 dz/dt 信号反映的是血流量变化速度，而且更为清晰、敏感。

（三）心动周期中的胸腔阻抗微分图

阻抗微分图 dz/dt，反映主动脉内的血流量的变化速率。每个心功周期的阻抗微分图 dz/dt 随呼吸和主动脉血流量的周期性变化而变化。

在每一个心动周期内，阻抗微分图由房缩波（a 波），室缩波（c 波），室舒波（p 波）等组成，反映一个心动周期内心脏活动各间期内主动脉和腔静脉的血流量变化情况，包括：Q ~ B：射血前期，包括房缩末期和左心室等容收缩期；B ~ G：快速射血期；C ~ X：慢速射血期；X ~ O：左心室等容舒张期；O ~ A：快速充盈期、缓慢充盈期、心房收缩。

二、方法

心阻抗血流图系无创方法测定心排血量，其操作简便，只需在患者颈部、胸部两侧各贴一对电极并输入相关数据即可在心阻抗血流图仪上连续监测相关血流动力学参数。经过 30 多年方法改进，目前运用叠加平均法信号处理技术及 ZMARC 算法提供血流动力学参数，早期 Kubicck 法存在的准确性低、重复性差的问题已得到解决。通过心阻抗血流图可测得胸液成份（TFC）、心室加速指数（ACI）、预射血指数（PEP）、左心室射血时间（LVET）、心率（HR）、血压（BP），计算可得心排量（CO）、搏出量（SV）、心排指数（CI）、体血管阻力（SVR）、左心室作功量（LCW）等血流动力学参数。

与传统热稀释法的对比，二者具有良好的相关性。1998 年，在美国加州医学院的 shoe - maker 教授领导的多中心临床试验中，对 680 例危重患者的“心输出量”实施“胸腔阻抗法”与“热稀释法”同步监测，并对所获得的 2 192 对数据进行统计分析，结果为：二者对比相关系数 $r = 0.85$，$p < 0.001$。2000 年，shoemaker 教授同时应用“胸腔阻抗法”和“热稀释法”监测 214 例患者的“心输出量”，并以 $Z_0 > 15\Omega$ 和 $dz/dt > 0.3\Omega/s$ 为标准，发现二者的相关系数为 $r = 0.95$。

三、临床应用

目前临床主要应用于：急危重症患者的血流动力学状态监测评价；围手术期高危患者的血流动力学监护；患者心脏功能评价和动态监护，选择最佳的治疗方案。Milzman 等应用心阻抗血流图监测心力衰竭患者心排指数（CI）、体血管阻力（SVR）、左心室作功量（LCW）等血流动力学参数指导治疗，可及时判断药物的治疗反应，改善了患者的预后及住院时间和医疗费用，认为心阻抗血流图是心力衰竭研究和临床实践间的桥梁。

利用胸腔阻抗法测定的心阻抗血流图的适用范围为监测胸腔基础阻抗 $Z_0 > 15Q$ 的患者，当广泛的肺水肿、胸腔积液、血胸、胸壁水肿等晶体液浸渗情况严重，使基础阻抗增大时，与心排量相关的 SV、CO、CI 等参数的监测值只可用于动态观察，其绝对值缺乏可靠性。二尖瓣关闭不全、扩张性心肌病患者以及房颤、房扑、室早、传导阻滞、心动过速、心动过缓、房早等心律失常患者亦不适于用心阻抗血流图监测 PCWP（肺毛压）和 TPR（总外周阻力）。此外，活动、焦虑不安以及连续激烈的咳嗽等会影响监测参数的准确性和稳定性，故被监测者需保持平静。

心阻抗血流图因其具有无创、简便、迅速实时连续监测血流动力学参数，并且可以对同一患者多次重复应用的特点，适用范围广，正逐渐被广大临床医务工作者认识并应用。

（王　锋）

第七节　超声多普勒技术在重症患者中的应用

一、声学定量（AQ）技术评价心功能

大量的在体和离体实验和临床研究表明 AQ 测量的心功能指标与 X 线造影、MRI、电影 CT、放射性核素显像和心导管等一系列传统的方法测量的结果均相关，但相关系数在 0.67～0.99 之间。

二、彩色室壁运动分析技术（CK）评价左心室节段运动功能

CK 是自动边缘检出技术（AQ）的一项创造性的延伸，能够客观地分析室壁运动的轨迹，不受心脏的抬举性搏动和心脏的空间向量收缩期前移的影响，为室壁运动的定量分析开了新途径。

三、多普勒心肌组织成像技术评价左心室功能

目前彩色二维组织多普勒的帧频已达到 190 帧/s 以上，图像的信息容量大大增加，通过各种定量分析软件可实时而准确地定量计算平均速度、加速度、运动振幅、局部延迟、相位与局部多普勒反射能量等，还可以同时显示不同节段的速度曲线来进行比较，增加了诊断的客观性，减少了观测者之间的变异。

DTI 在评价心脏功能上的应用主要包括以下几个方面：

（1）评价左心室整体收缩功能；

（2）评价左心室舒张功能；

（3）DTI 评价心肌局部功能及心肌活性；

（4）定量评价负荷超声。

（一）组织速度显像形式

（1）彩色二维 DTI（color 2D DTI）；

（2）脉冲多普勒速度频谱曲线（PW－DTI）；

（3）彩色 M 型 DTI（color M－mode DTI）。

（二）加速度图

加速度图是对心肌运动的加速度，即单位时间内心肌运动的速度变化，进行彩色编码，利用特殊的电路逐帧记录速度的变化，显示为二维彩色图像，蓝、绿、红依次表示低、中、高加速度。加速度图可以检测心肌组织的运动速度变化率，用于评价心电的传导功能和心肌激动顺序。

（三）能量图

能量图是以室壁运动的多普勒信号强度（振幅）为信号来源，以它的平方值表示其能量，得到能

量－频率曲线，将曲线下面积进行彩色编码，形成二维彩色心肌组织运动图像即为能量图。由于多普勒信号中的强度主要取决于运动物体的散射体的数量，因而与超声束和室壁运动方向之间的夹角无关。能量图能够识别心肌多普勒信号的强度和范围，多用于评价声学造影时的心肌灌注。

（四）组织追踪显像

组织追踪显像（tissue tracking）是利用多普勒原理自动测量某时段内的心肌组织运动位移，并通过彩色编码的定量组织覆盖图显示心肌位移过程，利用7种层次颜色进行半定量分级，快速直观地评价收缩期室壁沿多普勒轴方向运动产生的位移变化，为评价左心室收缩功能开辟了一种新的途径。

（五）跨壁速度梯度

心肌各节段之间的运动速度并不相同，即存在速度的空间梯度，这是心肌在张力作用下发生变形的前提。除上文所提到的从二尖瓣环至心尖部运动速度逐渐降低外，从心外膜至心内膜运动速度逐渐升高。心内膜与心外膜之间的速度梯度即为心肌跨壁速度梯度（myocardial velocity gradient，MVG），反映了局部心肌的增厚与变薄，即向心方向的心肌应变率。它随着年龄的增长而明显下降。在各种病理情况下，如扩张型心肌病、肥厚型心肌病、急性心肌梗死，异常的心肌节段MVG均显著低于正常。

（六）应变及应变率显像

应变（strain，ε）反映了心肌在张力的作用下发生变形的能力，常用心肌长度的变化值占心肌原长度（即不受外力作用时）的百分数表示。负值代表心肌纤维缩短或变薄，正值代表心肌组织延长或增厚。应变率（strain rate，SR）是应变的时间导数，反映了心肌发生变形的速度，单位为1/s。目前，超声医学已经实现了应变/应变率的实时显像。它可以更客观、更直接地反映心肌的局部功能，在评价心肌功能方面较DTI具有更多的优势，可以帮助我们判断局部心肌的实际运动情况，它是否真正地参与了收缩过程。

四、三维超声心动图评价心功能

传统的二维超声心动图虽为非侵入性，也可定量心室测量，但它需要对心室腔作几何学假设，如圆锥形、圆柱形等，然后根据公式计算获得。然而，事实上，心腔的形态并不规则，特别在心腔扩大或有室壁瘤存在时，二维法就难以对心室容量作出精确的评价。此外二维超声检查高度依赖于操作者的手法和经验，操作者必须从多切面图像中推想心脏结构的空间三维形态，因此诊断结果的操作者间变异较大。三维重建是近20年发展起来的一项新技术，与二维超声心动图相比，三维超声提供了更详细的有关心脏解剖、病理和心功能方面的空间信息，临床应用范围日益扩大。超声心动图三维重建能直接显示心脏的立体空间形态结构，并可从任意角度进行观察。它运用独特的方法计算心室容量，无须进行任何几何学假设，即使在心腔变形、节段室壁运动异常等病理状态下也可获得直观、精确的定量信息。三维超声心动图可精确测定左心室容积及心排血量，测量更加客观可靠，准确性和可重复性强。至今已有许多研究证实了用上述三维超声重建技术对左心室模型或离体心脏进行容量和心功能测定的精确性。

五、Tei指数在超声评价心功能中的作用

尽管传统的超声指标已经大大提高了临床对心力衰竭的诊断和评价，目前仍然缺乏简单有效、无创、可重复性高的指标来精确地评价心脏功能。心力衰竭的病因有许多，病理生理机制其复杂，受累的心脏往往同时存在收缩功能和舒张功能的改变，二者之间相互作用，关系错综复杂，因此，单单评价心脏的收缩或是舒张功能并不能真实地反映心脏的整体功能。而传统的超声指标仅仅着眼于某一方面，例如射血分数和短轴缩率反映的仅仅是收缩功能，而二尖瓣及肺静脉血流图只反映了舒张功能。由于这些指标片面地反映了心功能的单一方面，因此，与患者的临床表现，运动耐量及心肌氧耗量并不完全平行，有时甚至难以解释。此外，传统的超声指标，特别是那些反映舒张功能的指标，还受到年龄、前负荷、心率、血压等多种因素的影响。理想的指标应该具有无创、简便、不依赖于心脏负荷状态，能综合反映心脏整体功能等特点，并且与临床症状、预后密切相关。

Tei 指数在一定程度上符合了以上要求。它最早由 Chuwa Tei 提出，也称为心肌性指数（myoeardial performance index，MPI），是由多普勒超声衍生而出后的时间间期指数，定义为等容收缩时间（ICT）与等容舒张期（IRT）之和除以射血时间（ET）。通过描记二尖瓣血流图和左心室流出道的多普勒频谱图，可以分别测量二尖瓣血流的 A 峰结束至下一个 E 峰开始的间期 a，以及左心室流出道射血时间 b，Tei 指数可按（a~b）/b 来进行计算，该方法无创而且简便，不依赖于心脏的几何形态，重复性高。研究表明，尽管 ICT、IRT、ET 均与 +dp/dt 峰值或舒张期 -dp/dt 峰值相关，可以反映心脏收缩或舒张功能，但它们均在一定程度上受到心率、血压和心脏负荷的影响 mmh gf Tei 指数是上述是境间期的比值，影响分子、分母的各种因素相互抵消，其结果反而不受心率和前负荷的影响。与导管测量左心室功能的指标进行比较，可以发现 Tei 指数与收缩期 +dp/dt 峰值（r=0.821），舒张期 -dp/dt 峰值（r=0.833）以及左心室弛张时间常数 t（r=0.680），左心室舒张末压（LVEDP）（r=0.46）密切相关。

由于 Tei 指数综合考虑了心室收缩和舒张功能，因此能够全面地反映心脏整体功能则识别正常心功能和心功能异常的最佳指标，其临床应用价值优于射血分数、二尖瓣血流图 E/A 比值、DT 时间等传统的指标。与正常人相比，心脏功能异常时，ICT 延长，ET 缩短，Tei 指数也相应地明显延长。以 0.47 作为截点，Tei 指数识别充血性心力衰竭的敏感性的特异性分别为 86% 和 82%，即使是对于那些轻到中度心功能不全，LVEF 近乎正常的患者，Tei 指数也能为临床诊断提供有价值的信息。在各种病理情况下，包括不同程度的充血性心力衰竭、心肌淀粉样变性、扩张型心肌病、冠心病急性心肌梗死、原发性或继发性肺动脉高压、主动脉变狭窄等，Tei 指数均能准克有效评价心脏功能，并与临床症状、预后密切相关。在心肌淀粉样变性的患者中，只有 NYHA 心功能分级和 Tei 指数是 3 年心源性死亡的独立的预测指标，Tei 指数 >0.45 是预测发生充血性心力衰竭的独立的预测指标。在主动脉瓣狭窄的患者中，Tei 指数值与患者临床症状平行，Tei >0.45 可以帮助识别 NYHA 心功能Ⅲ~Ⅳ级的患者，以便更好地把握手术时机。

（王　锋）

第三章

神经科重症监护

第一节　大面积缺血性脑梗死

大面积缺血性脑梗死是伴随脑水肿及一系列继发损伤的大面积脑梗死。细胞毒性水肿常可导致神经退化，在早期可能引起颅内压升高，随后可能导致脑疝和死亡。前循环大面积梗死和大面积小脑梗死是NICU患者发病和死亡的一个重要原因，约占全部缺血性梗死的10%。前循环大面积梗死包括近端大脑中动脉（middle cerebral arter，MCA）及颈内动脉（internal carotid artery，ICA）供血部位的梗死。常见的病因是心脏栓子脱落或者大血管闭塞。一般脑水肿常在梗死后3～4天达到高峰，而在24h内即形成的恶性水肿在女性中较为常见。较早发生的水肿可能是再灌注性水肿或者是由于组织纤维溶酶原激活子（tPA）的作用而形成。

大面积脑梗死失代偿患者年龄常较轻（平均小于56岁），常可首先表现为高NIHSS评分（表3－1）、意识不清、高血压或心衰、瞳孔大小不等、早期恶心和呕吐、入院当天即昏迷、侧支循环较差及颈动脉夹层等。影像学表现：大脑中动脉供血区域CT值降低>50%，MRI弥漫加权像呈高信号，ADC值升高，灌注及弥散不匹配。

表3－1　美国国立卫生研究院梗死量表（NIH Stroke Scale，NIHSS）

项目	评分标准
1a. 意识水平： 即使不能全面评价（如气管插管、语言障碍、气管创伤及绷带包扎等），检查者也必须选择1个反应。只在患者对有害刺激无反应时（不是反射）才能记录3分	0　清醒，反应灵敏 1　嗜睡，轻微刺激能唤醒，可回答问题，执行指令 2　昏睡或反应迟钝，需反复刺激、强烈或疼痛刺激才有非刻板的反应 3　昏迷，仅有反射性活动或自发性反应或完全无反应、软瘫、无反射
1b. 意识水平提问： 月份、年龄。仅对初次回答评分。失语和昏迷者不能理解问题记2分，因气管插管、气管创伤、严重构音障碍、语言障碍或其他任何原因不能完成者（非失语所致）记1分。可书面回答	0　两项均正确 1　一项正确 2　两项均不正确
1c. 意识水平指令： 睁闭眼；非瘫痪侧握拳松开。仅对最初反应评分，有明确努力但未完成的也给分。若对指令无反应，用动作示意，然后记录评分。对创伤、截肢或其他生理缺陷者，应予适当的指令	0　两项均正确 1　一项正确 2　两项均不正确

续 表

项目	评分标准
2. 凝视： 只测试水平眼球运动。对随意或反射性眼球运动记分。若眼球偏斜能被随意或反射性活动纠正，记1分。若为孤立的周围性眼肌麻痹记1分。对失语者，凝视是可以测试的。对眼球创伤、绷带包扎、盲人或有其他视力、视野障碍者，由检查者选择一种反射性运动来测试，确定眼球的联系，然后从一侧向另一侧运动，偶尔能发现部分性凝视麻痹	0　正常 1　部分凝视麻痹（单眼或双眼凝视异常，但无强迫凝视或完全凝视麻痹） 2　强迫凝视或完全凝视麻痹（不能被头眼反射克服）
3. 视野： 若能看到侧面的手指，记录正常，若单眼盲或眼球摘除，检查另一只眼。明确的非对称盲（包括象限盲），记1分。若全盲（任何原因）记3分。若濒临死亡记1分，结果用于回答问题11	0　无视野缺损 1　偏盲 2　完全偏盲3　双侧偏盲（包括皮质盲）
4. 面瘫：	0　正常 1　轻微（微笑时鼻唇沟变平、不对称） 2　部分（下面部完全或几乎完全瘫痪） 3　完全（单或双侧瘫痪，上下面部缺乏运动）
5、6. 上下肢运动： 置肢体于合适的位置：坐位时上肢平举90°，仰卧时上抬45°，掌心向下，下肢卧位抬高30°，若上肢在10s内，下肢在5s内下落，记1～4分。对失语者用语言或动作鼓励，不用有害刺激。依次检查每个肢体，从非瘫痪侧上肢开始	上肢： 0　无下落，置肢体于90°（或45°）坚持10s 1　能抬起但不能坚持10s，下落时不撞击床或其他支持物 2　试图抵抗重力，但不能维持坐位90°或仰位45° 3　不能抵抗重力，肢体快速下落 4　无运动 9　截肢或关节融合，解释： 5a左上肢；5b右上肢 下肢： 0　无下落，于要求位置坚持5s 1　5s末下落，不撞击床 2　5s内下落到床上，可部分抵抗重力 3　立即下落到床上，不能抵抗重力 4　无运动 9　截肢或关节融合，解释： 6a左下肢；6b右下肢
7. 肢体共济失调： 目的是发现一侧小脑病变。检查时睁眼，若有视力障碍，应确保检查在无视野缺损中进行。进行双侧指鼻试验、跟膝胫试验，共济失调与无力明显不呈比例时记分。若患者不能理解或肢体瘫痪不记分。盲人用伸展的上肢摸鼻。若为截肢或关节融合记9分，并解释	0　无共济失调 1　一个肢体有 2　两个肢体有，共济失调在：右上肢1＝有，2＝无 9　截肢或关节融合，解释：左上肢1＝有，2＝无 9　截肢或关节融合，解释：右上肢1＝有，2＝无 9　截肢或关节融合，解释：左下肢1＝有，2＝无 9　截肢或关节融合，解释：右下肢1＝有，2＝无
8. 感觉： 检查对针刺的感觉和表情，或意识障碍及失语者对有害刺激的躲避。只对与脑梗死有关的感觉缺失评分。偏身感觉丧失者需要精确检查，应测试身体多处［上肢（不包括手）、下肢、躯干、面部］确定有无偏身感觉缺失。严重或完全的感觉缺失记2分。昏睡或失语者记1或0分。脑干梗死双侧感觉缺失记2分。无反应或四肢瘫痪者记2分。昏迷患者（1a＝3）记2分	0　正常 1　轻－中度感觉障碍（患者感觉针刺不尖锐或迟钝，或针刺感缺失但有触觉） 2　重度－完全感觉缺失（面、上肢、下肢无触觉）

续 表

项目	评分标准
9. 语言： 命名、阅读测试。若视觉缺损干扰测试，可让患者识别放在手上的物品，重复和发音。气管插管者手写回答。昏迷者记3分。给恍惚或不合作者选择一个记分，但3分仅给不能说话且不能执行任何指令者	0 正常 1 轻－中度失语：流利程度和理解能力部分下降，但表达无明显受限 2 严重失语，交流是通过患者破碎的语言表达，听者须推理、询问、猜测，交流困难 3 不能说话或者完全失语，无言语或听力理解能力
10. 构音障碍： 读或重复表上的单词。若有严重的失语，评估自发语言时发音的清晰度。若因气管插管或其他物理障碍不能讲话，记9分。同时注明原因。不要告诉患者为什么做测试	0 正常 1 轻－中度，至少有些发音不清，虽有困难但能被理解 2 言语不清，不能被理解，但无失语或与失语不成比例，或失音 9 气管插管或其他物理障碍，解释：
11. 忽视： 若患者严重视觉缺失影响双侧视觉的同时检查，皮肤刺激正常，记为正常。若失语，但确实表现为对双侧的注意，记分正常。视空间忽视或疾病失认也可认为是异常的证据	0 正常 1 视、触、听、空间觉或个人的忽视；或对一种感觉的双侧同时刺激忽视 2 严重的偏侧忽视或一种以上的偏侧忽视；不认识自己的手；只能对一侧空间定位

一、病例分析

患者，男性，72岁。于入院前十余小时，家属与其谈话时发现其无反应，认为其在睡眠中未注意。于入院前7h，家属呼唤其起床时，发现其意识不清，呼之不应，同时伴有呕吐数次，呕吐胃内容物，未见咖啡色物。左侧肢体不动。送至我院急诊，查头CT未见出血，头MRI可见右侧大脑中动脉供血区大面积梗死灶（图3－1）。急诊以脑梗死收入院。查体：T 37.8℃，P 75次/min，R 20次/min，BP 135/75mmHg。双瞳孔等大等圆，直径3mm，光反射灵敏，左侧肢体偏瘫，左侧中枢性面瘫。左巴氏征（+）。

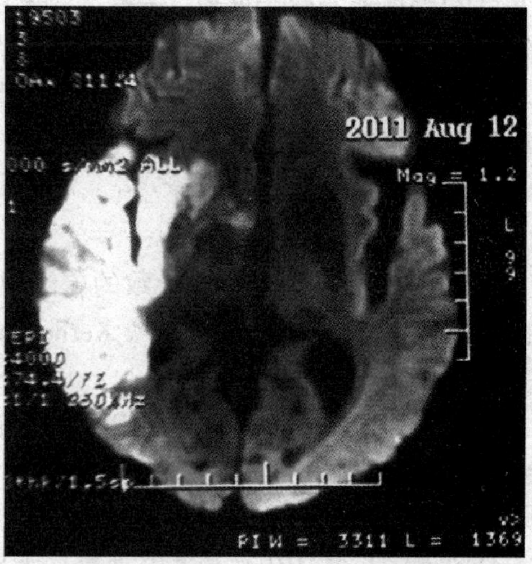

图3－1 头MRI可见右侧大脑中动脉供血区大面积梗塞灶

二、诊治思路

1. 首先应考虑以下问题

（1）血压、脉搏、呼吸等生命体征如何？是否存在窒息？是否需要行气管插管等高级生命支持？

（2）神志、瞳孔如何，格拉斯哥昏迷评分（GCS 评分）为多少？是否有或即将发生脑疝？

（3）血糖如何，是否服用药物？

2. 紧急措施

（1）快速转运的同时，进行生命体征监测及必要的紧急救治，建立静脉通道。

（2）如果存在脑疝征象，快速滴注 20% 甘露醇 250ml。

（3）尽快完成血糖、动脉血气分析及电解质检查。

3. 病史采集和体格检查　尽快进行病史采集和体格检查。

（1）病史

1）询问症状出现的时间最为重要，可获得脑梗死时间，从而可确定溶栓时间及失代偿时间；了解患者年龄及左右侧别，有无头痛、头晕、言语不利、肢体活动障碍或感觉异常、癫痫发作及大小便失禁、呕吐等症状。

2）有无高血压、糖尿病及心脏病史，有无酒精及镇静药物服用史，有无脑外伤或中毒病史，有无癫痫发作病史。

（2）体格检查：生命体征稳定后，尽早进行一般体格检查和神经系统体检。特别要警惕因大面积半球梗死或脑干受压和（或）大面积小脑梗死引起的脑积水，可导致严重脑水肿，甚至脑疝。

1）一般体格检查：可有过度换气或通气不足、潮式呼吸及长式、急促或不均匀呼吸。

可有心律失常、心动过缓、持续高血压或血压不稳定。

经典的颅内压增高体征：头痛、喷射性呕吐及视盘水肿。

意识障碍、瞳孔扩大及血压增高伴缓脉称 Cushing 三联症，为颅高压危象，常为脑疝的先兆。

2）神经检查：前循环大面积脑梗死患者表现为精神抑郁，典型神经体征为双眼向病灶侧凝视、失语症、失明、视野缺损、偏瘫等。

后循环梗死：脑神经或长传导束交叉体征、四肢瘫痪、精神抑郁、多发脑神经病变、瞳孔异常、共济失调、构音障碍、脑干反射异常（角膜反射、眼头反射、窒息）、恶心及呕吐、上视障碍、四肢肌张力增高。Heros 曾根据小脑梗死的临床表现将其转归过程分为三期：早期为小脑症状；中期为脑干受压症状，但患者神志清楚；晚期患者昏迷，去脑强直，伴有呼吸循环功能异常。

观察患侧是否有轻微抽搐或眼斜等癫痫早期表现。

注意脑疝前期表现：

a. 最早的征象是嗜睡，随后进展到昏睡和昏迷。

b. 瞳孔不对称，眼球偏斜（钩回疝或动眼神经受牵拉导致的单侧动眼神经麻痹）。

c. 运动姿态（去皮质 - 屈曲姿态，去大脑 - 伸直姿态）或 Kernohan 切迹现象（脑疝和对侧大脑脚受压引起的同侧肢体无力），下肢僵硬。

可用脑梗死量表评估病情严重程度。美国国立卫生院脑梗死量表（National Institutes of health Stroke Scale，NIHSS），是目前国际上最常用量表（表 3 - 1）。

4. 实验室检查和辅助检查

（1）所有患者都应做的检查：①头颅 CT 或 MRI 平扫。②血糖、血脂、肝肾功能和电解质。③心电图和心肌缺血标志物。④全血细胞计数。⑤凝血酶原时间（PT）、国际标准化比率（INR）、D - 二聚体和活化部分凝血活酶时间（APTT）。⑥动脉血气分析。⑦胸部 X 线检查。

（2）部分患者必要时可选择的检查：①毒理学筛查。②血液酒精水平。③妊娠试验。④腰穿（怀疑蛛网膜下腔出血而 CT 未显示或怀疑脑梗死继发于感染性疾病）。⑤脑电图（怀疑痫性发作）。

（3）脑部检查

1）平扫 CT：急诊平扫 CT 可准确识别绝大多数颅内出血，并帮助鉴别非血管性病变（如脑肿瘤，是疑似脑梗死患者首选的影像学检查方法。

2）标准 MRI：标准 MRI（T_1 加权、T_2 加权及质子相）在识别急性小梗死灶及后颅窝梗死方面明显优于平扫 CT。可识别亚临床梗死灶，无电离辐射，不需碘造影剂。但有费用较高、检查时间长及患者本身的禁忌证（如有心脏起搏器、金属植入物或幽闭恐怖症）等局限。

3）多模式 MRI：包括弥散加权成像（DWI）、灌注加权成像（PWI）、水抑制成像（FLAIR）和梯度回波（GRE）等。DWT 在症状出现数分钟内就可发现缺血灶并可早期确定大小、部位与时间，对早期发现小梗死灶较标准 MRI 更敏感。PWI 可显示脑血流动力学状态。弥散—灌注不匹配（PWI 显示低灌注区而无与其相应大小的弥散异常）提示可能存在缺血半暗带。然而，目前常规用于溶栓患者的证据尚不充分。梯度回波序列可发现 CT 不能显示的无症状性微出血，但对溶栓或抗栓治疗的意义尚不明确。

（4）血管病变检查：颅内、外血管病变检查有助于了解脑梗死的发病机制及病因，指导选择治疗方案。常用检查包括颈动脉超声、经颅多普勒（TCD）、磁共振血管成像（MRA）、CT 血管成像（CTA）和数字减影血管造影（DSA）等。颈动脉超声对发现颅外颈部血管病变，特别是狭窄和斑块很有帮助；TCD 可检查颅内血流、微栓子及监测治疗效果，但其受操作技术水平和骨窗影响较大。MRA 和 CTA 可提供有关血管闭塞或狭窄的信息。以 DSA 为参考标准，MRA 发现椎动脉及颅外动脉狭窄的敏感度和特异度为 70% ~100%。MRA 可显示颅内大血管近端闭塞或狭窄，但对远端或分支显示不清。DSA 的准确性最高，仍是当前血管病变检查的金标准，但主要缺点是有创性，偶有假阴性结果。

5. 鉴别诊断

（1）脑出血：多在活动时发病，常有头痛、恶心及意识障碍，病情进展迅速。与脑梗死鉴别主要依赖头颅 CT：早期的头颅 CT 见高密度影可诊断脑出血；而脑梗死早期 CT 常无异常发现，起病 24 ~ 28h 后梗死区呈明显低密度改变，无占位效应。

（2）蛛网膜下腔出血（subarachnoid hemorrhage，SAH）：多在情绪激动或用力等情况下急骤发病，突发剧烈头痛，伴有恶心、呕吐；可有短暂的意识障碍及烦躁、谵妄等精神症状，脑膜刺激征明显，轻偏瘫、失语、动眼神经麻痹等较少。早期 CT 显示蛛网膜下腔内高密度影，早期脑血管造影或 CT 血管成像检查可确诊是否有颅内动脉瘤。

（3）脑静脉窦血栓形成（cerebral venous sinus thrombosis，CVST）：突然发生的神经系统局灶性损害，酷似动脉性梗死，高颅压是其重要特征，CT 可出现静脉窦条索征，MRI 可见窦“△”消失，血管流空现象消失或静脉窦高信号，DSA 可确诊。

（4）硬膜下血肿或硬膜外血肿：多有头部外伤史，病情进行性加重，出现急性脑部受压的症状。头部 CT 平扫在颅骨内板下方，可发现局限性梭形或新月形高密度区，骨窗可见颅骨骨折线、脑挫裂伤等。

（5）颅内占位性病变：头部 CT 和 MRI 检查有助于明确诊断。有些病变如脑脓肿可有身体其他部位感染或全身性感染病史。

（6）中毒：常有服用有毒物质病史，特有的物质中毒后体征，结合实验室及影像学检查可以鉴别。

（7）低血糖：意识障碍患者常规检测血糖很容易除外。

（8）躯体重要脏器功能严重障碍等引起的脑部病变：常可根据原发病导致重要脏器衰竭的表现及实验室检查来鉴别。

6. 诊断流程

急性缺血性脑梗死诊断流程应包括如下 5 个步骤：

（1）是否为脑梗死？注意发病形式、发病时间，排除脑外伤、中毒、癫痫后状态、瘤卒中、高血压脑病、血糖异常、脑炎及躯体重要脏器功能严重障碍等引起的脑部病变。进行必要的实验室检查。

（2）是否为缺血性脑梗死？进行脑 CT 或 MRI 检查排除出血性脑卒中。

（3）脑梗死严重程度？根据神经功能缺损量表评估。

（4）能否进行溶栓治疗？核对适应证和禁忌证（见溶栓中相关内容）。

（5）病因分型？参考 TOAST 标准，大面积缺血性脑梗死常为大动脉粥样硬化性梗死，主要是颈内动脉、近端大脑中动脉以及后循环动脉闭塞。

7. 治疗

（1）生命体征监测：体温、血压、呼吸、血氧监测，心电监护。在缺血性脑梗死发生后的最初 24h 内必须应用心电监护。

（2）吸氧与呼吸支持

1）合并低氧血症患者应给予吸氧，气道功能严重障碍者应给予气道支持及辅助呼吸。伴有意识降低或延髓功能障碍引起气道受损的急性脑梗死患者推荐使用机械通气。

2）无低氧血症的患者不需常规吸氧。

（3）血压控制

1）高血压：约 70% 的缺血性脑梗死患者急性期血压升高，主要包括：疼痛、恶心呕吐、颅内压增高、意识模糊、焦虑、脑梗死后应激状态、病前存在高血压等，一般高血压患者血压控制在 140/90mmHg 左右，严重高血压患者控制在低于平时水平 20～30mmHg 水平，以保证足够的脑血流灌注。多数患者在脑梗死后 24h 内血压自发降低。病情稳定而无颅内高压或其他严重并发症的患者，24h 后血压水平基本可反映其病前水平。

2）低血压：脑梗死患者低血压可能的原因有主动脉夹层、血容量减少以及心输出量减少等。应积极查明原因，给予相应处理。

（4）溶栓治疗

1）治疗时间窗（therapeutic time window，ITW）

再灌注时间窗（reperfusion time window，RTW）：发病后 3～4h 内，不超过 6h，进展期脑梗死患者可以相应地延长。对于发病 3h 以内并且没有禁忌证的大面积脑梗死患者要考虑立即行血管再灌注。

神经保护时间窗（cytoprotective time window，CTW）：包含部分或全部 RTW，包括所有神经保护疗法所对应的时间窗，时间可以延长至发病数小时后，甚至数天。

2）治疗方法

a. 对缺血性脑梗死发病 4.5h 以内的患者，应根据适应证严格筛选患者，尽快静脉给予 rtPA 溶栓治疗。使用方法：rtPA 0.9mg/kg（最大剂量为 90mg）静脉滴注，其中 10% 在最初 1min 内静脉推注，其余持续滴注，用药期间及用药 24h 内应如前述严密监护患者生命体征及相关血液学指标。

b. 发病 6h 内的缺血性脑梗死患者，如不能使用 rtPA 可考虑静脉给予尿激酶，应根据适应证严格筛选患者。使用方法：尿激酶 100 万～150 万 IU，溶于生理盐水 100～200ml，持续静脉滴注 30min，用药期间应如前述严密监护患者。

c. 发病 6h 内由大脑中动脉闭塞导致的严重脑梗死且不适合静脉溶栓的患者，经过严格筛选后可在有条件的医院进行动脉溶栓。

d. 发病 24h 内由后循环动脉闭塞导致的严重脑梗死且不适合静脉溶栓的患者，经过严格筛选后可在有条件的单位进行动脉溶栓。

e. 溶栓患者的抗血小板治疗或特殊情况下溶栓后还需抗凝治疗者，应推迟到溶栓 24h 后开始。

3）溶栓禁忌证

a. 既往有颅内出血：包括蛛网膜下腔出血，近 3 个月有头颅外伤史，近 3 周内有胃肠或泌尿系统出血，近 2 周内进行过大的外科手术，近 1 周内有不可压迫部位的动脉穿刺；

b. 近 3 个月有脑梗死或心肌梗死史，但陈旧小腔隙未遗留神经功能体征者除外；

c. 严重心、肾、肝功能不全或严重糖尿病者；

d. 体检发现有活动性出血或外伤（如骨折）的证据；

e. 已口服抗凝药，且 $INR > 1.5$；48h 内接受过肝素治疗（APTT 超过正常范围）；

f. 血小板计数 $< 100 \times 10^9/L$，血糖 $< 2.7mmol/L$（50mg）；

g. 血压，收缩压 > 180mmHg，或舒张压 > 100mmHg；

h. 妊娠期妇女。

4）注意事项。

a. 患者出现严重头痛、急性血压增高、恶心或呕吐，应立即停用溶栓药物，紧急进行头颅 CT 检查，必要时予拮抗剂。应注意血管性水肿引起部分气道阻塞。

b. 静脉溶栓没有范围大小、年龄或 NIHSS 评分限制。

c. 血压的监测。溶栓的最初 2h 内每 15min 测定一次，随后 6h 内为半小时测定一次，此后，每 1h 一次，直至 24h。如果收缩压≥185mmHg 或者舒张压≥105mmHg，更应多次检查血压。可酌情选用 β 受体拮抗药，如拉贝洛尔、乌拉地尔等。如收缩压 > 230mmHg 或舒张压 > 140mmHg，可静脉滴注硝普钠。

d. 溶栓治疗后 24h 内一般不用抗凝、抗血小板药，24h 后无禁忌证者可每天予阿司匹林 300mg，连续 10 日，以后改为维持量每天 75 ~ 100mg。在 24h 予抗凝或抗血小板之前需要查头颅 CT。

（5）外科处理

1）大面积半球梗死手术减压：一般并不提倡急性减压治疗大脑半球梗死。但对于一部分大面积脑梗死患者经积极内科治疗后，病情仍进行性加重甚至威胁生命时，手术仍可能是抢救生命的有效方法。

手术时机和适应证：

a. 患者经积极内科治疗无效而处于脑疝早期或前期；

b. CT 见大面积脑梗死和水肿，中线结构移位≥5mm，基底池受压；

c. 颅内压≥30mmHg；

d. 年龄≤70 岁；

e. 排除系统疾病。

一旦脑干发生不可逆损伤，手术效果必差。因此应根据患者的神经系统体征变化，连续 CT 检查和颅内压监测进行综合分析，决定最佳手术时间。

手术治疗：切除梗死灶的内减压和去除大骨瓣的外减压。前者手术时只切除梗死的部分以及无重要功能的额叶和颞叶，特别是额叶中央的部分。后者手术要求去除骨瓣要足够大，达到充分减压的目的，多受提倡。在术后 6 ~ 12 周脑水肿缓解后可行骨瓣移植。

2）大面积小脑梗死手术减压：小脑梗死会发生严重小脑水肿，出现逐渐加重的占位效应，引起脑疝和脑干受压，或者继发性四脑室阻塞引起脑积水。大面积小脑梗死病死率极高，对出现严重表现的患者及时地进行部分小脑切除和后颅窝减压术已在许多学者中达成共识，并认为手术式唯一有效的措施。对那些没有原发性脑干缺血的患者，手术常能拯救生命。

手术时机和适应证：头颅 CT 见第四脑室消失，脑积水，脑干受压，基底池受压或中脑梗死，提示继发性脑干受压是手术指征。枕下去骨瓣减压、部分小脑切除或脑室外引流（EVD）适用于：精神症状恶化或新的脑干征象形成以及脑疝前手术减压。如果根据 Heros 分期，则选择治疗的手术时间为第二期的早期，一旦进入第三期则手术效果较差，然而手术减压仍是唯一有效的选择。

手术治疗：因小脑梗死常有阻塞性脑积水，一般需同时进行脑室外引流术和枕下减压术，对疝出的梗死组织和小脑扁桃体可予以切除。

（6）并发症的预防和处理

1）脑水肿形成，脑组织移位，渐渐导致脑疝，要注意的是很多大面积缺血性脑梗死的患者有正常的 ICP 值。这主要是因为压力梯度的存在。病情恶化的患者即使 ICP 是正常的也应采取积极处理。在脑梗死发生后的最初几天应积极脱水降颅压减少脑水肿风险，有条件者可进行颅内压监护，急性脑积水的患者可行脑室外引流，严重者可行去骨瓣减压术。在脑水肿加重或脑疝发生时可短时间应用过度换气。类固醇对缺血性脑梗死引起的脑水肿作用不大。

2）颅内出血（包括溶栓后出血）：可参照相关章节。

3）进展性缺血：除外大动脉狭窄/阻塞引起的低灌注，心脏或血管来源的进展性栓塞，进展性后循环血栓形成或者大脑镰或小脑幕对侧的大脑前动脉和大脑后动脉受压。

4）癫痫：大面积半球梗死或小脑梗死不推荐预防应用抗惊厥药物。然而癫痫发作可导致恶性脑水肿、ICP增高及神经症状体征恶化。这时应考虑应用苯妥英钠或左乙拉西坦等抗惊厥药物。连续的脑电图检测对持续昏睡或昏迷患者的非惊厥发作或惊厥状态的监测和处理很有用。已经发生过癫痫的患者需应用抗惊厥药物。

5）发热：脑梗死后持续发热可影响病死率和预后。即使体温轻度升高也可能导致神经损伤，增加病死率。因此，应积极降温。脑梗死患者发热时应处理发热源并应用解热药来降低体温。不推荐预防性应用抗生素。诱导低温治疗在急性脑梗死患者中的作用尚存在争议。

6）低血糖或高血糖：高血糖和低血糖都能加重缺血性脑损伤，导致患者预后不良，应将血糖控制在10mmol/L以下。急性梗死患者很少发生低血糖，可用10%～20%的葡萄糖口服或注射纠正低血糖。

7）低氧血症，高碳酸血症：检测动脉血气，必要时插管，机械通气治疗。

8）肾功能不全：原因主要有肾前性、神经源性和甘露醇性肾功能损害，以及严重创伤、休克、感染引发的多器官功能衰竭。治疗原则是：去除病因，积极纠正肾功能不全所致的病理和生理变化，使患者平安度过1～2周的危险期。维持水与电解质平衡，防治氮质血症，尽量不用肾毒性药物。

9）感染及深静脉血栓。

10）应激性溃疡。

11）水电解质紊乱的处理：水电解质紊乱主要有低钾血症、低钠血症和高钠血症。轻中度的低钾血症（血钾2.7～3.5mmol/L）一般可采用氯化钾2～4g，一日3次口服。当血钾低于2.7mmol/L或血清钾虽未降至2.7mmol/L以下，但有严重肌无力症状或出现严重心律失常的患者，应在给予口服补钾的同时静脉补钾。对于低钠血症的患者应对因处理，可予高浓度钠盐静脉滴注，注意补盐速度不宜过快，以免引起脑桥中央髓鞘溶解症。对于高钠血症的患者应限制钠的摄入，严重的可给予5%葡萄糖溶液静滴，纠正高钠血症不宜过快，以免引起脑水肿。

（7）镇静：条件允许时，适时应用镇静药物可减轻患者痛苦及躁动引起的不良后果。

（8）营养：不能进食的患者只要消化道情况允许，即应予鼻胃、鼻十二指肠或经皮内镜下胃置管（PEG）喂养。鼻十二指肠喂养可降低误吸危险。具体可参照相关章节。

8. 预后　已报道的大面积缺血性脑梗死患者自然状态下病死率为42%～80%。对于大脑卒中患者，3个月死亡率为20%，生存的患者中80%预后较好。大脑梗死预后与第四脑室消失程度和术前GCS评分相关。神经外科治疗和重症ICU的积极处理可改善患者的病死率和功能预后。

（白岭晓）

第二节　脑静脉窦血栓形成

颅内静脉窦血栓形成（Cerebral Venous Thrombosis，CVT）是一种可以引起窦腔狭窄、闭塞，导致脑静脉血回流和脑脊液吸收障碍的疾病，分为炎性和非炎性两类，累及部位以矢状窦、海绵窦、横窦多见。颅内静脉窦血栓形成是一种少见疾病，仅占成年人颅内缺血性脑卒中的1%左右，新生儿和儿童中发病率较成人多。成人患者中，女性发病率稍高。该病的发病中位年龄是39岁，约75%的患者会有多条静脉窦血栓形成。静脉窦血栓形成会导致颅内压升高，进而破坏血－脑脊液屏障并导致脑水肿发生，同时还影响脑脊液的回流，所以高效的临床诊断和影像学技术是诊疗此病的关键。

随着抗生素的发展，炎性血栓发病率及病死率越来越低，非炎性颅内静脉窦血栓关注度逐步增高，过去报道病死率在30%～50%，近年来随着抗凝及溶栓治疗的发展，病死率下降至5%～30%。

一、病例

患者，女，44岁，主诉头痛、视物模糊1周。头痛为后枕部持续性胀痛，伴恶心呕吐，视物模糊，无发热，无复视，无肢体活动障碍。无头颈部外伤史及颜面部感染史，既往有功能性子宫出血性贫血1

年。无遗传性疾病家族史。

血压130/80mmHg、脉搏86次/min钟，体温36.6℃，呼吸20次/min钟。右眼视力下降为指动，眼底：视盘水肿，无眼底出血，听力粗测正常，面纹对称，伸舌居中，四肢肌张力、肌力正常，深感觉及浅感觉正常，共济正常，脑膜刺激征阴性。

外周血象：WBC 11×10^9/L、RBC 4.5×10^{12}/L、PLT 200×10^9/L、Hb 90g/L；脑脊液：外观清亮、无色，葡萄糖、氯化物正常，细胞数正常，压力320mmH_2O。X线胸片正常，头颅磁共振成像（MRI）：右侧横窦、乙状窦及顶枕部上矢状窦可见短T_1、等T_2信号影，顶部纵裂内可见一条形短T_1、等T_2信号影连接顶部上矢状窦。

二、诊断思路

1. 首先应考虑以下问题

（1）患者是否呼吸通畅；

（2）患者是否怀孕；

（3）患者是否有过恶性肿瘤、高凝状态等病史；

（4）患者有无脑疝征象。

2. 紧急措施

（1）循环支持，保持气道通畅，辅助通气，必要的时候（昏迷）行气管插管，静推劳拉西泮或者苯妥英钠治疗癫痫发作。

（2）头部抬高30°，如发现颅高压的征兆给予甘露醇静脉滴入。

（3）紧急行头CT平扫，以及CTV和MRV。

3. 病史与查体

（1）病史

1）询问患者是否有高凝状态的病史，是否怀孕或处于产褥期，是否患有恶性肿瘤，是否近期患过感染及炎症性疾病，是否有过脱水病史，是否吸烟或口服某些药物（例如口服避孕药/激素替代治疗）。

2）90%的患者表现出头痛的症状，必要时可考虑行头颅CTV检测。

3）根据临床症状可分为急性（小于48h），亚急性，慢性（大于30天）。

4）常见症状有头痛，癫痫发作，视野缺损，运动感觉功能受损。

5）当血栓进行性形成或发生内源性血栓溶解的时候，临床症状亦可以产生波动。

（2）查体

1）精神状态；

2）眼底，视野检查；

3）脑神经的检查；

4）感觉运动缺损的检查。

（3）静脉窦血栓形成的影像学特点

CT特征性改变为静脉窦内异常高密度灶或脑静脉内高密度灶即条索征。当上矢状窦闭塞时，增强扫描后上矢状窦后可见一空的三角形影，即δ征。CT改变还包括脑水肿、出血及梗死和脑室系统改变，但20%~30%的患者CT扫描显示为正常（图3-2）。

头部MRI改变：急性期（发病<1周），T_1、T_2加权相上静脉窦或静脉内正常血管流空现象消失，T_1等信号，T_2低信号：亚急性期（发病1~2周），T_1T_2均示高信号；慢性期（发病2周~3个月），血管流空现象重新出现，T_1、T_2信号减弱。有些患者发病4个月后MRI示管腔内等密度信号无正常流空现象，表明为持续闭塞。MRI的间接征象与CT一样，可出现脑水肿、出血、梗死及脑室系统等改变。MRV可确认主要的静脉和静脉窦的闭塞，如上下矢状窦、直窦、横窦和Galen静脉等，可见其内血流信号消失。

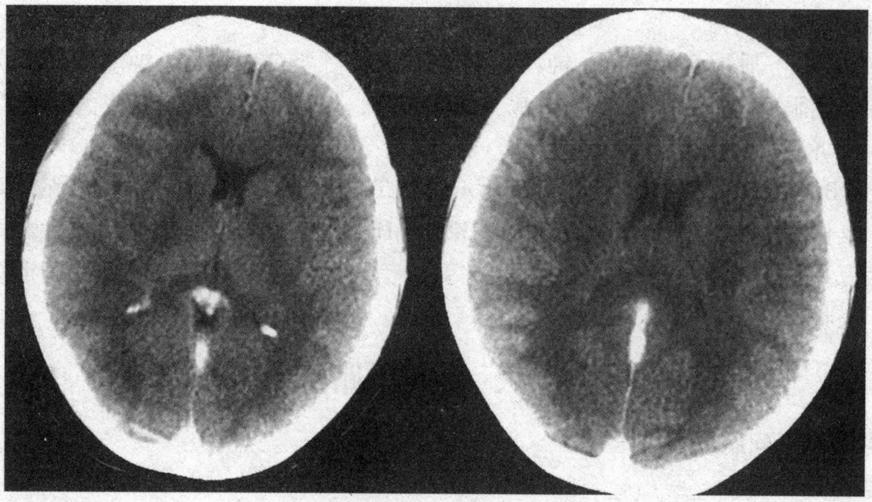

图3-2　静脉窦血栓形成后的CT表现

4. 诊断与鉴别诊断

（1）横窦-乙状窦血栓形成：横窦-乙状窦在解剖上紧密相连，后者是前者的延续，故临床上常将二者放在一起讨论。

横窦-乙状窦血栓形成多为单侧，其典型临床表现为头痛、恶心、呕吐等颅压增高症状，由于正常情况下多数人经右侧引流血液为主，所以右侧闭塞时容易出现颅压增高。50%的患者有视盘水肿，常为双侧，也可为单侧。因高颅压及双侧静脉窦扩张不均衡，可使婴儿囟门骨缝分离或囟门膨隆，少数可出现局限性癫痫并伴有偏瘫，可能原因是炎症扩散累及大脑半球外侧面的引流静脉，此体征提示半球内可能有脓肿形成。

颅压增高或岩上窦受累引起展神经麻痹时可出现复视，如同时伴有面部疼痛（三叉神经受累），即称为Gradenigo综合征。横窦-乙状窦血栓可向颈静脉内扩散，使颈静脉变得粗硬且有压痛。如累及颈静脉孔或炎症沿骨组织扩散（骨髓炎），可引起第Ⅸ、Ⅹ、Ⅺ对脑神经损害。临床表现为吞咽困难、饮水呛咳及构音障碍等症状和体征。腰穿压颈试验显示一侧压颈不通时，有助本病的诊断。

（2）海绵窦血栓形成：海绵窦血栓形成常继发于眼眶、鼻窦及上面部化脓性感染，临床上以急性起病多见，常有败血症样高热畏寒伴眼痛、眼眶压痛、眼球突出、眼睑及结膜红肿。海绵窦内的第Ⅲ、Ⅳ、Ⅵ及第Ⅴ脑神经第1支受累可引起海绵窦综合征，表现为眼球各方向运动受限，处于固定状态，眼睑下垂，瞳孔散大及调节反射消失。眼交感神经受累时瞳孔缩小，副交感神经受累时瞳孔散大，二者均受累时瞳孔呈强直状态。炎症性海绵窦血栓形成若发生并发症可出现相应的症状和体征。常见并发症有：脑膜炎、脑脓肿颈内动脉炎及垂体感染、坏死及功能减退、水潴留及低钠血症。

（3）上矢状窦血栓形成：上矢状窦血栓形成较横窦-乙状窦及海绵窦少见，多为非感染性，可表现为高颅压而缺乏任何局灶性神经系统症状和体征。当血栓向大脑静脉扩散形成大脑上静脉血栓并引起脑白质或灰质出血时，即表现出明显的症状和体征。颅内压增高是上矢状窦血栓形成的最突出临床表现，疾病早期即可出现。主要表现为头痛、恶心呕吐及视盘水肿，婴儿常见前囟膨隆、骨缝分离及前囟区静脉充血，形成所谓“水母头”（caput medu-sae）。上矢状窦血栓的部位不同，颅压增高的程度亦不同。上矢状窦前部血栓形成时由于大脑半球后交换静脉血回流不受影响，脑脊液吸收障碍不明显，所以颅内压增高较轻；上矢状窦后部血栓形成时两侧大脑半球静脉回流全部受阻，所以颅压明显升高。上矢状窦血栓形成的局灶性症状及体征包括各种类型的肢体瘫痪、癫痫、偏盲、象限盲、失语、失用、失读眼球侧视麻痹及膀胱功能障碍等。

（4）脑脓肿：在CT和MRI增强检查时表现为环形强化，典型者壁薄而均匀，结合临床资料诊断较容易。

（5）卒中（出血/缺血）常常表现为急性功能缺失和癫痫发作。脑出血常常为头痛与意识状态的改变，静脉性梗死和脑缺血都可以源自窦血栓形成。

（6）脑膜癌：MRI 常规扫描脑膜无明显异常，增强扫描可见明显强化。

（7）良性颅内压增高症：良性颅内压增高是一种综合征，临床上有头痛、视盘水肿或伴有视力障碍等颅内压增高的症状，但无局灶性神经体征，无占位性病变及脑室系统阻塞的证据。脑脊液（CSF）压力增高，其他化验检查均正常；神经放射检查或 CT 及 MRI 基本正常。

三、治疗

颅内静脉系统血栓形成应尽早诊断、及时治疗，治疗原则包括降颅压、改善循环、对症治疗及病因治疗等。

1. 炎性血栓　积极处理感染灶，对患者血及脑脊液进行细菌培养，选择敏感易通过血一脑脊液屏障的抗生素，对病原菌不清楚者应联合应用抗生素。热退之后还应继续使用足够时间抗生素，一般抗生素应用时间不应少于 1 个月。

2. 非炎性血栓

（1）外科治疗：直接进行静脉窦血栓微导管直接接触性溶栓、血栓摘除、支架置入术等。

（2）内科治疗：主要原则是抗凝治疗及溶栓治疗，但给药物的途径、剂量、时间、联合用药及其对血流再通的作用及副作用等尚无统一认识。①抗凝治疗：已普遍应用并公认为是一种有效的方法，无论有无出血性梗死都应进行抗凝治疗，因为抗凝的疗效远远大于其引起出血的危险性。有出血性梗死的颅内静脉血栓患者用抗凝治疗效果满意，没有发现显著增加颅内出血的倾向。普通肝素（SH）：用量和给药途径原则上应根据血栓大小和范围有无并发颅内出血等综合考虑。一般首剂静脉注射 3 000 ~ 5 000U，之后 2.5 万 ~5 万 U/天持续静脉滴注 1d，需监测部分凝血激酶时间（APTT）和纤维蛋白原水平调整剂量，APTT 最大延长 2 倍但不能超过 120s，疗程 7 ~ 10d。常见的并发症为颅内出血及全身出血。Einhaupl 等研究报道肝素治疗组治疗 3 个月后 80% 患者恢复，其中 1/2 恢复正常；对照组仅 10% 恢复，其中 5% 恢复正常，60% 有后遗症，30% 死亡。低分子肝素（LMWH）能够抑制凝血过程中的中心环节 Xa 因子活性，对体内、外动、静脉血栓形成均有抑制作用，对凝血及纤溶系统的影响很小，不需监测 APTT，出血并发症发生率极低，根据神经功能恢复状态和血流再通情况决定用药疗程，一般用 7 ~ 10 天，而后改为华法令维持治疗。②溶栓治疗：近年来常采用经股静脉路径进行选择性插管，能较迅速进入到静脉窦或颅内静脉，与经前囟穿刺经额钻颅或切开穿刺相比，具有损伤小、成功率高、治疗后血管再通率高等优点，神经功能恢复与血流再通相一致。溶栓药物有尿激酶（UK）、链激酶（SK）或阿替普酶（重组组织型纤溶酶原激活物）。尿激酶（UK）对血栓的特异性溶解作用差，溶栓需要时间长，用量大，全身出血性并发症发生率比较高；rtPA 对血栓的特异性高，直接作用于血凝块，避免低纤维蛋白原血症，全身出血并发症较少，溶栓需时间短，用量小，但两者之间的疗效和安全性缺乏交叉对照研究。

联合用药治疗目前文献报道多，采用血管内溶栓合用肝素治疗方法，目的在于加强溶栓剂的溶栓效果和减少溶栓剂用量，预防血栓复发。治疗方法是在血管内用 rtPA 溶栓的同时加用 LMWH 皮下注射，直至血流再通或神经功能恢复，维持抗凝采用口服华法令，时间在 10 周以上。

四、预后

过去报道病死率在 30% ~50%，近年来随抗凝及溶栓治疗的进展，病死率显著下降至 5% ~30%，而且长期预后良好。关键是早期诊断早期治疗。

五、预防

对有明确危险因素，如颅内感染、颜面部病灶特别是危险三角内的疖、痈等化脓性病变、耳部病灶如中耳炎或乳突炎、蝶窦或筛窦炎症、颈深部或扁桃体周围脓肿、上颌骨骨髓炎糖尿病、心房纤颤血液病如真性红细胞增多症先天性或获得性凝血机制障碍、自身免疫性疾病等，应尽早进行病因治疗。

预防性治疗可用抗血小板药阿司匹林50～100mg/d。噻氯匹定250mg/d对二级预防有肯定效果推荐应用，长期用药有间断出血倾向者应慎用。

六、总结

（1）静脉窦血栓形成的关键临床表现是进行性加重头痛、功能缺损、意识改变。

（2）CTV和MRV是诊断静脉窦血栓形成的理想检查方法。

（3）抗凝是治疗静脉窦血栓形成的首要措施，条件允许情况下可以采取血管内溶栓。即使存在合并脑出血的风险，也应该给予紧急抗凝治疗。

（4）患者常有感染，应寻找患者感染的病因并进行针对性治疗。感染虽然比较严重但是往往可能治愈。

（白岭晓）

第四章

呼吸系统的监测技术

第一节　人工气道的建立

一、建立人工气道的适应证及方法

建立人工气道的目的在于：①纠正患者缺氧状态，改善通气功能。②有效地清除气道分泌物。因此，凡是经过一般保守治疗不能达到上述效果者，均应考虑建立人工气道。目前人工气道的建立途径主要为气管插管与气管切开造口置管。

二、气管插管

气管插管是临床上最常用的连接方法。按气管插管路径不同，分为经口气管插管和经鼻气管插管两种方法。两种途径各有利弊，一般经口插管较经鼻普遍，易于掌握，可迅速建立；但经鼻插管患者易耐受，维持时间也较长，一般可维持 1 周以上，也可维持更长，且较经口插管易固定。经口插管一般应控制在 72h 以内，因口腔护理困难，易引起呼吸道感染。经鼻导管的管径细，且易固定，患者易耐受，可进行口腔护理，不易移位或滑出。但吸引分泌物较经口插管难。经鼻插管易引起鼻骨损伤、鼻出血和鼻内组织的压迫坏死。经鼻插管还可阻塞额窦、上额窦和耳咽管，导致细菌性鼻窦炎和中耳炎，可能会成为医源性感染尤其是革兰阴性菌脓毒血症的根源。

（一）气管插管适应证

1. 经口气管插管

（1）因严重低氧血症和（或）高碳酸血症，或其他原因需要较长期机械通气，而又不考虑进行气管切开者。

（2）不能自行清除上呼吸道分泌物、胃内反流物或出血，随时有误吸危险者。

（3）下呼吸道分泌物过多或出血需要反复吸引者。

（4）上呼吸道损伤、狭窄、阻塞、气管食管瘘等影响正常通气者。

（5）患者自主呼吸突然停止，紧急建立人工气道行机械通气者。

（6）因诊断和治疗需要，在短时间内要反复插入支气管镜者，为减少患者的痛苦和操作方便，也可事先行气管插管。

（7）外科手术及麻醉，如需长时间麻醉的手术（如胸外科、颅脑外科及部分腹部、颌面、颈部手术）、低温麻醉及控制性低血压手术、部分口腔内手术预防血性分泌物阻塞气道、特殊手术的体位（如俯卧位影响呼吸道通气的手术）等。

2. 经鼻气管插管　除紧急抢救经口插管外，余同经口插管。

（二）气管插管禁忌证

无绝对禁忌证。但如有喉头急性炎症，由于插管可使炎症扩散，故应慎重；喉头严重水肿者，不宜行经喉人工气道术；严重凝血功能障碍，宜待凝血功能纠正后进行；巨大主动脉瘤，尤其是位于主动脉弓部位的主动脉瘤，插管有可能使动脉瘤破裂，宜慎重，如需插管，则操作要轻柔、熟练，患者要安静，避免咳嗽和躁动；如果有鼻息肉、鼻咽部血管瘤，不宜行经鼻气管插管。

（三）术前患者情况评估

1. 询问病史　过去有无插管病史，其难易程度；有无类风湿关节炎、强直性脊柱炎、头颈损伤、头颈及软组织畸形、头颈部肿瘤及胸骨后甲状腺肿等；如呼吸困难、声音嘶哑、发音困难、喘鸣或吞咽困难随头位改变可缓解，则说明存在气道部分梗阻，提示气管插管有潜在困难。

2. 体格检查　应注意是否存在头大伴有颈粗短；有无张口困难；有无牙齿松动或严重龋齿；体格检查还包括喉外部的检查，以估计喉的活动情况；必要时可行喉镜检查，以观察声带或声门的病变。若行经鼻气管插管，则应注意鼻腔是否通畅。

3. 其他影响气管插管的疾病

（1）颈椎损伤：如果怀疑患者合并有急性或慢性颈椎损伤时，禁止将患者置于“鼻腔呼吸”位，应在纤维支气管镜引导下行气管插管。

（2）心血管疾病：由于气管插管可引起高血压和心动过速，因此对于有严重冠状血管疾病的患者，尤其是急性心肌缺血、主动脉狭窄、特发性肥厚型主动脉瓣下狭窄、二尖瓣狭窄及主动脉瘤等，要谨慎，可使用β受体阻滞剂等药物预防或控制插管引起的并发症，必要时可麻醉诱导。

（3）支气管痉挛性疾病：这些患者在插管时可能会诱发或加重支气管痉挛，在插管前可使用如特布他林（喘康速）、沙丁胺醇（喘乐宁）等β受体兴奋剂气雾剂或雾化溶液，必要时也可进行麻醉诱导。

（4）颅内压增高：对这一类患者应在监护情况下进行操作，备好必要的麻醉药和其他急救的药物，也可根据患者的情况改用其他的人工气道。

（5）凝血机制障碍：凝血功能紊乱，正在服用抗凝药、造血系统疾病或肝、肾功能衰竭的患者经鼻插管一旦引起鼻出血，可造成致命性的窒息。

（四）操作方法

1. 物品准备

（1）喉镜：由喉镜柄和喉镜片组成。分成人、儿童、幼儿三种规格。喉镜片是气管插管时伸入口腔咽喉部显露声门裂的部分。镜片有弯、直两种，成人多用弯型镜片，操作时可以不必挑起会厌，因此可减少对迷走神经的刺激。

（2）气管导管：多采用对组织无刺激性、带充气气囊的硅胶管（应保证气囊完好），导管以内径（mm）的大小编号，其长度、粗细根据具体情况选择。一般成人男性经口腔插管时，用F6～40号，成人女性用F32～F36号，通过鼻腔插管时，由于受鼻腔的限制，应选择相应小2～3号的导管，而且不带套囊。在临床实际工作中，操作者除选择预备使用的一根气管导管外，还应准备两根较此气管导管大1号和小1号的气管导管备用。导管上有长度（cm）标志，经口腔插管时插入长度大约为10＋年龄（岁）/2cm，避免插管过深，一般经口插管要比经鼻插管浅2～4cm。小儿1～7岁选择导管的公式：号数＝年龄＋19；8～10岁，号数＝年龄＋18；11～14岁，号数＝年龄＋16。6岁以下，导管不加套囊，6岁以上导管可加套囊。

（3）导管管芯：其作用是使导管保持一定的弯度，以适应患者局部的生理解剖特点，便于插管操作。可用细金属条。长度适当，以插入导管后其远端距离导管开口0.5cm为宜。一般导管入声门后即应先拔出管芯，再继续深入导管，以免造成气管损伤。

（4）其他：插管钳、套囊、牙垫、喷雾器（内装1%丁卡因或其他局麻药）10ml注射器及注气针（向气囊内注气）、胶布、消毒凡士林（润滑气管导管前端）、听诊器、衔接管、吸引装置、吸痰管（试吸分泌物了解呼吸道通畅情况）、简易呼吸器或呼吸机。

2. 经口气管插管步骤

（1）体位：患者仰卧，用手推患者前额，使头部极度后仰。使口、咽、气管基本重叠于一条轴线，称为插管操作的标准头位。如声门部暴露不好，可将头、颈、肩相对抬高，即在患者肩背部或颈部垫一小枕，使头后仰，此为插管操作的修正头位。

（2）操作者站位：操作者站于患者头侧，如抢救患者，应拉开床头；不宜在床头操作者，也可站于患者头部旁侧。

（3）开口：用右手拇指推开患者下颌及下唇，避免喉镜置入时下唇被卷入挤伤，示指抵住上门齿，使嘴张开。

（4）喉镜置入：左手拿喉镜，镜片从右口角处进入，将舌推向左侧，见到暴露声门的第 1 个标志——悬雍垂，然后顺舌背将喉镜片深入至舌根，稍稍上提喉镜，即可看到暴露声门的第 2 个标志——会厌。看到会厌后，继续稍深入，上提喉镜，可看到呈现白色的声门，透过声门可以看到暗黑色的气管通道。

（5）导管插入：右手持头端已涂好凡士林的气管导管，在患者吸气末，此时声门打开，轻柔插入声门 1cm 后，迅速拔除导管管芯，防止损伤气管，并将导管继续旋转深入气管，成人 5cm，小儿 2cm 左右。然后于气管导管旁塞入牙垫，退出喉镜。

（6）检查插管部位：检查并确认导管是在气管内，而不是在食管内。有呼吸者，操作者将耳凑近导管外端，感觉有无气体进出；如果患者已无呼吸，可用嘴对着导管吹气或用简易呼吸囊挤压，观察患者胸部有无起伏运动，同时用听诊器听两肺呼吸音，注意两侧呼吸音是否对称。如呼吸音两侧不对称，可能是插入导管过深，插入一侧支气管所致，可将导管慢慢后退，直至听到两侧呼吸音对称为止。确认完毕，妥善固定导管和牙垫。

（7）套囊充气：气管导管插入气管后，在导管和气管之间存在一定的腔隙，当呼吸机送气时，会漏出部分气体，为防止漏气，需向导管前端的套囊内注入一定量的空气以消除此腔隙，确保吸入的氧量。注气量不宜过多，以气囊恰好封闭气道腔隙为准。充气的气囊也可防止呕吐物、分泌物等倒流至气管内。

（8）试吸或接管：将吸痰管插入气管导管吸引分泌物或接通呼吸机的管道进行辅助呼吸。

（9）注意事项

1）动作轻柔，以免损伤牙齿。待声门开启时再插入导管，避免导管与声门相顶，以保护声门、喉部黏膜，减少喉头水肿的发生。

2）防止牙齿脱离误吸：术前应检查患者有无义齿或已松动的牙齿，将其去除或摘除，以免在插管时损伤或不小心致其脱离、滑入气道，引起窒息而危及生命。

3）检查导管的位置：一般气管插管后或机械通气后应常规行床边 X 线检查，以确定导管的位置。

4）防止插管意外：气管插管时，尤其是在挑起会厌时，由于迷走神经的反射，有可能造成患者的呼吸、心跳反射性骤停，特别是生命垂危或原有严重缺氧、心功能不全的患者更容易发生。因此，插管前应向患者的亲属交代清楚，取得理解和配合。插管时应充分吸氧，并进行监测，备好急救药品和器械。

3. 经鼻气管插管步骤　经鼻气管插管目前有三种方法，即明插、盲插、经纤维支气管镜导入法。经纤维支气管镜导入法最容易成功，且损伤最小、最安全，但不适合现场急救。

（1）明插：在导管到达咽后部或鼻咽部时，借用喉镜将会厌挑起，暴露声门或声带，然后用导管钳夹住气管导管，在声门开启时将导管送入气道。

（2）盲插：盲插不需要喉镜和导管钳，是凭借气流的声音方向进入。当导管接近声门时，呼气时可在导管口听到或感觉到气流的声音和气流，此时可请患者配合，增大呼吸深度或观察患者的呼吸动作，在其吸气时将导管插入。若导管不易到达声门，可通过弯曲导管、调整患者的头颈部等以协助导管变动位置，以便导管进入气管。也有用吸痰管或胃管作为引导管插入气管，然后将气管导管顺着引导管插入气管。也有的采用边吸引边插管的方法引导经鼻气管插管获得成功。当导管到达鼻咽部时，将吸痰管经导管送入鼻咽部，不断地吸痰。当吸痰管到达气管，则插管导管就很容易进入气管。引导管进入气管后可吸出痰液，患者不能发音或引导管内有气体呼出。盲插法不适用于无自主呼吸的患者，一是由于气流丧失，导管失去导向；另一方面是因为此时患者病情危重而紧急，此时应选用最快、最简单的经口插管方法。经鼻插管常常会遇到误入食管和导管受阻不能前进。误入食管的原因可能是头部后仰不足或是导管弯曲度不够或是导管太软。一旦误入食管，应立即退到鼻咽部再重新插管。插管时左手托住患者的头部往后推动，使导管的尖端能向上翘起，以便对准声门。如果前进受阻，将头部后仰程度减少，则导管可顺利进入；若是在头平位时插管受阻，则需托起头部，使颈部微向前屈才能使导管对准声门。

（3）经纤维支气管镜导入法：当导管到达鼻咽部后，经鼻导管插入纤维支气管镜，先将纤维支气管镜送入气管，然后再将气管导管顺势插入，到达合适位置。

（4）注意事项

1）鼻出血：由于鼻腔黏膜血管丰富，因此插管时极易损伤出血。操作时一要动作轻柔；二要鼻黏膜麻醉充分；三可适当应用局部血管收缩药。当有凝血功能障碍、鼻外伤时避免使用此种类型的插入方法。

2）鼻中隔畸形：多为鼻中隔偏斜。遇到此种情况，不要盲目往下插，可以换另一侧鼻孔。若另一侧鼻孔已插入胃管或氧气管时，也可以将三管放置在同一鼻孔内。若有困难，可先将其他两管拔除，然后再插入导管。

3）导管的选择：一般较经口导管细1～2F。插入前应将导管涂上液状石蜡或凡士林，以减少摩擦和损伤。

4）其他：对于颅外伤或可疑有颅底骨折的患者，禁忌使用经鼻插管，原因是这类患者多有鼻漏，经鼻插管所引起的出血和感染均可能延至或向颅内扩散，引起颅内感染，造成严重的后果。另外，若经鼻插管不成功时，应及时改用其他办法，切忌强求一种方法而延误时间、耽误病情。

三、气管切开造口置管

气管切开造口置管是指利用气管切开的方式，在气管上造口，置入气管导管的一种人工气道法。这种方法在临床上应用较为广泛，它不但可以作为机械通气的连接，还可用作气道上1/3占位性病变解除梗阻，以及长期昏迷患者或不能主动排痰和呼吸道分泌物多的患者充分吸出分泌物之用。为安全起见，若可能的话，气管切开前最好先行气管插管，以确保呼吸道通畅。气管切开在呼吸衰竭抢救过程中可减少呼吸道解剖无效腔的50%（约60ml）以上，增加有效通气量，有利于氧的吸入和二氧化碳的排出；减少气道阻力，减轻患者的体力消耗；有利于清除呼吸道分泌物；有利于局部给药；机械通气可长久进行。但呼吸衰竭患者进行机械通气时不要把气管切开作为常规进行，尤其是慢性肺病或反复需要机械通气的患者。

（一）气管切开造口置管适应证

（1）需要长期使用呼吸机者。

（2）已行气管插管，但仍不能顺利排除支气管分泌物者。呼吸道分泌物增多，经气管插管湿化、吸引或排痰均不满意时，分泌物或异物如血凝块、坏死组织等排出困难或吸引不充分致肺不张，严重的肺内分流致严重低氧血症而难以纠正时，可考虑行此种方法。气管切开造口置管能使吸痰管更易进入支气管，有效地刺激患者咳嗽反射，有利于增强患者的排痰能力和吸痰效果。

（3）因呼吸道阻塞、狭窄和头面部外伤等，无法进行经口、鼻气管插管者。

（4）已行气管插管一段时间，患者无法耐受或需经口进食，并且仍需呼吸机治疗者。

（5）对咽部做放射性治疗者，为避免喉以下呼吸道的放射性损伤而采用的预防性措施。

（6）上呼吸道手术前准备，如某些口腔、鼻腔、咽部及喉部手术，为防止术中血液及分泌物进入气道引起阻塞，而行预防性气管切开。

（7）对急性疾病或突发和意外造成的呼吸衰竭和低氧血症，时间上若允许，也可行气管切开。

（二）方法

1. 用物 包括气管切开包一个（包括手术剪、血管钳、刀片、缝针和缝线、甲状腺拉钩和普通小拉钩）及带气囊的气管切开套管。

2. 术前准备

（1）各种型号的气管套管、管芯及固定套管用的布带：金属气管套管可分为外套管、内套管、管芯，有的外套管还带有橡皮气囊，用于密闭呼吸道。另有内套管为Y型的套管，可分别给氧及连接呼吸机。

（2）了解病情并详细体检，特别是咽喉及气管的位置及有无畸形、甲状腺的大小、颈部有无肿块。

（3）如果情况允许，需要时可行颈部X线检查，以了解气管的位置及颈部病变情况。

（4）必要时进行血气分析检查，估计患者的呼吸衰竭程度。

（5）严重呼吸道梗阻患者可先施行气管插管术，以缓解体内缺氧。

3. 步骤 患者取仰卧位，肩下垫一约10cm高的枕头，使头颈部充分后仰，气管向前突起，便于手术暴露和切开。取颈部正中切口或横切口均可，切口的起点在环状软骨下1～2cm处，切开的长度以能暴露气管、将导管置入即可，下缘不宜太低，以免损伤纵隔或胸膜。然后分离气管前软组织至气管，选气管第三或第四软骨环为造口部位，切开气管、造口置入导管，拔出管芯，处理创面和固定套管，连接呼吸机。

4. 注意事项

（1）切口位置：不能太高，过高会损伤甲状腺；太低易损伤胸膜和纵隔，气管套管易滑出而进入皮下组织，尤其是肥胖和颈粗短患者更易发生。

（2）手术要轻柔：术中分离、结扎、止血均应轻柔，止血要确切，造口不应成漏斗形。置管前要充分检查气囊，并用凡士林或液状石蜡涂擦。置管时动作要轻柔，不要硬插。

（3）注意套管的位置：在连接呼吸机进行机械通气时必须明确气管切开套管确实在气管内。

（4）病情危重患者，来不及行气管切开时，应选用其他的方法。这时候，选择何种方式已不重要，重要的是必须快速、有效。当患者有出凝血障碍，而操作者不太熟练时，则避免选用此方法。对于慢性疾病如COPD患者，则尽可能不行气管切开造口置管。

四、环甲膜切开术

对于经口或经鼻插管失败者、严重面部创伤气道阻塞者、严重头颈部外伤尤其是高位颈椎伤者，以及病情危重、需紧急抢救的喉阻塞患者，可先行环甲膜切开术，待呼吸困难缓解后，再行常规气管切开术，该方法并发症较多。患者取颈部过伸位，手术区消毒铺巾后，1%利多卡因局部浸润麻醉。手术者用左手固定喉，摸清环甲间隙，横行切开皮肤、皮下组织，分离颈前肌，用小刀稍用力将环甲膜横行切开约1cm，用刀柄或血管钳撑开伤口，使空气进入，随后插入气管导管，结扎全部出血点，将导管固定。手术时应避免切开环状软骨，以免术后引起喉狭窄。环甲膜切开术的真正作用目前尚有争议。反对者担心引起喉下狭窄。对于插管超过7d、喉部有损伤及炎症的患者，不宜使用环甲膜切开术。

（一）术后处理

（1）床边设备：应备有氧气、吸引器、气管切开器械、导尿管及急救药品，以及另一副同号气管套管。

（2）保持套管通畅：应经常吸痰，若为银制的气管切开套管每日应定时清洗内管并煮沸消毒数次。术后1周内不宜更换外管，以免因气管前软组织尚未形成窦道，使插管困难而造成意外。

（3）保持下呼吸道通畅：室内保持适当温度（22℃左右）和湿度（相对湿度90%以上），可用地上泼水，蒸汽吸入，定时通过气管套管滴入少许生理盐水、0.05%糜蛋白酶等措施来达到稀释痰液以利于咳出的目的。

（4）防止伤口感染：由于痰液污染，术后伤口易感染，故至少每日换药1次。如已发生感染，可酌情给予抗生素。

（5）防止外管脱出：要经常注意套管是否在气管内，若套管脱出，又未及时发现，可引起窒息。套管太短，固定带子过松，气管切口过低，颈部肿胀或开口纱布过厚等，均可导致外管脱出。

（二）人工气道的护理

人工气道建立后，使部分上呼吸道的正常生理功能丧失，如呼吸道对吸入气的加温、加湿作用和部分防御功能。另外，气管插管或气管切开，均可产生一系列并发症，有些可直接威胁患者生命。所以，人工气道的护理就成为呼吸机治疗中很重要的环节，人工气道护理的质量直接影响着机械通气的疗效。

1. 人工气道的固定

（1）气管切开术置管的固定：准备两根寸带，一长一短，分别系于套管的两侧，将长的一根绕过颈后，在颈部左侧或右侧打一死结，系带松紧度以容纳一个手指为宜。注意不要打活结，以免自行松开，套管固定不牢脱出。

（2）经鼻气管插管的固定：剪一根长 10cm，宽 2.5cm 的胶布，从中间剪开一部分后固定。宽的一端贴在鼻翼上，将另一端两条细长的胶布，分别环绕在气管插管的外露部分，胶布应定时更换或潮湿后随时更换。

（3）气管插管的固定：剪一条长约 35cm，宽 2cm 的胶布，从一端剪开 32cm，未剪开的一端固定在一侧颊部，将气管插管靠向口腔的一侧，剪开的一端胶布以气管插管外露部分为中心，交叉固定在另一颊部，注意经口气管插管要放置牙垫，防止患者双齿咬合时，夹闭气管插管。

2. 人工气道的湿化　正常的上呼吸道黏膜有加温、加湿、滤过和清除呼吸道内异物的功能。呼吸道只有保持湿润，维持分泌物的适当黏度，才能保持呼吸道黏液－纤毛系统的正常生理功能和防御功能。建立人工气道后，呼吸道加温、加湿功能丧失，纤毛运动功能减弱，造成分泌物排出不畅。因此，做好气道湿化是所有人工气道护理的关键。

（1）人工气道湿化的方法：气道湿化的方法主要有两种，一种是呼吸机上配备的加温和湿化装置；另一种是借助护理人员，应用人工的方法，定时或间断地向气道内滴入生理盐水的方法，只能起到气道湿化的作用，吸入气体的加湿还得靠呼吸机的加温湿化装置。

1）保证充足的液体入量：呼吸道湿化必须以全身不失水为前提，如果机体液体入量不足，即使呼吸道进行湿化，呼吸道的水分会因进入到失水的组织而仍然处于失水状态。因此，机械通气时，液体入量保持 2 500 ~ 3 000ml/d。

2）呼吸机的加温湿化器：现代多功能呼吸机都附有电热恒温蒸汽发生器。呼吸机的加温湿化器是利用将水加温至一定水平后产生蒸汽的原理，使吸入的气体被加温，并利用水蒸气的作用达到使呼吸道湿化的目的。机械通气的患者，一般送入气的温度宜控制在 32 ~ 36℃，如超过 40℃可造成气道烫伤。另外，在应用呼吸机时单凭机器的加温湿化装置做气道湿化效果总是不理想，所以必须注意配合应用其他方法。

3）气道内持续滴注湿化液：此方法适用于脱机的患者。目前临床气道湿化最普遍的是应用 0.45%的盐水，用注射器连接静脉用头皮针，在气管套管口覆盖一层纱布并固定，将滴注针头别在纱布上，以每分钟 0.2ml 的速度持续滴注。有时为协助控制肺部感染，可在湿化液中加适量抗生素。另外，5% 碳酸氢钠液气管内滴入，也可作为预防和控制肺部真菌感染的一项措施。

4）气道冲洗：应用 2% 碳酸氢钠或 0.45% 生理盐水，每次吸痰前抽吸 2 ~ 5ml 于患者吸气时注入气道。注意对于呼吸机治疗期患者在操作前先吸纯氧 2min，以免因脱机注液造成低氧血症，注入冲洗液后应给予吸痰与拍背，使冲洗液和黏稠的痰液混合震动后利于吸出。对于痰液黏稠患者，可以间断反复多次冲洗。

5）雾化吸入：可用于稀释分泌物，刺激痰液咳出及治疗某些肺部疾病。雾化液一般选择蒸馏水或生理盐水，根据病情还可加入化痰和抗菌药物。经人工气道口进行雾化吸入，在吸入过程中可能会出现吸入雾化气体的氧浓度下降、药物刺激导致气管痉挛、分泌物湿化后膨胀使气道管腔变窄等导致患者气道阻力增加。这些因素可使患者出现憋气、咳嗽、呼吸困难、发绀、烦躁等临床表现，因此在雾化操作前及操作时，应注意及时吸出气道分泌物，氧分压低的患者雾化应与吸氧同时进行。由于适当的温度环境易引起细菌繁殖，使雾化器及管道易被污染，因此每次使用后应清洗全套容器，管道用消毒液浸泡30min后再用。配备的雾化液应置于冰箱内保存，有效期为7d。除人工气道湿化外，病房可采用地面洒水、空气加湿等方法使室内相对湿度达到50%～70%。

（2）人工气道湿化的标准：人工气道患者为湿化气道所滴入湿化液的量应根据气道湿化的标准来调整。判断气道湿化的标准为：①湿化满意：分泌物稀薄，能顺利通过吸引管，导管内没有结痂，患者安静，呼吸道通畅。②湿化不足：分泌物黏稠（有结痂或黏液块咳出），吸引困难，可有突然的呼吸困难，发绀加重。③湿化过度：分泌物过分稀薄，咳嗽频繁，需要不断吸引，听诊肺部和气管内痰鸣音多，患者烦躁不安，发绀加重。湿化不足的患者，应加强湿化，如适当增加湿化液滴入的量或缩短间隔的时间等。对于湿化过度患者，每次滴入液体量应酌情减少，以免因呼吸道水分过多而影响患者的呼吸功能。

3. 吸痰　机械通气时，由于建立了人工气道，一旦发生痰堵塞，就会直接影响机械通气的治疗效果。由于机械通气患者多数病情重，神志不清，反应迟钝，并且因声门失去作用，不能形成咳嗽前的气道高压，因而不能达到有效的咳嗽，呼吸道分泌物易淤积阻塞而出现气道阻力增高、通气不足，进而导致呼吸功能障碍，加重缺氧和二氧化碳潴留，所以必须积极清除呼吸道内的分泌物。

（1）咳痰的注意事项：①吸痰时动作要轻、稳、准、快，一次吸痰时间不宜超过15s，以免发生低氧血症。②为防止吸痰时造成的低氧血症，可以在吸痰前、后给予100%氧气吸入2min。③吸痰时注意患者心率、血压和血氧饱和度等参数的变化，观察痰液的性质、颜色和量，判断痰液黏度。④吸痰时吸痰管进入插管内会引起呼吸困难，故吸痰前最好将气管导管外气囊内气体排尽。⑤气管插管患者，应注意吸痰顺序，先吸净口咽部分泌物，再吸引气管内分泌物，然后放松气囊再吸引气道深部的痰液，以免口咽分泌物在放松气囊时下行进入气管而发生感染。⑥危重和分泌物较多的患者，吸痰时不宜一次吸净，应将吸痰与吸氧交替进行。⑦对于痰液黏稠不易吸出患者，在吸痰前可给予生理盐水或5%碳酸氢钠2～5ml，冲洗气道，待几次通气后立即吸痰。

（2）判断痰液黏度的方法和临床意义：不同黏度的痰液反映不同的临床情况，在吸痰时应认真观察痰液的性状，根据吸痰过程中痰液在吸痰管玻璃接头处的性状和在玻璃管内壁的附着情况，将痰的黏度分成3度：①Ⅰ度（稀痰）：痰如米汤或泡沫样，吸痰后，玻璃接头内壁上无痰液滞留。提示感染较轻，如量过多，提示气管滴药过量。湿化过度，可适当减少滴入量和次数，同时应注意增加吸痰次数且每次吸痰时应将痰液充分吸净。②Ⅱ度（中度黏痰）：痰的外观较Ⅰ度黏稠，吸痰后有少量痰液在玻璃接头内壁滞留，但易被水冲洗干净。提示有较明显的感染，需加强抗感染措施。白色黏痰有可能与气道湿化不足有关，需注意加强雾化吸入或气管内滴药，避免痰痂堵塞人工气道。③Ⅲ度（重度黏痰）：痰的外观明显黏稠，常呈黄色，吸痰管常因负压过大而塌陷，玻璃接头内壁上滞有大量痰液且不易用水冲净。提示有严重感染，需抗感染治疗或已采取的抗感染措施无效，需调整治疗方案。极黏稠痰不易吸出，提示气道过于狭窄或伴有机体脱水现象，必须及时采取措施。

4. 防止气道阻塞　人工气道阻塞可严重影响通气的效果；而气道湿化不足或吸引不充分是引起气道阻塞的主要原因。患者一般因通气不足和二氧化碳潴留表现为烦躁不安、呼吸困难、发绀，甚至意识丧失等。预防主要做到：①采取适当措施进行人工气道湿化，防止发生湿化不足或过度。②定时（每30min）彻底有效吸痰一次，判断痰液黏度，痰黏稠时注意加强湿化，稀痰时加强吸引。③每次吸痰时，注意吸痰管要插到有效深度以便将气管内导管口以下的痰液吸净。④对于气管插管和气管切开造口置管患者，注意有无套管脱落和异物堵塞，一次性套管扭转是机械通气护理不当的严重并发症，易引起患者窒息，应引起高度重视。⑤气管切开造口置管患者如改用金属套管，要注意定时清洗消毒内套管，最好采用流水冲洗内套管以防止异物存留在套管内。⑥对于气管切开造口置管患者，如果遇到翻身时能脱离呼吸机的患者，尽量卸下呼吸机后翻身；不能脱离呼吸机的患者，要在移动患者头颈部与气管内导管的同时，将呼吸机连接管一起移动，避免气管导管过度的牵拉扭曲而导致气道阻塞。气道阻塞除上述原因外，还有其他因素，如气道大出血、呕吐物误吸，或由气管食管瘘引起的误吸、针头的坠入等，在护理过程中，应注意避免发生。

5. 防止气压伤　气管内导管和气囊压迫气管壁造成气管黏膜水肿、糜烂、溃疡以致狭窄，是机械通气的并发症。为减轻气囊对局部黏膜的压迫，宜尽量采用高容低压套囊，避免过度充气，或采用带有双套囊的导管，交替使用减少气管黏膜局部压迫。气囊充气时，最好能用测压装置测量其内压力，把压力控制在2.45kPa（18mmHg）以下为宜。没有条件测定气囊内压时，临床通常以注入气体刚能封闭气道，听不到漏气声后再注入0.5ml为宜，一般注气7～10ml。另外气囊应每4h放松1次，每次5～10min。在不使用呼吸机时，气囊不必充气，有利于呼吸，而使用机械通气时必须充气以保证潮气量。进食时，气囊要充气，以防吞咽的食物或液体误入气管引起阻塞或吸入性肺炎。

（胡太松）

第二节　呼气末 CO_2 监测技术

呼气末二氧化碳分压（$PETCO_2$）已经被认为是除体温、呼吸、脉搏、血压、动脉血氧饱和度以外的第6个基本生命体征，美国麻醉医师协会（ASA）已规定 $PETCO_2$ 为麻醉期间的基本监测指标之一。

一、监测的适应证

（1）麻醉机和呼吸机的安全应用。

（2）各类呼吸功能不全。

（3）心肺复苏。

（4）严重休克。

（5）心力衰竭和肺梗死。

（6）确定全麻气管内插管的位置。

二、基本原理和测定方法

最常用的 CO_2 监测仪是根据红外线吸收光谱的原理设计而成的，用以测定呼吸气体中的 CO_2 浓度。当呼吸气体经过红外线传感器时，红外线光源的光束透过气体样本，并由红外线检测器测定红外线的光束量，因 CO_2 能吸收特殊波长的红外线（4.3μm），光束量衰减程度与 CO_2 浓度成正比：最后经过微电脑处理获得 $PETCO_2$ 呼气末二氧化碳浓度（$PETCO_2$）以数字（mmHg 或 kPa 及%）和 CO_2 图形显示。根据气体的采样方法不同，CO_2 检测仪有旁流型（sidestream）和主流型（main stream）两种：旁流型是由有流量调节的抽气泵把气体样本送至红外线测量室，气流速度为20～300ml/min，所需气体量小、测量敏感度高和反应快（85ms）。旁流型和主流型相比，旁流型不需要密闭的呼吸回路，因此可用于镇痛或镇静患者的呼吸监测中，监测患者自主呼吸时 CO_2 浓度。

主流型是将红外线传感器直接连接于气管导管接头上，使呼吸气体直接与传感器接触。因此，主流型仅能用于气管插管的患者，不能用于自主呼吸患者的监测。质谱仪法虽然能同时监测患者呼出气体中成分含量，反应快，能连续监测，但该仪器价格昂贵，难以在临床广泛应用。比色法是以探测器的色泽变化来确定 $PETCO_2$ 判断导管是否在气管内，当有胃液或其他酸性物质接触后探测器上色泽不能复原，是一种简便有用的方法，但其精确性还需接受考验。

三、$PETCO_2$ 临床应用

$PETCO_2$ 可以反映患者的代谢、通气和循环状态。血液中 CO_2 的含量、肺泡通气量和肺血灌注量三者共同影响肺泡 CO_2 的浓度或压力，由于 CO_2 弥散能力很强，极易从肺毛细血管进入肺泡形成肺泡二氧化碳分压（$PaCO_2$），血中二氧化碳分压（$PaCO_2$）很快达到平衡，最后呼出气中的 CO_2 气体浓度应与肺泡气相同，由此可以认为 $PETCO_2 \approx PaCO_2 \approx PaCO_2$。所以，临床上可以通过测定 $PETCO_2$ 反映

$PaCO_2$ 的变化，以监测患者的通气功能。PETCO$_2$ 的影响因素有很多，包括 CO_2 产量、肺换气量、肺血流灌注及机械故障等。但对于麻醉手术期间心肺功能正常者，只要呼吸管理中不产生肺泡死腔增大，血流动力学保持稳定，则 PETCO$_2$ 与 $PaCO_2$ 密切相关，PETCO$_2$ 可以较为准确地反映 $PaCO_2$。在通气/血流比例（V/Q）正常时，PETCO$_2$ 通常较 $PaCO_2$ 低 2～5mmHg。

1. 气管插管中的应用　目前常用于气管插管患者监测 PETCO$_2$ 的方法是：气管导管与呼吸机螺纹管之间连接一次性的过滤器（或称“人工鼻”），将 CO_2 采样管一端连接过滤器的侧孔，另一端连接 CO_2 的监护仪，连续无创地监测 PETCO$_2$，该方法简单实用，现已广泛用于气管插管患者的监护当中。ASA 已规定 PETCO$_2$ 为麻醉期间的基本监测指标之一。2002 年重症监护学会（ICU）也将 PETCO$_2$ 作为成年危重患者转运的主要监测指标。目前便携式 PETCO$_2$ 监测已作为评价院前及院内急救气管插管时导管位置正确与否的重要手段。

2. 非气管插管中的应用　对于非气管插管患者，可经面罩或鼻氧管采样连续、无创监测 PETCO$_2$，后者已成为近年来研究的热点。有报道经鼻氧管采气的方法监测到的 CO_2 波形与插管时的 CO_2 波形相似，与面罩采气相比波形更加典型。

（胡太松）

第三节　呼吸机的分类与结构

机械通气是通过呼吸机预置的压力或容量给患者通气，帮助患者完成通气的一种呼吸支持疗法，是治疗内、外急危重症的重要手段。临床应用机械通气的目的在于改善患者的通气与换气功能，为治疗原发病提供了时间，以帮助患者顺利地渡过危重期。

一、呼吸机的分类

呼吸机的分类方法，从不同的角度可将呼吸机分为如下几类。

（一）按照压力方式及作用

（1）体外式负压呼吸机：如早期的铁肺、胸盔式呼吸机等。

（2）直接作用于气道的正压呼吸机：现代呼吸机均为此种类型。

（二）按照动力来源

1. 气动呼吸机　是以压缩气体为动力来源，所有控制系统都靠压缩气体气来启动并控制通气的呼吸机。

2. 电动呼吸机　通过推动折叠囊或气缸产生吸气压力驱动并控制通气的呼吸机。

3. 电控、气动呼吸机　是指只有在压缩气体及电力二者同时提供动力的情况下才能正常工作与运转的呼吸机。通常情况是压缩空气及压缩氧气按不同比例混合后，既提供了适当氧浓度的吸入气体，也提供了产生机械通气的动力。但通气的控制调节，及各种监测、警报系统的动力则来自电力，所以这类呼吸机又称为气动－电控制呼吸机。较复杂的多功能定容呼吸机大多采用这种动力。

（三）按照吸气向呼气的切换方式

1. 压力切换型（定压型，pressure control）　吸气时，定压型呼吸机通过在呼吸道产生正压，使气流进入气道和肺内，肺泡膨胀。随着胸廓和肺被动性地扩张，呼吸道内压力不断升高，当达到预定压力值后，气流中断；呼气时，呼吸机自动打开呼气阀，胸廓和肺被动性地萎陷产生呼气；当气道内压力不断下降，达到另一预定值后，呼吸机再次通过正压产生气流，并引起吸气。如此周而复始，呼吸机不断地产生或辅助呼吸动作。

定压呼吸时的气流量或速度除受呼吸机工作压力的影响外，尚受气道阻力（摩擦力和弹性阻力）和胸、肺组织的顺应性影响。当患者的气道阻力增加或肺顺应性下降时，在同一水平的设定压力下，潮气量（V_T）和分钟通气量（MV）不尽相同。气道阻力高、顺应性差的患者，同一水平设定压力下的

V_T 和 MV 低；而气道阻力正常、顺应性好的患者，同一水平设定压力下的 V_T 和 MV 就可能明显增加。因此，定压型呼吸机一般不适合用于肺部病变较严重、肺顺应性比较差的患者。

2. 容量切换型（定容型，volume control） 通过正压将预定的 V_T 送入呼吸道或肺内，当预定的 V_T 达到后，呼吸机停止供气，气流中断，进入屏气或直接进入呼气状态，呼吸机的呼气阀打开，肺和胸廓被动或主动性的回缩，气体排出，即产生呼气。

定容呼吸的 V_T 或 MV 恒定，为保证供给设定的 V_T% 或 MV 呼吸机可自动调节工作压力和气流速度，以克服由气道阻力增高、肺顺应性降低引起的通气量下降。定容型呼吸机临床应用范围较广，尤其适用于肺部病变严重的患者。

3. 时间切换型（定时型，time control） 按预定的吸气、呼气时间进行转换，当达到预调的吸气时间时即停止吸气而转向呼气。潮气量由吸气时间和吸气流速控制。

4. 流速切换型 吸气时流速波形随时间而变化，当气体流速降到设定水平时，呼吸机自动将吸气转为呼气。而肺内压、吸入气量和吸气时间都不恒定。

5. 联合切换型 又称多功能型呼吸机（versatile ventilation）或高智能呼吸机，是指在一台呼吸机中，兼有定压、定容、定时型呼吸机的切换装置，为目前最新型的呼吸机。

使用该类呼吸机时，吸、呼气相的切换方式和控制方式既可以由操作者任意选择，呼吸机本身具有气道压力、吸气或呼气流量的监测，也可以由呼吸机本身所设置的参数和监测指标综合调置。目前国际市场上拥有的呼吸机，绝大部分属于多功能性的。

这类呼吸机通过所配置的各种传感装置、反馈信息和程度化非常高的电脑，根据临床的需要、患者的具体呼吸状况或调试者的要求来任意设置、自动切换和调节。如 PB840、西门子 300A、伽俐略、纽邦 500 等均属此类呼吸机。

（四）按通气频率的高低

（1）常规频率呼吸机：目前常用的呼吸机多为此种类型。

（2）高频呼吸机：呼吸频率 >60 次/min。

（3）高频震荡呼吸机：呼吸频率 >60 次/min，震荡频率在 50Hz 以上。

（五）按应用对象

（1）小儿呼吸机。

（2）成人呼吸机。

（3）成人 - 小儿兼用呼吸机。

（六）按呼气向吸气转化的方式

（1）控制型。

（2）辅助型或同步型。

（3）混合型多功能呼吸机。

（七）按呼吸机的复杂程度

（1）简易呼吸机：早期及应急呼吸机多为此种类型。

（2）多功能呼吸机。

（3）麻醉用呼吸机。

（4）智能化呼吸机。

（八）按驱动气体回路

（1）直接驱动呼吸机（单回路）。

（2）间接驱动呼吸机（双回路）。

以上无论何种呼吸机，都应具备以下基本设置：空氧混合器，有效地吸入加温加湿装置，较精确的潮气量、吸呼比、呼吸频率调节，可附加呼吸末正压（PEEP）或持续气道正压（CPAP），药物雾化吸入装置，可靠的报警系统。

二、呼吸机的结构（图4－1）

近年随着医用电子技术及微电脑技术的迅速发展，使呼吸机的种类和型号越来越多。但无论呼吸机如何改进，基本结构及工作原理大致相同。

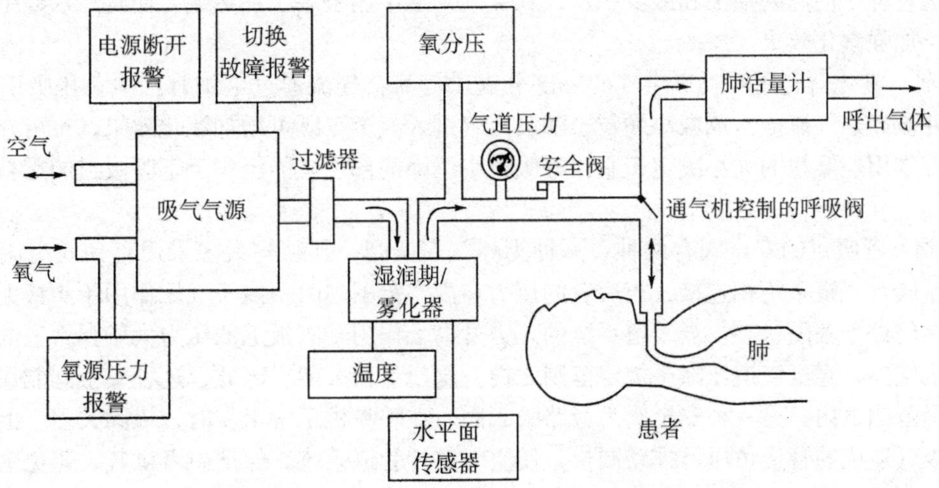

图4－1　患者回路上的人工通气期间所用的监测器和报警的组成

现代呼吸机的结构分为主机、附加结构及监控结构。其中主机是呼吸机最重要的组成部分，分为供气部分和呼气部分。供气部分是给患者提供一个吸气流量，供气的气体容量称为吸气潮气量，提供的压力为吸气压力。呼出部分是让患者呼出气体。

（一）主机

1. 供气部分　供气部分的主要作用是提供吸气压力、流速和时间，提供一定吸氧浓度的吸气潮气量。

2. 呼气部分　呼气部分是呼吸机的另一个重要的组成部分。其主要作用是配合呼吸机作呼吸动作。该部分在吸气时关闭，使呼吸机提供的气体能全部供给患者；在吸气末，呼气阀仍可以继续关闭，使之屏气，此部分只在呼气时才打开，使之呼气。当气道压力低于呼气末正压通气（positive end－expiratory pressure，PEEP）时，呼气部分必须关闭，维持PEEP。呼气只能从此回路呼出，而不能从此回路吸入。呼气部分主要由3种功能阀组成，即呼气阀、PEEP阀、呼气单向阀，也可由一个或两个阀完成上述3种功能。

3. 控制部分　控制部分是呼吸机的关键组成部分。根据控制所采用的原理不同，可将控制部分分为2种：气控、电控，微处理机或计算机控。控制部分可发出各种指令，使呼吸机产生所需要的动作，如吸气、屏气或呼气等。

（二）附加结构

1. 连接管道　呼吸机管道是连接呼吸机各部件并与患者连接的通道。呼吸机提供的气体通过吸气管道进入患者呼吸道，然后患者的呼出气通过呼气管道由呼气阀排出。吸气管道和呼气管道通过一个Y型接管构成一个密闭回路。湿化装置、温度传感器、冷凝水贮器及压力传导管均与连接管道相连。

2. 空氧混合器　现代呼吸机都配置有精密的空氧混合器，可向患者提供不同氧浓度的气体。其可调范围为21%～100%。空氧混合器一般由三部分构成：即平衡阀、配比阀、安全装置。当压缩空气和氧气进入平衡阀后，经一级和二级平衡后，气体压力均等，经过配比阀达到不同的氧浓度而输出。安全装置的作用是当两种气体中的任何一种已耗尽，或已不符合使用要求，则由另一种气体立刻自动转换以维持供气。

3. 湿化器　湿化器大多是通过加温贮水罐中的水产生蒸汽，对吸入的气体经过湿化器加湿、加温后可预防和减少呼吸道的继发感染，同时还能减少热量和呼吸道水分的消耗，使气道内不易产生痰栓和痰痂，并可降低分泌物的黏稠度，促进排痰。

先进的湿化器采用特制的多孔纤维管道，水在管道壁外循环，并逐渐弥散到管道中，既起到湿化作用，又不增加呼吸机的顺应性。湿化点可放置在靠近气道外口附近，使湿化的效果改善。有些湿化器为减少气体运送过程中的温度损失和减少积水，在吸气管道中还安装了加热线。而且贮水罐中置滤纸可增加蒸发面积，加强湿化效果。

4. 雾化器　雾化器利用呼吸机供气的一部分提供气流，气流通过毛细管产生负压吸引，雾化器中液体上升，并被高透气流撞击成微小颗粒，随吸入气进入气道。既可增加湿化效果，也可在雾化液中加药物，起治疗作用。雾粒的大小决定于它在呼吸道中沉降的部位。能沉积于下呼吸道的雾粒的直径一般为 3 ~ 6μm。

5. 安全阀　呼吸机的安全阀有两种：一种为呼气安全阀，其结构大多采用直动式溢流阀，其工作原理是将溢流阀与气道系统相连接，当后者的压力在规定范围内时，由于气压作用于阀板上的力小于弹簧的压力，阀门处于关闭状态。当气道系统的压力升高，作用于阀板上的压力大于弹簧上的压力时，阀门开启，排出气体，直至气道压降至规定范围之内，阀门重新关闭。因此，这种安全阀能保证患者气道压在一个安全范围之内。另一种安全阀为旁路吸入阀。在呼吸机正常工作时，该阀关闭。但一旦供气中断，随患者吸气造成的管道负压可推动阀板，使空气进行管道系统，保证患者供气，避免窒息。

（三）监控结构

1. 呼吸机的监测系统　呼吸机监测系统的作用有两个方面：一是对患者呼吸状况的监测；二是对呼吸机功能状况的监测。两者对增加呼吸机应用于患者的安全性都有重要意义。

呼吸机的监测装置主要有压力监测、流量监测和吸入气氧浓度监测。

（1）压力监测系统：压力监测的方式是通过压力传感器实施的。传感器一端连接在患者接口的 Y 型接管处，称为近端压力监测。也有接在呼吸机的吸气端或呼气端，压力监测可监测气道峰压、气道平均压、气道平台压、呼气末正压等。

（2）通气量监测系统：现代多功能呼吸机常在吸气端或呼气端装有流量传感器，以监测供气或呼出气的潮气量。两者意义有所不同，前者是呼吸机提供的潮气量，后者是进入患者肺部并呼出的潮气量。两者的比较可以提示呼吸机连接和人工气道的情况。根据监测的潮气量和呼吸频率可以监测每分通气量。

（3）吸入气氧浓度监测：一般安装在供气部分，监测呼吸机输出的氧浓度。氧浓度监测装置包括氧电极和氧电池。一般每年需更换 1 次。如氧电池失效，呼吸机将不断报警。

（4）通气动力机制监测：根据监测的压力、流量和潮气量指标，通过计算可以显示通气动力机制的监测指标，如胸肺总顺应性、气道阻力和呼吸功。

（5）湿化器温度监测：湿化器温度监测是防止湿化瓶内温度过高或过低的保险装置。温度过高可能引起呼吸道灼伤，温度过低又妨碍对吸入气体的加温和湿化，理想的温度监测是保持湿化器温度恒定在所需要的范围，一般在 30 ~ 40℃。

（6）电源报警：见于停电或电源插头脱落、电闸掉闸。处理主要是立即将呼吸机与患者的人工气道脱开，给予人工通气以确保患者正常的通气功能；电源插头脱落或电闸掉闸时，在人工通气同时重新连接电源或即合电闸。

2. 呼吸机的报警系统　现代先进的呼吸机常有多种电子声光报警系统。各种报警系统阈值的确定应根据不同患者的具体病情来进行。

呼吸机常见报警有：

（1）电源切断报警。

（2）高压报警（可提示气路堵塞、气道阻力升高或顺应性下降）。

（3）低压报警（常提示气路脱开或漏气）。

（4）氧气或空气源压力不足。

（5）辅助呼吸时自发呼吸停止。

（6）辅助呼吸时自发呼吸与机械呼吸不协调（人机对抗）。

（7）吸入气氧浓度过高或过低。

（8）湿化罐中水量不足。

（9）吸入气温度过高或过低。

（10）吸气时间太长或吸/呼时间比不正常。

（11）每分通气量不足或过高。

3. 机械通气图形监测系统　机械通气的四个基本参数：压力、容积、流速、时间，相互组合构成了各种通气波形，包括压力－时间、流速－时间、容积－时间曲线和压力－容积环、流速－容积环、压力－流速环。通过图形分析可以了解通气模式和通气参数的选择是否适应患者需要；气道有无痰液阻塞；呼吸回路积水有无增加；有无漏气；肺顺应性；有无人机对抗呼吸机和患者在呼吸过程中作功情况从而达到减少气压伤等并发症，增加人机协调性，减少镇静剂的使用，增加脱机成功率的目的。同时也有利于资料的保存、积累，为科研、教学服务。

三、呼吸机的工作原理

机械通气是借助呼吸机建立气道口与肺泡之间压力差，形成肺泡通气的动力和提供不同氧浓度，增加通气量，改善换气，降低呼吸功，达到改善和纠正缺氧，二氧化碳潴留和酸碱失衡，防治多脏器功能损害。

呼吸机气体控制流程：空氧混合器将空气和氧气按一定的比例混合后进入恒压缓冲装置→以设定的通气模式和可在一定范围内调节的潮气量、每分钟通气量、通气频率、吸气时间、屏气时间控制通气机的吸入阀→将混合气体送入吸气回路→经过连接吸气回路的湿化器加温加湿后→经过气管插管将气体送到患者肺内，进行交换。再通过控制呼气阀将废气排出，即完成一个呼吸周期并周而复始。

（胡太松）

第四节　机械通气的目的、适应证、禁忌证

一、机械通气的目的

1. 改善通气，纠正呼吸性酸中毒　使用呼吸机可以克服由呼吸动力不足、呼吸阻力过大等多种原因引起的通气功能障碍，以保证患者所需要的肺泡通气量，排除体内增高的二氧化碳，维持动脉血二氧化碳分压（$PaCO_2$）恢复或接近正常，纠正呼吸性酸中毒，这是机械通气最基本、最重要的目的。

2. 改善换气，纠正低氧血症　一般较轻或中度的低氧血症常可以通过鼻导管或面罩吸氧得到改善。但较严重的低氧血症主要由肺内分流量增加和通气/血流比例（V/Q）失调所致，一般氧疗难以奏效。正压机械通气可改善萎陷肺组织的充气状况，使通气/血流比例趋于正常，从而达到纠正低氧血症的目的。如使用呼气末正压（PEEP）通气治疗急性呼吸窘迫综合征（ARDS）。

3. 减少呼吸肌做功，节约氧耗　一些呼吸系统疾病的患者虽然动脉血气分析的结果还在正常范围或偏离正常不远，但临床上已表现出呼吸肌做功的明显增加，如鼻翼煽动、“三凹现象”、明显的腹式呼吸和奇脉等，提示将出现呼吸肌疲劳。这种呼吸肌做功的增加源于气道阻力的增加、肺和胸壁顺应性降低、内源性呼气末正压（PEEPi）的出现。对上述患者适时使用呼吸机可以大大减少呼吸肌的做功，达到防止呼吸肌疲劳的目的。

呼吸功增加直接使耗氧量增加，极度呼吸时耗氧量可占全身耗氧量的50%。呼吸机的使用在减少呼吸肌做功的同时也使耗氧量降低，节约的氧耗可用于对缺氧损伤更敏感的脏器和组织，这对于减轻缺氧对机体的影响有重要意义。

4. 保持呼吸道通畅　许多患者因为未能及时清除气道增多的分泌物，致使肺泡通气量减少，使用呼吸机有利于气道的湿化和分泌物的引流。正压通气可增大潮气量，有预防肺不张和呼吸衰竭的作用。对于一些意识障碍，呼吸和吞咽肌麻痹使咳嗽排痰能力很差的患者，适时地进行气管切开、应用呼吸机，不但能够保障肺的通气量，更重要的是能够维持气道通畅、防止肺不张甚或窒息的发生。对阻塞性睡眠呼吸暂停综合征（OSAS）患者进行连续气道正压（CPAP）通气，则可解除患者睡眠中出现的气道机械性阻塞，保证气道通畅。

5. 改善压力－容积关系　正常肺通气时的潮气量始于功能残气位，此点位于压力－容积曲线陡直部分的起点，有一个较小的压力变化即可获得较大的肺容积变化。但在萎陷的气道和肺泡，其功能残气位处于较低水平，为曲线的平坦区，虽施较大的胸内压，但肺容积增幅不大，不能保证通气。因此，对气道和肺泡萎陷的患者通过呼吸机的 PEEP 功能可使功能残气量增加，呼气末肺容积点在曲线上右移至陡直区，改善压力－容积关系，从而收到防止气道和肺泡萎陷、改善肺顺应性、防治肺损伤进一步恶化的功效。

需要指出的是，机械通气的上述目的并非必须通过机械通气才能实现，有时即使应用了机械通气也不一定能达到预期的目的。重要的是在对应用机械通气要达到的目的进行恰当估计的基础上，结合患者的病情和呼吸机的性能，才能最大限度地发挥呼吸机的治疗作用。

二、机械通气的适应证

1. 神经肌肉疾患引起的呼吸衰竭　属于泵衰竭，主要特点为呼吸驱动力不足，如最大吸气压力 <2.45kPa（18mmHg），或肺活量 <15ml/mg，或呼吸频率大于 30 次/min，均应开始机械通气治疗。

2. 上呼吸道阻塞所致呼吸衰竭　临床主要表现为吸气困难，治疗关键在于及时建立人工气道，多数情况下需要进行气管切开。人工气道建立后，如患者 PaO_2 <8.0kPa（60mmHg）或 $PaCO_2$ >8.0kPa（60mmHg），或呼吸频率小于正常 1/3，或大于正常 2 倍（>35 次/min）时需要机械通气治疗。

3. 急性呼吸窘迫综合征（ARDS）或其他原因所致的呼吸衰竭　ARDS、肺水肿、肺炎、支气管哮喘所致的呼吸衰竭主要表现为进行性缺氧，或进行性呼吸性酸中毒。如在吸氧浓度（FiO_2）达到 60%，PaO_2 <8.0kPa（60mmHg），或 $PaCO_2$ >6.9kPa（45mmHg）、pH<7.3，则应开始机械通气治疗。

4. 因镇静药等应用过量导致的呼吸衰竭　此类呼吸衰竭一般所需机械通气时间不长，为减少呼吸功消耗、防止呼吸突然停止以及防止误吸、确保呼吸道通畅，可早期建立人工气道，并进行人工通气治疗。当呼吸频率大于 30 次/min，或吸氧后 PaO_2 改善不理想，出现咳嗽无力等现象时，应立即建立人工气道，进行机械通气。

5. 心肌梗死或充血性心力衰竭合并呼吸衰竭　此类呼吸衰竭的特点是通气功能一般良好，主要为气体交换障碍、氧耗量增加、低氧血症。适当应用机械通气可促进氧合作用、改善心肌缺血，也有可能减轻心脏负荷。但因正压机械通气有减少回心血量、降低心排血量之弊，应慎重考虑。当 FiO_2 达 60% 以上，PaO_2 <8.0kPa（60mmHg）时，可谨慎地进行机械通气治疗。

6. 慢性阻塞性肺疾患呼吸衰竭急性恶化　因慢性呼吸衰竭机体代偿，虽严重低氧、二氧化碳潴留，机体仍可耐受。故机械通气适应证标准有别于其他病因所致呼吸衰竭。当 pH<7.2～7.25、呼吸频率大于 30 次/min，或出现呼吸抑制、严重神志障碍时，应开始机械通气。

7. 心脏骤停复苏术后　心脏骤停复苏术后，只有保证了有效的通气，循环才能发挥作用，因此有必要进行短期的机械通气。

8. 用于预防目的的机械通气治疗　在开胸手术后、败血症、休克、严重外伤情况下，估计患者在短时间内有发生呼吸功能不全可能时，可预防性应用机械通气以防止呼吸衰竭的发生。

9. 慢性病的康复　对于 COPD 慢性呼吸衰竭或某些神经－肌肉疾病引起的呼吸衰竭，发达国家 COPD 开展家庭治疗。小型负压呼吸机和 BiPAP 呼吸机可供上述患者的康复治疗。

三、机械通气的禁忌证

凡是患者发生了呼吸衰竭，原则上均应进行机械通气。严格地讲，机械通气的治疗没有绝对的禁忌证。但是临床上在某些情况下应用机械通气时，由于对气道施加正压可能使病情加重，反而导致不良后果，应视为禁忌。

一般来说，呼吸机治疗没有绝对的禁忌证。因为任何情况下，对危重患者的抢救和治疗，均应强调权衡利弊，如对病情复杂的患者，往往选择治疗方案时矛盾重重，这时就应权衡利弊，选择对患者利最大、弊最小的治疗方案，因此，下述只为相对禁忌证。

1. 低血容量性休克　患者在血容量未补足以前，应尽量避免应用机械通气治疗，以免机械通气对循环系统的影响会加重原有的低血容量性休克。但当低血容量休克已造成呼吸功能障碍，低氧血症已危及患者生命时应毫不犹豫地应用机械通气，同时尽快补充血容量。

2. 严重肺大泡和未经引流的气胸　严重肺大泡和未经引流的气胸，尤其是张力性气胸，在未建立胸腔闭式引流时禁忌应用机械通气治疗。因为在这两种情况下应用机械通气，一般只会使原有的病情加重。因此，对明确的气胸，应尽可能做到先建立胸腔闭式引流，然后再进行机械通气，病情不允许时应力争两者同时进行。

3. 大量胸腔积液　因胸腔为大量液体所占，难以取得预期的疗效，反而可能引起循环障碍。治疗首先考虑胸腔引流。

4. 大咯血或严重误吸所致窒息性呼吸衰竭　在气道未通畅前，也禁忌机械通气。此时应全力将气道保持通畅，使血液和血块顺利地被排出，否则正压通气只会加重血块的堵塞或使血液或血块进入更小的肺单位。如病情紧急，不能长时间进行气道内堵塞物清除时，可在开放气道后短时间气道抽吸和短时间的低压通气相间进行，或在采用高频通气的同时抽吸气道，此既保证减少气道阻塞，又能保证通气。

5. 活动性肺结核　此种情况并非全部列为禁忌，应视患者具体情况。若结核病变范围较大、呼吸衰竭尚不十分严重时以暂不进行机械通气为宜，否则有促使结核播散的可能。如病变较局限且病情需要时可以应用。

6. 心肌梗死　过去认为心肌梗死患者禁用呼吸机，因其能增加心脏负担，使心排血量减少、血压下降。但近年来国内外的临床资料证实，心肌梗死若伴有肺水肿、呼吸衰竭，在治疗原发病的同时应积极进行机械通气治疗。最好在监测血流动力学指标的同时采用低压或高频的通气模式。

（胡太松）

第五节　机械通气对生理功能的影响

机械通气是借助呼吸机产生呼吸或辅助肺进行呼吸，与正常的自主呼吸有着显著的差别。正常自主呼吸时，胸廓扩张、膈肌下降使胸腔内产生负压，从而使气管到肺之间形成一个压力梯度，产生吸气气流。而机械通气时，呼吸机产生正压，在吸气过程中胸腔内压从 -0.49kPa（$-5cmH_2O$）增至 +0.294kPa（$+3cmH_2O$），这种胸腔内压和肺内压力的增加，是呼吸机对人体正常生理过程产生影响的基本原因。因此必须了解和掌握机械通气对人体的影响以利于通气治疗期间的监测。

一、机械通气对呼吸生理的影响

（一）对呼吸中枢的影响

机械通气抑制呼吸中枢的兴奋性。

（1）机械通气使潮气量增加，肺泡通气量上升，低氧血症和高碳酸血症得以纠正，使血气异常对化学感受器的化学性刺激减少，从而抑制自主呼吸。

（2）机械通气使肺泡膨胀，刺激肺泡的牵张感受器，通过传入神经，抑制呼吸中枢的吸气神经元，使传出神经传出兴奋减低，抑制患者的吸气动作。

（二）对呼吸肌的影响

慢性呼吸衰竭患者可能存在呼吸肌疲劳。机械通气可以代替呼吸肌的全部或部分工作，从而降低气道阻力，纠正低氧血症，也有利于呼吸肌肌力的恢复。但机械通气完全替代自主呼吸会引起呼吸肌废用性萎缩，故在病情不稳定的危重患者，首先应用机械通气，使疲劳的呼吸肌得到完全充分的休息。一旦病情有所好转，应允许患者呼吸肌参与作功，并逐步调低机械通气比例，使呼吸肌功能得到恢复。

（三）对呼吸压力的影响

机械通气（正压通气）吸气时，主要通过呼吸机的机械力量提高气道外口压力，在肺泡与气道外口之间产生压力差，驱动气流进入肺泡。因此，机械通气时气道内压（包括峰压和平均压）、肺泡内压、胸腔内压较自然呼吸时均有不同程度的升高，其升高的幅度、形态与呼吸机各种参数的设置和通气模式的选择有关。由于肺泡内压增高，造成肺泡过度膨胀，引起肺泡破裂和间质结构破坏，从而导致气压伤如纵隔气肿、皮下气肿、气胸。

为避免气压伤的发生，临床上可采取下列措施：①用较小的潮气量。②在提高呼气末正压（PEEP）水平时适当减低潮气量。③密切监测气道峰压并保持在95cmH_2O以下。④避免高潮气量叹息。⑤监测内源性呼气末正压（PEEPi）水平。⑥对于易发生气压伤的患者，如急性呼吸窘迫综合征（ARDS）后期、慢性阻塞性肺疾病（COPD）或哮喘等，谨慎应用。⑦容许性高碳酸血症。

（四）对呼吸动力的影响

1. 气道阻力（airway resistance）　机械通气可通过以下机制使气道阻力降低。

（1）正压通气能扩张支气管，增加支气管内径。

（2）机械通气能纠正缺氧，解除支气管痉挛。

（3）通过人工气道，保持呼吸道通畅，并保证患者呼吸道的充分湿化和引流，使气道阻力下降。

（4）机械通气时可根据患者的具体情况，适当调节呼吸频率、吸/呼时间比、呼/吸气流速、呼/吸气时间及流速波型来降低气道阻力。如阻塞性通气障碍的患者，若使用较慢的呼吸频率，延长吸气和呼气时间，从而减慢呼气和吸气流速，降低呼/吸气时的气道阻力。

2. 肺顺应性（lung compliance）　ARDS、肺纤维化、肺水肿等疾病，其肺顺应性差，需要有较高的压力才能使肺泡膨胀。而机械通气尤其是PEEP能使肺泡内压升高，功能残气量增加，萎缩的肺泡复张，从而提高肺顺应性。

3. 呼吸功　正常人自主呼吸时为克服各种阻力而做的功，称为生理呼吸功（WOBp），包括克服肺和胸廓弹性阻力所做的弹性功、克服气道阻力所做的阻力功。对于进行机械通气的患者来说，除生理呼吸功外，气流通过机械设备时也需作功，称为附加呼吸功（WOBi）。不同的通气模式或呼吸机（包括送气管路、按需流量阀、气管导管等）均可影响附加呼吸功。但机械通气能减少呼吸做功的作用是十分肯定的，这对降低氧耗和防止呼吸肌疲劳的发生是十分有益的。其主要表现在：

（1）机械通气能部分或完全替代呼吸肌工作，减少呼吸肌的氧耗。

（2）机械通气能通过降低气道阻力和提高肺顺应性，从而减少了阻力功和弹性功，使生理呼吸功减小。

（3）机械通气能通过改善或纠正缺氧，从而减轻或消除由于缺氧所致的烦躁、激动和过度通气，可减少患者的通气需求。

当然，如果机械通气与自主呼吸不协调，出现人机对抗，气管套管内径过细、过长，不适当的吸气流速，触发灵敏度低等使附加呼吸功显著增加，也会增加患者的呼吸功消耗。

（五）对肺容量的影响

1. 潮气量（tidal volume，V_T）　机械通气在吸气期产生正压，使气道外口与肺泡的压力差增加，有助于扩张气道和肺泡。因此，增加吸气期正压、降低吸气相的阻力、增加吸入气的流速、延长吸气时间均能使潮气量增加。

机械通气时潮气量的大小决定于肺顺应性、气道阻力和呼吸机的通气压力。相同通气压力时，潮气量主要取决于肺顺应性和气道阻力。通过提高通气压力水平可克服肺顺应性和气道阻力对潮气量的影响，在一定程度上提高潮气量。有的呼吸机还附设了叹息（sign）功能，定时、间断地高潮气量通气，使肺组织能定时地充分膨胀，以防止肺不张的发生。

肺压力与容积变化的关系虽非线性，但正常人自主呼吸与机械通气的潮气量都处在肺压力－容积曲线的陡直段，故随吸气压力的提高，潮气量成比例地增加。当有严重肺部疾病（尤其是肺顺应性差）或由于呼吸机设置不当时，潮气量处于肺压力－容积曲线的平坦段，继续增加压力，潮气量增加甚微，但会影响循环功能和引起肺损伤。

2. 功能残气量（functional residual capacity，FRC） 一般通气模式时，功能残气量增加并不明显。PEEP和连续气道正压（continuous positive airway pressure，CPAP）使陷闭的肺泡张开，功能残气量增加。其增加程度与所加正压的大小、胸肺顺应性有密切关系。压力相同，顺应性越低，功能残气量增加越小。正常人，PEEP为5cmH_2O时，功能残气量增加500ml；13cmH_2O时，功能残气量增加1 180ml。功能残气量的增加对于防止肺泡萎陷、减少肺内分流、改善肺泡－毛细血管膜两侧气体交换有利。

（六）对肺通气的影响

1. 每分通气量（minute ventilation volunm，V_E） 每分通气量是潮气量和呼吸频率的乘积。机械通气对每分通气量的影响取决于潮气量和呼吸频率的设置。呼吸衰竭患者自主呼吸潮气量往往减低，而呼吸频率大多增加。机械通气减慢呼吸频率，增加潮气量，尽管每分通气量可能降低，但由于肺泡通气量提高，肺的通气功能可改善。

2. 每分肺泡通气量（mnnute alxreolar ventilation，V_A） 肺泡通气量是吸入气量中能到达肺泡进行气体交换的有效通气量，$V_A=(V_T-V_D)\times$呼吸频率。在每分通气量相同的前提下，深而慢的呼吸，其无效腔通气较浅而快的呼吸为小，故机械通气尽管每分通气量并不增加，甚至减少，但肺泡通气量仍有改善。此外，机械通气还通过以下途径使肺泡通气量增加。

（1）减少解剖无效腔：机械通气通过人工气道的建立，如气管插管或气管切开，减少患者的解剖无效腔。但经鼻面罩连接呼吸机时，解剖无效腔增加。

（2）减少肺泡无效腔：机械通气通过正压吸气、扩张气道、应用PEEP使萎陷的肺泡重新开放等，使通气分布更为均匀，从而减少肺泡无效腔。

（七）对肺换气功能的影响

1. 肺内气体分布 正常人自主呼吸时，吸入气的分布也不是完全均匀的。右肺的通气大于左肺，下肺比上肺多，边缘部位肺组织通气量较中央支气管周围肺组织为多。病理情况下，气体分布不均主要与气道阻力、顺应性不均匀有关。不均匀的气道阻力见于气道局部阻塞，如支气管黏膜肿胀、痉挛、陷闭和受压等。不均匀的顺应性见于肺纤维化、肺弹性减低、肺泡表面活性物质减少、肺充血水肿等。同样的气道压力下那些气道阻力低、顺应性好的肺泡充气多，而气道阻力高、顺应性差的肺泡充气少。此外，吸气时间与气体分布也有关，气道阻力高、顺应性好的肺泡需要较长的吸气时间，而气道阻力低、顺应性差的肺泡需要较短的吸气时间即能得以扩张。因此，为使吸入气在肺内分布均匀，机械通气时应根据患者的具体情况来选择适当的吸气压力、吸气时间、流速和通气模式等。

（1）正压通气：与自主呼吸不同，机械正压通气时中央支气管周围肺组织通气量较边缘肺组织多。

（2）通气模式：PEEP和CPAP防止呼气相气道和肺泡陷闭，利于气体分布均匀；定压通气时，当气道压力达到设定值时，吸气即告结束，呼气开始，这往往使气道阻力增加的患者吸气时间过短而造成明显的气体分布不均；若采用压力控制通气（pressure control ventilation，PCV），当气道压力达到预定压力时，吸气并不结束，而是使吸气流速减慢，这样有利于不易扩张的肺组织通气，效果较好；反比通气（inverse ratio ventilation，IRV）使吸气时间延长，使萎陷的肺泡重新通气，有利于气体分布；压力支持通气（pressure support ventilation，PSV）等模式有自主呼吸存在，也有利于气体分布均匀；正负压通气在呼气期肺容量减少时不利于气体交换。

（3）吸气时间：延长吸气时间可以增加通气不足肺组织的通气，从而改善肺内气体的分布。但吸气时间过长对循环的影响较大，临床上应根据具体情况而予以调节。

（4）吸气流速和形态：机械通气时流速越高（如吸气压力大、潮气量大、呼吸频率快、吸气时间短），涡流的形成就越明显，致使气道阻力增加，从而加重气体分布不均。若吸气流速下降，不但气道阻力随之下降，肺内气体的分布也随之趋于均匀。

吸气流速波型也影响吸入气的分布。一般认为递减波利于气体分布均匀。吸气末停顿也促进肺泡内气体重新分布。

2. 通气/血流比例（V/Q） 正常人由于重力、体位和肺容积的不同，肺脏各部位的通气/血流比例也有一定的差别。一般来说，通气/血流比例自肺尖部向肺底部渐减。机械通气对通气/血流比例的影响有正反两方面作用。

（1）有利作用：机械通气纠正通气/血流比例失调的作用远不如纠正通气不足。但是随着机械通气模式的不断改进，各种功能的出现，机械通气对纠正通气/血流比例失调已有相当大的作用。其主要通过以下途径：

1）提高肺泡通气量：机械通气通过增加潮气量，改善肺泡通气量，从而减少肺内静动脉分流，使原来通气/血流比例较低部位的通气量增加。

2）增加肺血流量：机械通气可纠正缺氧，解除缺氧所致的肺血管痉挛，使肺血流量增加，使那些肺血流不足部位的无效腔通气减少。

值得一提的是，机械通气只能纠正因暂时性肺血管痉挛所致的肺血流量的下降，而对于长期缺氧所致的继发性肺血管壁改变引起的肺血流量的下降几乎没有作用。

（2）不利作用：机械通气使用不当，如气道压过高、潮气量过大或吸气时间过长等，可使肺泡过度扩张或肺泡内压过高，从而挤压肺泡周围毛细血管，使原来通气/血流比例正常部位的肺血流量减少，造成医源性无效腔通气增加。此外，上述部位的血液向通气较差、肺泡内压较低的部位转移，又会增加肺内静动脉分流。此外，吸气压过高或持续时间过长，会影响静脉回流，使右心排血量减少，使通气/血流比例进一步失调。

3. 弥散功能 一般而言，机械通气对弥散功能的影响是有限的。但通过以下途径，机械通气对弥散功能有一定的好处。

（1）提高吸入气氧浓度（FiO_2）：机械通气可以充分提供吸入气的氧浓度，能有效地提高肺泡氧分压，增加氧的弥散量。

（2）增加弥散面积：机械通气的正压吸气，使气道和肺泡内压增加，萎缩的肺泡膨胀和复张，导致弥散面积恢复或增加。

（3）缩短弥散距离：气道和肺泡内压的增加，抑制了肺毛细血管内液体外渗，减轻肺泡及间质的水肿，促进渗液吸收，这些均能缩短气体的弥散距离。

（八）对氧离曲线的影响

机械通气对氧离曲线及组织供氧的影响是两方面的：一方面，机械通气可以提高动脉血氧分压（PaO_2），增加血氧含量，有利于组织供氧；另一方面，随着通气功能的改善，如动脉血二氧化碳分压（$PaCO_2$）下降过快，使氧离曲线左移，这样不利于组织摄取氧合血红蛋白的氧。

二、机械通气对循环功能的影响

（一）对体循环的影响

1. 右心前、后负荷 机体的静脉回流量取决于血容量及周围静脉－中心静脉的压力差。正常自主呼吸时，吸气时胸腔负压使周围静脉－中心静脉压力差增加，有利于静脉回流和右心室充盈。机械通气时胸腔内负压减少甚至呈正压，中心静脉压增高，使周围静脉－中心静脉压力差减小，回心血量减少，右心充盈减少，前负荷减轻。

正压通气使肺泡内压升高，肺泡毛细血管床阻力增加，使肺动脉压力也增高，导致右心后负荷增加，使右心排血量下降，右心室容量增加。

2. 左心前、后负荷 机械通气早期，由于胸内压的改变，使肺容量血管的血液被挤出，从肺静脉进入左心室，左心前负荷可不变或有所增加。然而，在2~3次心跳后，随着右心室后负荷增加和肺血流量的减少，使左心室舒张期末容积减少，左心室顺应性下降，左心前负荷可降低。另外，肺膨胀对心脏的机械性压迫及右心室容量增加使室间隔向左心室偏移均影响左心前负荷，使左心充盈减少，左心室排血量下降。

机械通气时，左心后负荷下降或不变。然而，心排血量下降会反射性地引起血管痉挛，又可造成左心后负荷增加。

3. 心排血量　机械通气对心排血量的影响主要取决于对回心血量和心脏充盈的影响，其次还取决于患者的心脏功能情况。当吸气压力为30cmH_2O，吸/呼时间比为2∶1时心排血量可减少33%。

机械通气使心排血量下降的原因有：

（1）胸腔压力升高：①影响静脉回流。②心室舒张期末压升高而容积减少。③肺血管阻力增加。④冠状血管血流减少。⑤神经反射性心肌收缩力下降。

（2）每分通气量过大，使$PaCO_2$急剧下降，引起呼吸性碱中毒，导致细胞内外钾浓度改变，低血钾诱发心律失常（常见房性早搏或室性早搏，严重时可有心室颤动）。同时，$PaCO_2$的下降会降低交感神经对心脏的兴奋作用，使心排血量更为减少。

4. 机械通气对体循环影响的有关因素

（1）通气模式

1）间歇正压通气（intermittent positive pressure ventilation，IPPV）：应用IPPV模式时，在吸气相对体循环产生上述影响。在呼气相，随着气道压力和胸内压的降低，静脉回流量和心脏充盈可恢复或增加。

2）CPAP和PEEP：CPAP和PEEP通气模式时，呼气相气道压力和胸内压仍较高，影响静脉回流和心脏充盈，尤以PEEP为甚。

3）间歇正负压通气（intermittent positive and negative ventilation，IPNPV）：应用IPNPV时，呼气相的负压有利于静脉回流，增加心排血量。但可能引起肺泡陷闭，对肺部气体交换不利，临床应用受到限制。

（2）平均气道压（mean airway pressure，PAW）和正压时间：平均气道压是一个呼吸周期中气道内压的平均值，与气道压力的大小及持续时间有关，它反映了对胸内压的影响程度。平均气道压越高，对循环的影响就越大。

1）吸气正压：吸气压力增高，回心血量减少，导致心排血量也减少。待呼气开始，气道压力下降，胸内压降低，从而使回心血量有所回升。随着吸气压力的改变，回心血量呈现周期性变化。

2）吸气时间或吸/呼时间比：吸气时间延长，胸内压升高持续时间较长，对回心血量影响较明显。若呼吸频率不变，则正压吸气时间越长，呼气时间越短，对血流动力学的影响越大。

3）呼吸频率：呼吸频率增快，使呼气时间缩短，对右心充盈产生不利影响，使心排血量减少。

4）吸气末平台时间：吸气末平台时间延长对肺内的气体分布有好处，但却使平均气道压升高。

（3）患者因素

1）代偿能力：机械通气对循环的不利影响，正常人通过血管加压反射和交感神经反射进行代偿，使周围血管收缩，静脉压升高，从而恢复回心血量。但在休克、血容量不足、胸段交感神经阻滞、应用大量镇静剂或交感神经阻滞剂等情况下，这种代偿能力减弱甚至消失。

2）肺顺应性：机械通气对回心血量和心排血量的影响程度还受患者肺顺应性的影响。肺顺应性差如ARDS或肺纤维化的患者，气道内压对胸内压的影响较小，故引起回心血量减少和心排血量降低的程度较轻。这可能与肺组织顺应性直接影响压力的传导有关。

（二）对肺循环的影响

与体循环相比，肺循环是一个低压、低阻、高流量系统。机械通气的正压呼吸能改变肺血容量和肺血管阻力。

1. 肺血容量　在自主呼吸时，吸气相肺血容量增多，约占全身总血量的9%，呼气相减至6%。机械通气的正压吸气使肺血容量向腹腔及周围循环转移。当吸气压力为30cmH_2O时，约50%的血液被挤出胸腔，其中3%流向四肢，其余血液进入腹腔。若机体血管神经反射正常，可通过全身血管收缩代偿使肺血容量维持正常。如患者血容量不足，或因酸中毒、缺氧使肺毛细血管处于痉挛状态，或周围血管舒缩功能不良时，上述代偿作用便减弱。

肺血液在肺内的分布决定于重力和肺动脉－肺泡压差。正压通气使肺泡压升高，使肺血流量减少。受重力影响，对肺上部的影响更为明显。

2. 肺血管阻力（pulmonary vascular resistance） 肺血管分为两类：一类为肺泡血管，如肺小动脉、小静脉和毛细血管，分布在肺泡膜上，感受肺泡周围压力；另一类为肺泡外血管，如较大的肺小动脉、小静脉及其分支，感受间质压力。肺血管阻力主要取决于肺容量。肺血管阻力在功能残气位时最低。当肺容量进一步减少时，间质向外牵拉力也降低，使肺泡外血管直径减小，肺血管阻力升高。当肺容量增加超过功能残气量时，经肺压增加，肺血管床受压迫，其横断面积减小，肺血管阻力也升高。因此，哮喘或COPD患者由于呼气末容积增加，可导致肺血管阻力显著升高。机械通气对肺血管阻力的作用与肺泡内压、肺容量有关。当用较高的潮气量或PEEP过高时，肺泡周围的肺毛细血管受压，致使肺血管阻力增高，从而增加右心室后负荷和右心室容量。

肺血管阻力升高导致的右心室高容量会引起右心室舒张，以保持每搏量。在正常人，高肺血管阻力对右心功能影响不大；但对于右心功能衰竭的患者，增加的后负荷会进一步降低右心室排血量。

但是，机械通气可通过改善和纠正缺氧，缓解肺血管痉挛，从而降低肺血管阻力；又使萎陷的肺泡扩张，开放肺毛细血管床，使肺血管阻力下降。因此，机械通气对肺血管阻力的影响是因人而异的。

总之，机械通气对心功能的影响是利多弊少，主要通过以下两条途径改善心功能状况：①机械通气能有效地纠正缺氧，增加心肌的氧供，增强和改善心肌的收缩力，使心功能状况趋于稳定。②机械通气减少静脉回流，降低心脏前负荷，使心功能状况得以改善。但机械通气的正压呼吸可降低冠状动脉的灌注压，使冠状动脉血流减少，心肌血供减少；其次，肺膨胀也可反射性地抑制心肌收缩力。

近年来，机械通气的应用指征得以扩大，心肌梗死等疾病已不再是机械通气的绝对禁忌证。心脏病患者通过适当选择机械通气模式和参数，因人而异，因时而异，取利避害不是不可能的。

三、机械通气对其他脏器功能的影响

（一）对脑血流和颅内压的影响

脑血流量主要受$PaCO_2$的影响。当$PaCO_2$升高时，脑血管扩张，脑血流量增加；$PaCO_2$减少时，脑血管收缩，脑血流量降低。

PaO_2也可影响脑血流量。当PaO_2下降时，脑血管扩张，脑血流量增加。同时由于脑细胞缺氧，代谢产物堆积，脑细胞通透性增加，均可造成脑细胞功能障碍，脑组织水肿。

脑血流量与颅内压关系密切。脑血流量增加时，脑脊液的产生量也会增加，使颅内压升高。机械通气通过降低$PaCO_2$，使脑血流量减少和颅内压下降，因此，脑水肿患者应用机械通气治疗时多主张轻度过度通气，以降低颅内压。但一般不低于25mmHg，以免使脑血流量过于减少以及氧离曲线左移，引起脑细胞缺氧。

机械通气可提高PaO_2，改善缺氧，从而避免缺氧造成的脑功能障碍。一般主张应尽早纠正脑细胞的缺氧，以免因时间过长造成不可逆的脑损伤。但是机械通气后意识障碍或呼吸能否恢复还与引起颅内高压的原发病有关。此时机械通气的价值在于通过机械通气，不依赖呼吸中枢的控制和调节来维持呼吸功能，为救治颅内压增高的原发病赢得时间和创造条件。

但是机械通气使胸内压升高，心排血量降低，使颅内灌注压下降，同时影响颅内静脉回流。而颅内静脉压升高使脑脊液吸收减少，也造成颅内压增高。这种作用又以PEEP更为明显。所以，颅内高压的患者（如脑外伤、脑水肿等）应尽量避免用PEEP，必要时建议PEEP $<$ 5cmH_2O。

（二）对肾脏的影响

机械通气对肾功能的影响主要由三方面引起，即血流动力学、内分泌和动脉血气改变。

1. 血流动力学改变 正压通气时胸内压升高，回心血量减少，心排血量降低，引起肾血流灌注减少，肾小球滤过率降低，造成尿量减少。但是，机体通过代偿在一个相当大的动脉血压范围内保持尿量不变。只有当肾小球毛细血管压力降低至75mmHg时，肾小球滤过率才会下降。随着血压进一步降低，则出现无尿。

机械通气时肾脏内部血流的再分布亦可以导致肾功能改变。此时，髓旁肾单位（又称近髓肾单位）血流增加而皮质外围血流减少。由于髓旁肾单位重吸收钠较外围皮质肾单位吸收更为多，导致钠重吸收增加，并伴随水潴留。肾血流重分布可能是交感神经兴奋或去甲肾上腺素、垂体加压素或血管紧张素升高的结果。

2. 内分泌改变 机械通气时尿量减少与内分泌改变也有关。

正压通气使心排血量降低，引起左心房内容量感受器和颈动脉窦压力感受器兴奋，抗利尿激素（antidiuretic hormone，ADH）释放增加，从而少尿。

机械通气尤其是PEEP时，回心血量减少，右心房舒张受限，对右心房牵拉刺激减少，从而导致心房利钠肽（atrial natriuretic peptide，ANP）分泌减少，亦可导致水钠潴留。

另外，正压通气尤其是PEEP时肾血流灌注下降，使肾入球小动脉处牵张感受器和致密斑受到刺激，使血浆肾素活性上升，激活肾素－血管紧张素－醛固酮系统，导致水钠滞留。

3. 动脉血气 低氧血症和高碳酸血症可刺激肾上腺素和去甲肾上腺素分泌，反射性地引起肾血管收缩，肾血流量明显减少，使肾小球滤过率降低，肾功能障碍。

而高碳酸血症所致的酸中毒使肾小管再吸收碳酸氢盐（HCO_3^- ↑）增加，亦致水钠潴留。

必须指出，适当的机械通气治疗后，随着缺氧的纠正、二氧化碳滞留的改善以及酸中毒的纠正，肾小球滤过率改善，尿量增加，从而减轻水钠潴留。应注意高浓度氧的毒性作用，当PaO_2超过125mmHg时，对肾功能产生不良影响。

（三）对肝功能的影响

缺氧可引起肝脏功能障碍，使蛋白质合成、凝血因子的产生、毒素和毒物的灭活、糖原合成等受影响。机械通气通过纠正缺氧，改善肝脏功能。

长时间机械通气或调节不当也可引起肝功能损害。原因为：心排血量下降使肝动脉血流减少、膈肌下降压迫肝脏使门静脉压力升高、肝静脉血流减少以及静脉回流受阻引起肝脏淤血等。

（四）对消化系统的影响

机械通气对消化系统的影响有两个方面：一方面，缺氧和二氧化碳潴留造成胃肠道黏膜糜烂、出血或应激性溃疡，而机械通气能纠正缺氧和二氧化碳潴留，当然能减轻胃肠道黏膜损伤和消化道出血，起保护胃肠道功能的作用。另一方面，机械通气的正压妨碍了下腔静脉的血液回流，使下腔静脉淤血、门静脉压力升高、胃肠静脉淤血，从而导致消化道出血和损伤。另外，机械通气时胆汁反流、胃肠道pH降低均可损伤胃黏膜上皮。

此外，机械通气可引起腹胀甚至严重胃肠充血。其发生机制不明，可能与吞咽反射亢进或反射性抑制肠蠕动有关。这种情况一般在机械通气1～2d后可自行缓解，无需特殊处理，严重者可放置胃管减压。

（五）对酸碱平衡的影响

机械通气的主要目的是改善通气，纠正缺氧和二氧化碳潴留，因此其对酸碱失衡治疗的积极作用是肯定的。但是如果设置或调节不适当，可反过来加重酸碱失衡。

1. 通气不足 机械通气时达不到适当的肺泡通气量，会引起通气不足，使$PaCO_2$升高，pH呈酸性，并伴低氧血症，导致呼吸性酸中毒。

机械控制呼吸的患者由于通气不足发生呼吸性酸中毒时，刺激患者自发呼吸试图补充机械呼吸通气量之不足，出现人机对抗。

2. 通气过度 机械通气潮气量过大或呼吸频率过快可引起通气过度，使$PaCO_2$下降、pH升高，造成呼吸性碱中毒。

过度通气可减少呼吸中枢驱动，有助于控制人机对抗。但呼吸性碱中毒时可引起低血钾，使氧离曲线左移，加重组织缺氧，使血清游离钙降低，发生抽搐等。长期通气过度可导致脱机困难。

3. 代谢性酸中毒　一般而言，机械通气对代谢性酸碱平衡无直接影响。但不适当的机械通气对肾脏功能产生不利影响后可出现少尿甚至无尿，亦可导致代谢性酸中毒。

（胡太松）

第六节　机械通气的模式、参数设置和调整

一、机械通气模式

机械通气的模式很多，选择时主要参照各种通气模式的特点和患者的具体病情，如缺氧纠正的情况、患者的肺功能状况、是否准备撤机等综合考虑，有时在呼吸机使用过程中还需要根据患者的病情变化，不断地调整和改变通气模式。目前常用的呼吸机模式有以下几种。

（一）控制通气（controlled mechanical ventilation，CMV）

呼吸机完全代替自主呼吸的方式，包括容量控制通气和压力控制通气。

1. 容量控制通气（volume controlled ventilation，VCV）　即潮气量（V_T）、呼吸频率（f）、吸呼比（I/E）和吸气流速完全由呼吸机来控制。

特点：能保证潮气量的供给，完全代替自主呼吸，有利于呼吸肌休息；易发生人机对抗，如果参数调节不当，可造成通气不足或通气过度，不利于呼吸肌锻炼。

应用：

（1）中枢或外周驱动功能很差者。

（2）对心肺功能储备较差者，可提供最大呼吸支持，以减少耗氧量。如躁动不安的 ARDS 患者、休克、急性肺水肿患者。

（3）需过度通气者，如闭合性颅脑损伤。

2. 压力控制通气（pressure controlled ventilation，PCV）　即预置压力控制水平和吸气时间。吸气开始后，呼吸机提供的气流很快使气道压达到预置水平，之后送气速度减慢，以维持预置压力到吸气结束，呼气开始。

特点：递减吸气流速特点使峰压较低，能改善气体分布和通气与血流灌注比（V/Q），有利于气体交换。V_T 与预置压力水平和胸肺顺应性及气道阻力有关，需不断调节压力控制水平，以保证适当水平的 V_T。

应用：通气功能差，气道压较高的患者；用于 ARDS 有利于改善换气；新生儿、婴幼儿；补偿漏气。

（二）辅助通气（assisted ventilation，AV）

即患者吸气用力时呼吸机提供通气辅助，压力切换型通气机提供压力辅助，容积切换型通气机提供容积辅助。当患者开始自主呼吸时，依靠气道压的轻微降低来触发（压力触发）或通过基础气流的减少来触发（流量触发），触发后通气机即按预设潮气量（或吸气压力）、频率、吸气和呼气时间将气体送给患者。

特点：患者自主呼吸易与通气机活动同步；通气时镇静剂的应用可减少或避免；预防呼吸肌的萎缩；有利于改善机械通气对血流动力学的不利影响；有利于撤机过程；但提供通气支持不稳定，不能根据患者的需要来调节。

应用：偶尔有自主呼吸的患者可以使用。

（三）（同步）辅助控制通气（assist controlled ventilation，ACV）

自主呼吸触发呼吸机送气后，呼吸机按预置参数（V_T、f、I/E）送气；患者无力触发或自主呼吸频率低于预置频率，呼吸机则以预置参数通气。与CMV相比唯一不同的是需要设置触发灵敏度，实际f可大于预置的f。

特点：具有CMV的优点，并提高了人机协调性；但可出现通气过度。

应用：同CMV。

（四）间歇指令通气（intermittent mandatory ventilation，IMV）和同步间歇

指令通气（synchroniled intermittent mandatory ventilation，SIMV）

（1）IMV：按预置频率向患者传送常规正压通气，在两次机械周期之间允许患者自由呼吸。

（2）SIMV：IMV的每次送气在同步触发窗内由自主呼吸触发，若在同步触发窗内无触发，呼吸机按预置参数送气，间歇期间允许自主呼吸存在。

特点：支持水平可调范围大（0%～100%），能保证一定的通气量，同时在一定程度上允许自主呼吸参与，防止呼吸肌萎缩，对心血管系统影响较小；自主呼吸时不提供通气辅助，需克服呼吸机回路的阻力，降低平均气道压。应用SIMV，自主呼吸易与通气机协调，减少对镇静剂的需要。

应用：具有一定自主呼吸能力者，逐渐下调IMV辅助频率，向撤机过渡，若自主呼吸频率过快，采用此方式可降低自主呼吸频率和呼吸功耗。

（五）压力支持通气（PSV）

即吸气努力达到触发标准后，呼吸机提供一高速气流，使气道压很快达到预置辅助压力水平以克服吸气阻力和扩张肺脏，并维持此压力到吸气流速降低至吸气峰流速的一定百分比时，吸气转为呼气。该模式由自主呼吸触发，并决定RR和I/E，因而有较好的人机协调。而V_T与预置的压力支持水平、胸肺呼吸力学特性（气道阻力和胸肺顺应性）及吸气努力的大小有关。当吸气努力大，而气道阻力较小和胸肺顺应性较大时，相同的压力支持水平送入的V_T较大。

调节参数：FiO_2触发灵敏度和压力支持水平。某些呼吸机还可对压力递增时间和呼气触发标准进行调节。前者指通过对送气的初始流速进行调节而改变压力波形从起始部分到达峰压的“坡度”（“垂直”或“渐升”），初始流速过大或过小都会导致人机不协调；后者指对压力支持终止的流速标准进行调节。对COPD患者，提前终止吸气可延长呼气时间，使气体陷闭量减少；对ARDS患者，延迟终止吸气可增加吸气时间，从而增加吸入气体量，并有利于气体的分布。

特点：属自主呼吸模式，患者感觉舒服，有利于呼吸肌休息和锻炼；自主呼吸能力较差或呼吸节律不稳定者，易发生触发失败和通气不足；压力支持水平设置不当，可发生通气不足或过度。

应用：有一定自主呼吸能力，呼吸中枢驱动稳定者；与IMV等方式合用，可在保证一定通气需求时不致呼吸肌疲劳和萎缩，可用于撤机。

（六）指令（量小）分钟通气（MVV）

即呼吸机按预置的分钟通气量（MV）通气。自主呼吸的MV若低于预置MV，不足部分由呼吸机提供；若等于或大于预置MV，呼吸机停止送气。临床上应用MV主要是为了保证从控制通气到自主呼吸的逐渐过渡，避免通气不足发生。这种模式对于呼吸浅快者易发生CO_2潴留和低氧，故不宜采用。

（七）压力调节容量控制通气（PRVCV）

即在使用PCV时，随着气道阻力和胸肺顺应性的改变，必须人为地调整压力控制水平才能保证一定的V_T。在使用PRVCV时，呼吸机通过连续监测呼吸力学状况的变化，根据预置V_T自动对压力控制水平进行调整，使实际V_T与预置V_T相等。

（八）容量支持通气（VSV）

可将VSV看作PRVCV与PSV的联合。具有PSV的特点：自主呼吸触发并调节RR和I/E。同时监测呼吸力学的变化以不断调整压力支持水平，使实际V_T与预置V_T相等。若两次呼吸间隔超过20s，则

转为 PRVCV。

（九）比例辅助通气（PAV）

呼吸机通过感知呼吸肌瞬间用力大小（以瞬间吸气流速和容积变化来表示）来判断瞬间吸气要求的大小，并根据当时的吸气气道压提供与之成比例的辅助压力，即吸气用力的大小决定辅助压力的水平，并且自主呼吸始终控制着呼吸形式（吸气流速、V_T、RR、I/E），故称之为“呼吸肌的扩展”。PAV 和 PSV 一样，只适用于呼吸中枢驱动正常或偏高的患者。我们将 PAV 与 PSV 在 COPD 患者中进行对比研究，表明该模式具有较好的人机协调作用，患者自觉舒适，在维持基本相同的通气需求时能明显降低气道峰压，有一定的优势。

（十）持续气道正压通气（continuous postive airway pressure，CPAP）

是指在自主呼吸条件下，整个呼吸周期气道均保持正压。气道压在吸气相和呼气相都保持一定的压力水平。当患者吸气使气道压低于 CPAP 水平时，呼吸机通过持续气流或技需气流供气，使气道压维持在 CPAP 水平；当呼气使气道压高于 CPAP 时，呼气阀打开以释放气体，仍使气道压维持在 CPAP 水平。

特点：具有 PEEP 的各种优点和作用，如增加肺泡内压和功能残气量，防止气道和肺泡的萎陷，改善肺顺应性，扩张上气道；增加气道峰压和平均气道压，减少回心血量和保证肝、肾等重要脏器血流灌注。

应用：治疗阻塞型睡眠呼吸暂停综合征（OSAS）；患者存在气体闭陷和隐性 PEEPi 时，可应用 CPAP 对抗 PEEPi，减少 COPD 患者呼吸功的消耗；治疗支气管哮喘；作为撤机技术应用；治疗急性心源性或非心源性肺水肿。

（十一）呼气末正压通气（PEEP）

呼气末正压借助于呼气管路中的阻力阀等装置使气道压高于大气压水平即获得 PEEP。它可以产生如下生理学效应：

（1）使气道压处于正压水平，平均气道压升高。

（2）一定水平的 PEEP，通过对小气道和肺泡的机械性扩张作用，使萎缩陷肺泡重新开放，肺表面活性物质释放增加，肺水肿减轻，故可以使肺顺应性增加，气道阻力降低，加之对内源性呼吸末正压（PEEPi）的对抗作用，有利于改善通气。

（3）功能残气量增加：气体分布在各肺区间趋于一致，Q_S/Q_T 降低，V/Q 改善。

（4）弥散增加：PEEP 过高除使胸内压升高，静脉回流减少，心排血量下降等对血流动力学产生不利影响外，还使肺泡处于过度扩张的状态，顺应性下降，持久会引起肺泡上皮和毛细血管内皮损伤，通透性增加，形成所谓的“容积伤”（volutrauma）。由此可见，PEEP 的作用是双相的，临床上应根据气体交换、呼吸力学和血流动力学的监测调节 PEEP。PEEP 主要应用于急性呼吸窘迫综合征（ARDS）的治疗，在不增加 FiO_2 情况下可提高 PaO_2，减少分流，改善 V/Q。PEEP 的选择从 5cmH_2O 开始，逐渐增加达到满意 PEEP 为止。一般10～15cmH_2O。以不超过 15cmH_2O 为宜，>20cmH_2O 将影响心排血量，且气压伤机会增多。

（十二）其他通气新模式

1. 双水平压力支持通气（BIPAP）及气道压力释放通气（APRV）　与 CPAP 使患者在持续正压的条件下进行完全自主呼吸不同，BIPAP 和 APRV 是使患者在两个压力水平上交替进行自主呼吸，在高、低压力水平自主呼吸是完全保留的，APRV 实际上是低压力时间很短的 BIPAP 的一种特殊类型；当然也可将 BIPAP 看成是在 CPAP 基础上加压力控制通气，以定压通气扶持自主呼吸。

2. 压力支持自主通气（PAV）　足以为患者提供与其自主呼吸产生的气道压成比例的压力支持，是患者自主呼吸能力的扩大。

3. 闭合环路通气模式（CLV）　闭合环路（closed loop）是自动控制学的术语，与自动反馈控制（servocontrolled）意义相同，也就是说此类模式是全自动控制或智能通气模式。呼吸机模拟医生实施机械通气的全过程，自动监测各项指标，分析结果并及时自动调整呼吸机参数。CLV 呼吸机采用了高精度传感器、快速反应的阀门系统和微电脑三大先进技术。能快速自动监测阻力、顺应性、内源性呼气末正压（PEEPi）、潮气量（V_T）、有效潮气量（V_A）、每分通气量（V_E）等，微电脑对输入参数、监测参数进行综合分析，并形成输出参数对呼吸机进行调控。此即是 CLV 工作流程。

（十三）自动模式（auto mode）

是尽量多地用支持通气（压力或容量支持 PS 或 VS），并以控制通气如压力控制或容量控制（PC 或 VC）作后备保证通气安全。

自动模式与压力支持通气（PSV）加窒息通气（apnea ventilation）的区别：

（1）自动模式的支持通气与控制通气间的转换是双向的，当患者连续 2 次的触发时呼吸机会自动从控制通气转回支持通气。

（2）窒息通气在启动后即以控制模式通气，同时发出报警，即使患者以后有触发功能，呼吸机也不会自动转换回支持模式。

（十四）高频通气（HFV）、超高频通气（UHFV）

HFV 是一种高频率低潮气量，非密闭气路条件下的通气模式。频率为正常呼吸频率的 4 倍以上，潮气量接近或低于解剖死腔。

（1）高频正压通气（HFPPV），通气频率 60～120 次/min（1～2Hz），V_T 3～5ml/kg，I/E <0.30。

（2）高频喷射通气（HFJV），通气频率 120～300 次/min（2～5Hz），V_T 2～5ml/kg，气源压力 103.4～344.7kPa。

（3）高频震荡（HFO）震荡频率 300～3 000 次/min（5～50Hz）。

（十五）机械通气新理念

1. 机械通气新策略

（1）延长吸气时间

1）容留时间变长，加强气体交换。

2）增加平均气道压，改善通气血流比。

3）功能残气量增加。

（2）保证自主呼吸

1）减少心血管抑制。

2）减少肝、肾、内分泌影响。

3）减少气道压、容量伤。

4）减少人机对抗。

（3）允许性高碳酸血症（permissive hypercapnia，PHY）：允许 CO_2 逐步升高（5～10mmHg/h），pH 适度降低。血气正常不是最重要目标，减少机械通气相关性肺损伤（VILI）的发生。

（4）避免产生压力性创伤：PIP（气道峰压）>70cmH_2O，44% 产生压力性创伤，PIP <35～40cmH_2O，Plat（平台压）<35～30cmH_2O 可减低压力性创伤。

（5）避免产生大容积性创伤：大容积的泵气，会造成肺泡过分的伸展及收缩，令肺池囊产生撕裂，产生呼吸机引起的肺损伤（VILI）。

2. 肺保护性通气策略　机械通气的目标是在提供通气和氧合需求的同时，实施对肺组织的保护，即小潮气量、快频率、适当的 PEEP 通气策略。

3. 注意脑保护　以往采用保持持续低碳酸血症以减轻大脑酸中毒、缩血管、降颅压。新近研究表明：低碳酸血症加重脑缺血、缺氧，影响 CPR 的抢救成功率；原因是心搏骤停后血流的恢复可导致持续 10～30min 反应性的一过性充血，伴长时间的低血流状态，造成少血流与高代谢间的矛盾，影响脑复苏。脑保护性通气策略：

（1）机械通气应避免高通气或低通气，维持正常血碳酸浓度为宜。

（2）避免使颅内压升高（增加潮气量、PEEP、气道阻力等）。

（3）保证维持有效脑灌注。

4. 注意循环功能的保护　机械通气不适当可影响循环血液回流、降低心排量、使心肝肾脑等重要脏器的灌注量下降，加重加快多器官功能不全的发生。临床应用时 PEEP 值最好在 5～15cmH_2O，并根据血气分析结果及患者状态及时调整呼吸机参数。

二、机械通气常用参数设置和调整

（一）呼吸机常用参数设置

1. 呼吸频率（f）　一般按新生儿 30～40 次/min，＜1 岁者 25～30 次/min，1～3 岁者 20～25 次/min，4～6 岁者 18～20 次/min，7～12 岁者 16～18 次/min，成人 10～15 次/min 设置。但应根据个体差异和血气分析结果进行调节。注意：

（1）若患者的自主呼吸频率明显增快（＞28 次/min），初始的呼吸频率不宜设置过低，以接近或略低于患者的自主 f 为原则，否则会发生人机对抗，增加呼吸做功。

（2）对有气道阻力增高的阻塞性肺部疾患患者，适合选用慢而深的呼吸频率，对限制性肺部疾病的患者，宜使用稍快而深的呼吸频率。

2. 潮气量（V_T）　一般为 6～15ml/kg。实际应用时应根据血气分析和呼吸力学等监测指标不断调整。尤其是小儿个体差异较大，潮气量微小变化即可引起效果明显的改变。注意：

（1）成人可选用较大 V_T 和较慢 f，使患者对呼吸困难的敏感性降低，吸/呼比率的呼出时间延长，有利于 CO_2 的排出和静脉回流。

（2）对于肺有效通气量容积减少的疾病如 ARDS，应采用小潮气量（6～8ml/kg）通气。

（3）若 V_T 需要大，f 可调小，若 V_T 需要小，f 可适当调快。

3. 每分通气量（V_E）　V_E = 潮气量（V_T）×呼吸频率（f），V_E 与 V_T 的临床价值相同，一般只设其中一个参数即可。V_T 成人：6～15ml/kg；小儿：10～12ml/kg。但不论成人与小儿，V_T 与 f 均应按具体需要而组合。成人可用较大的潮气量和较慢的呼吸频率。注意：

（1）在设置 V_E 时应兼顾 f，因为即使在 V_E 相同的情况下，f 不同，每分钟有效肺泡通气量可以明显不同。

（2）呼吸机的类型、连接方式不同，死腔量也可能不同，考虑有效通气量时，尚需考虑这个因素。

4. 吸呼比（I/E）　呼吸功能基本正常者，多选择 I/E 为 1 ：（1.5～2）。正常吸气时间 1～1.5s，I/E＞1。若 I/E＜1，则使呼气气流加速，静脉回流减少。有阻塞性通气功能障碍的患者，如 COPD、哮喘患者多选择 I/E 为 1 ：（2～2.5）、呼吸性酸中毒时，呼气时间稍延长，选用 1 ：（2～2.5），以利 CO_2 排出；呼吸性碱中毒时，可用 1 ：（1～1.5），使吸气时间延长，减少 CO_2 排出。

5. 气道压力（PAW）　成人一般预定在 15～20cmH_2O。原则是力求以最低的气道压力获得足够的 V_T，同时不影响循环功能。引起气道压增高的原因有：

（1）胸、肺顺应性减小。

（2）呼吸道不通畅，包括管道扭曲或过深，分泌物过多等。

（3）镇静麻醉不充分，自主呼吸与呼吸机不协调。

（4）潮气量过大：发现气道压力过高时，应先查明原因，迅速处理。

6. 吸氧浓度（FiO_2）　原则是在保证氧合的情况下，尽可能使用较低的 FiO_2。一般 FiO_2 以 40%～50% 为宜，初用呼吸机治疗时，为迅速纠正低氧血症，可适当在短时间内使用较高的 FiO_2（＞60%），最高可达 100%，但时间应控制在 0.5～1h。随着低氧血症的改善，逐渐下调 FiO_2 直至正常范围。

7. 呼气末正压（PEEP）　原则是从低水平开始，逐渐上调，待病情好转，再逐渐下调。生理性 PEEP 为 2～5cmH_2O，治疗性 PEEP 为 5～15cmH_2O；目前推荐“最佳 PEEP”，即最佳氧合状态；最大氧运输量；最好顺应性；最低 Q_S/Q_T；达到上述要求的最小 PEEP，PEEP 为双刃剑，有加重心脏负担、减少回心血量及心排量、易引起肺气压伤等可能，应该尽量避免过高的 PEEP。

PEEP 的调节步骤：

(1) 原呼吸机所设的条件不变，成人应用 PEEP 从 $5cmH_2O$ 开始，儿童从 $3cmH_2O$ 开始。

(2) 每次增加或减少 PEEP 为 $2\sim3cmH_2O$，直至最佳 PEEP，一般不超过 $15cmH_2O$。

(3) 调节后 30min 应监测 PaO_2、$PaCO_2$ 等指标。

8. 叹气（sigh） 指采用机械通气过程中，间断给予预定潮气量 150% 或 200% 的大潮气量，以防止肺泡萎缩的方法。带自动设置的呼吸机，每呼吸 10 次或每分钟给叹气 1 次。

9. 同步触发灵敏度 可分为压力和流速触发两种。一般认为，吸气开始到呼吸机开始送气的时间越短越好。压力触发很难低于 110～120ms，而流速触发可低于 100ms，一般认为后者的呼吸功耗小于前者。触发灵敏度的设置原则为：在避免假触发的情况下尽可能小。一般设置于 $-1\sim-2cmH_2O$ 或 1～2L/min。

10. 流速波形 一般有方波、正弦波、加速波和减速波四种。其中减速波与其他三种波形相比，使气道峰压更低、气体分流更佳、氧合改善更明显，因而临床应用越来越广泛。

11. 湿化器温度 湿化器温度监测，是防止湿化瓶内温度过高或过低的保险装置。温度过高可能引起呼吸道灼伤，温度过低又起不到吸入气体加温加湿的效果，故理想的湿化器加湿是保证进入患者肺内气体 37℃，湿度 100% 为宜。

（二）呼吸机参数的调整

机械通气过程中应根据动脉血气结果和病情改善情况调整呼吸机参数。

1. 呼吸性酸中毒 任何原因引起的肺通气量不足和肺交换不充分，均可导致呼吸性酸中毒。其血气分析特点是：pH 值降低 <7.35，$PaCO_2$ 增高 >45mmHg，PaO_2 正常或降低。呼吸机参数的调整：应通过增加潮气量或呼吸频率，来提高每分钟通气量，通过减少 I/E 比，延长呼气时间，增加 CO_2 排出。当 PaO_2 过低时，可提高 FiO_2，当 FiO_2 >60%，PaO_2 仍偏低时，应加用 PEEP，同时要解除病因。

2. 呼吸性碱中毒 任何原因引起的肺通气量过多，均可导致呼吸性碱中毒。其血气分析特点是：pH 值升高 >7.45，$PaCO_2$ 明显降低 <35mmHg，PaO_2 正常或升高。呼吸机参数调整：应通过减小潮气量和 f 来降低每分钟通气量，增大 I/E 比，缩短呼气时间，减少 CO_2 排出。当 PaO_2 过高时，降低 FiO_2，同时应给予镇静剂治疗。

3. 低氧血症 任何原因引起肺通气量不足和肺气体弥散功能障碍，通气比值失调，均可引起低氧血症。其血气分析特点是：pH 值正常或降低，$PaCO_2$ 正常或升高，PaO_2 明显下降 <60mmHg。

呼吸机参数调整：

(1) 提高 PaO_2 的方法：①提高吸入气氧浓度：但应选择达到理想氧分压的最小氧浓度，尽量 <60%。②合理增加 PEEP：对换气功能障碍者，FiO_2 >60%，PaO_2 <60mmHg 逐渐调整。③使用定压通气并延长吸气时间：当 FiO_2 >60%，Pplat 超过压力上限或 PEEP 超过 $15\sim20cmH_2O$ 时，可延长至反比通气。④适当应用镇静剂或肌松剂：当呼吸频率增快，辅助呼吸肌明显活动，它可增加氧耗，降低氧分压。⑤适当增加潮气量：无过度通气且 V_T <10ml/kg 时应提高 V_T，但一定要在保护性肺通气的前提下进行。

(2) 降低 $PaCO_2$ 的方法：①增加通气量：以增加 V_T 为主。②适当延长呼气时间，特别是严重气道阻塞时。③改用定压型通气模式，可改善气体分布，减少无效腔。④降低 PEEP，特别是自主通气模式时。

（田 菁）

第七节 机械通气的监测

一、呼吸机的自动监测

1. 压力监测系统 呼吸机压力监测系统，是较为重要的监测系统。都以压力传感器持续监测患者气道压的变化。压力监测分高压和低压两种，当实际压力超过或低于所设置的压力水平时，呼吸机将以压力报警形式提示操作者注意。

压力报警是呼吸机具有的重要保护装置。压力报警水平分上限和下限，主要用于对患者气道压力的监测。报警参数的设置主要依据患者正常情况下的气道压水平，一般情况下，高压上限设定在正常气道最高压（峰压）上 5 ~ $10cmH_2O$ 水平；低压下限设定在能保持吸气的最低压力水平。

（1）高压报警：在呼吸机使用过程中当由于某种原因使患者气道压升高，超过压力报警上限水平时，呼吸机就会高压报警。高压报警多见于患者咳嗽、分泌物堵塞气道、管道扭曲、自主呼吸与呼吸机拮抗或不协调等。处理方法为：①检查呼吸机管道是否打折、受压，管道内是否积水过多。解除管道打折、受压原因并清除管道内积水，如积水已进入患者气道则立即进行吸痰。②检查患者是否有分泌物堵塞气道、咳嗽等情况发生。如有立即使用有效的吸引技术吸痰以清理患者气道（必要时纤维支气管镜吸痰），在分泌物黏稠不易吸除时通过雾化吸入或呼吸机湿化器等方式增加气道湿化；对于支气管痉挛患者立即报告医生采取解痉措施。③检查患者的呼吸是否与呼吸机不同步及呼吸机送气时患者是否屏住呼吸。若患者存在激动、烦躁不安等表现可以按医嘱适当使用镇静剂，对于必须行控制呼吸患者，通过使用肌肉松弛剂以抑制自主呼吸；对于因呼吸机潮气量设置过高引起的报警应与医生共同检查，重新设置参数。

（2）低压报警：呼吸机低压报警装置是发现患者脱机的一种保护措施，因为低压报警量可能的因素就是患者脱机。患者一般表现为呼吸急促、发绀、可听到咽喉部有漏气声或听到患者说话声，对气管切开患者可见气管切开口周围分泌物有气泡出现。处理：①检查气管导管气囊充气情况，必要时重新充气，如气囊破裂立即更换气管导管。②仔细检查呼吸机管路，更换破裂管道并将各接头接紧，尤其检查容易忽视的接口，如集水瓶等。③如患者出现呼吸急促、发绀等缺氧症状，立即使用简易呼吸机进行人工呼吸。

2. 容量监测系统　呼吸机的容量监测装置，主要为保障患者的通气量或潮气量而设置。监测是以流量传感器对吸气或呼气流量积分计算，持续监测患者通气量或潮气量的变化，监测到的具体数值可以被直接显示。容量传感器多装于呼出气管道口，监测的是呼出气的每分钟通气量或潮气量。一般在呼吸机容量监测过程中当实测的 TV 或 MV 低于或高于所设置的 TV 或 MV 报警水平时，呼吸机就可能报警，以利于操作者及时发现和处理。

容量报警系统是预防因呼吸机管道或人工气道漏气和患者与呼吸机脱离引起通气不足的主要结构。

（1）低容量报警：该报警装置对保障患者有足够的通气量、防止管道和人工气道漏气引起的通气不足和因脱机给患者带来的生命危险，有相当重要的价值。常见原因主要为患者的气管导管与呼吸机脱开或某处漏气，处理见低压报警；对于有闭式引流者，大量气体自胸腔漏出，需重新设置报警限，调节潮气量以补偿漏气。

（2）高容量报警：容量报警的高水平限制不如低水平限制有价值，它主要在于提醒人们重视和防止实际 TV 或 MV 高于所设置水平状况的出现，这种情形多见于患者自主呼吸增强的情况下。因此，实际 TV 或 MV 高于所设置水平的报警，多预示患者可能存在自主呼吸与呼吸机拮抗或不协调。处理见高压报警，同时要检查所设置的通气方式、潮气量、呼吸频率等参数是否合适，报告医生及时调整。

3. FiO_2 监测　由于机械通气中吸入氧浓度过高或过低均不尽人意，过高会引起氧中毒，过低不能满足患者纠正缺氧需要，所以必须控制吸入氧浓度。大多数呼吸机均有此装置并具备气源报警功能。

呼吸机气源报警有 FiO_2 报警和氧气或空气压力不足报警。FiO_2 报警是用于保障 FiO_2 在所需要的水平。倘若实际 FiO_2 低于或高于所设置的报警水平，FiO_2 报警装置就会被启动。FiO_2 报警水平的设置可根据病情需要作决定，一般可高于或低于实际设置的 $FiO_2$10% ~20% 即可。氧气或空气压力不足时主要通知中心供氧室调整或更换氧气瓶以确保供气压力。

4. 湿化器温度监测　湿化器温度监测是防止湿化瓶内温度过高或过低的保险装置。温度过高可能引起呼吸道灼伤，温度过低又妨碍对吸入气体的加温和湿化，理想的温度监测是保持湿化器温度恒定在所需要的范围，一般在 30 ~40℃。

5. 电源报警　电源报警见于停电或电源插头脱落、电闸掉闸。处理主要是立即将呼吸机与患者的人工气道脱开，给予人工通气以确保患者正常的通气功能；电源插头脱落或电闸掉闸时，在人工通气同时重新连接电源或即合电闸。

6. 低 PEEP 或 CPAP 水平报警　有些呼吸机为保障 PEEP 或 CPAP 的压力能在所要求的水平，配备了低 PEEP 或 CPAP 水平的报警装置。设置此项报警参数时，一般以所应用的 PEEP 或 CPAP 水平为准，即如设置的 PEEP 或 CPAP 水平为 $10cmH_2O$，报警水平也设在此水平，一旦低于这个水平时，呼吸机就会报警，人们也能及时发现和处理。如未用 PEEP 或 CPAP，则该项参数不需设置。

二、一般情况监测

在机械通气治疗期间应注意观察患者的体温、脉搏、呼吸、血压、皮肤、神志变化及尿量等。体温升高通常是感染的一种表现，体温下降伴皮肤苍白湿冷，则是休克的表现，应找出原因，采取相应措施。由于机械通气时气道内压增高，回心血量减少，可引起血压下降，心率反射性增快。另外机械通气可抑制患者吸气，尤其是潮气量大时，可导致自主呼吸停止。如患者通气不足，缺氧或二氧化碳潴留时，患者首先表现为意识状态的改变，可有烦躁、意识障碍、惊厥等症状。如果患者呼吸道通畅，机械通气治疗得当，缺氧和二氧化碳潴留缓解，则患者发绀改善，神志会逐渐转为清醒。

同时应注意用最基本的物理诊断方法——肺部听诊，观察呼吸音变化和是否有异常呼吸音出现。机械通气时，两侧胸廓活动应对称，两侧肺呼吸音的强弱应一致，否则提示气管插管进入一侧气管或有肺不张、气胸等情况。

注意观察有无自主呼吸与机械通气对抗。主要表现为自主呼吸激动、呼吸频率增快、与呼吸机不同步，结果导致呼吸困难，通气不足或气体交换不良。清醒患者可表现为猛烈地摇头，疯狂地敲打床边，甚至企图自行拔掉气管内插管。因呼吸机每次送气都与自主呼吸发生对抗，使气道压力过高而报警。发生对抗的常见原因有：①呼吸机失灵或调节不当。②呼吸道有梗阻，如导管扭曲、分泌物或痰栓堵塞导管等。③自主呼吸过于急促。④全身性疾病的影响，如败血症、高热、严重酸碱平衡失调等。⑤精神因素，由于疼痛刺激、意识变化及长期应用呼吸机的痛苦，使患者精神极度紧张，总感到气短，导致呼吸激动。发现患者自主呼吸与机械通气对抗，应首先让患者暂时脱离呼吸机，并用简易呼吸器以纯氧进行人工呼吸。在此同时检查呼吸器，必要时应查动脉血气分析，行胸部 X 线检查以确定气管导管的位置，是否存在肺部病变等。主要针对原因进行处理：①适当增加潮气量或呼吸频率，以过度通气来减弱患者的自主呼吸。②如果是用控制通气者，可改为 IMV。③适当应用镇静药、镇痛药或肌肉松弛药，以减弱自主呼吸。

三、PaO_2、SaO_2 或 SpO_2 监测

$PaO_2<60mmHg$ 是判断患者是否存在低氧血症的标准，接受呼吸机治疗的患者，通常也以此作为低氧血症是否纠正的标准。当患者接受呼吸机治疗后，低氧血症已被纠正，即 $PaO_2 \geqslant 60mmHg$，说明所设置的有关纠正低氧血症的呼吸机参数基本合理；若低氧血症仍未得到满意的纠正，应分析原因调整呼吸机参数。若低氧血症可能是肺内分流所致，则一般首先考虑应用 PEEP 并根据疗效将 PEEP 调至最佳水平；若低氧血症为弥散障碍所致，则一般只能通过适当提高吸入氧浓度；如果是通气障碍，最简单的调节方法是去除呼吸道分泌物、保持呼吸道通畅，适当增加 TV。

持续 SaO_2 或 SpO_2 监测，是目前临床应用较多且极为普遍的监测方法。SpO_2 监测的优点是简便易行，除能替代持续 SaO_2 监测外，还能间接反映 PaO_2 的变化，能减少有创性动脉血气分析穿刺。

四、$PaCO_2$ 和 $PETCO_2$ 监测

$PaCO_2$ 是判断呼吸性酸、碱中毒的主要指标。呼吸性酸中毒预示通气不足，即高碳酸血症；呼吸性碱中毒预示通气过度，即低碳酸血症。虽然 $PaCO_2$ 的正常值是 35～45mmHg，但应用呼吸机治疗时，一般以 $PaCO_2<35mmHg$ 作为过度通气的指标，以 $PaCO_2>50mmHg$ 作为判断通气不足的指标。

$PETCO_2$ 是呼吸末的 CO_2 分压，主要反映或代表 $PACO_2$，$PETCO_2$ 正常值是 38mmHg。持续监测 $PETCO_2$ 替代 $PaCO_2$ 监测能免去反复抽取动脉血气监测 $PaCO_2$，能指导合理调节呼吸机的某些参数，预

防和纠正过度通气所致的呼吸性碱中毒。通气不足所致的呼吸性酸中毒，也可通过 $PETCO_2$ 监测得到预防和纠正。

1. 通气不足　应用呼吸机条件下，通气不足产生的主要原因可能是气道不畅所致的二氧化碳排出受阻。当然不排除由于通气管道漏气、脱机等引起的通气量不足，主要诊断是动脉血气分析结果。$PaCO_2>50mmHg$，意味着患者存在不同程度的通气不足，有些患者也许会伴有不同程度的低氧血症，一般患者有呼吸急促、烦躁、出汗、发绀、与呼吸机不同步等低氧和高碳酸血症表现。出现通气不足时，首先应分析并排除可能的外界影响因素，主要是加强气道的湿化和充分吸引、应用支气管扩张剂，必要时更换导管或套管，调整管道的位置等。倘若引起通气不足的因素均已去除，动脉血气分析仍提示通气不足所致的 CO_2 潴留，则可以适当调整机械通气的参数，对通气不足的患者，可以调整的呼吸机参数主要是 I/E，通过调整使患者在不增加呼吸做功的前提下，促进二氧化碳的排出。I/E 最长可达（1 ∶ 2.5）～（1 ∶ 3）。

2. 过度通气　主要原因为通气量过大或呼吸频率过快，使每分钟通气量增加明显，二氧化碳也随之排出过多。主要诊断依据是动脉血气分析。无论引起过度通气的原因如何，只要 $PaCO_2<35mmHg$，均意味着患者存在不同程度的过度通气。一旦发生过度通气应根据临床资料判断患者产生过度通气的最可能因素，并尽可能地去除这些影响因素。倘若估计引起过度通气的因素已经去除，动脉血气分析仍提示通气过度则应考虑调整机械通气的参数。先将患者的呼吸频率降至正常水平（16～20 次/min）；另外可酌情将原先设置的 TV 降低，降低的幅度可根据 PaO_2 水平分次调整；在降低呼吸频率和 TV 后，最后的调整就是 I/E，对过度通气患者可适当缩短呼气时间，必要时应用反比呼吸，即吸气时间大于呼气时间。三种参数调整的先后可按上述顺序进行，特殊情况下也可酌情重新排列调整的顺序。

五、动脉血气分析监测

动脉血气分析是判断通气和氧合情况的主要依据，是机械通气治疗中监测的重要指标。一般在应用呼吸机治疗后 30min 应常规做动脉血气分析。以后每当呼吸机参数有较大的调整，均应在 30min 后再做一次动脉血气分析，直至达到所设置的呼吸机参数基本符合患者的需要或者原有的缺氧和酸碱失衡已得到纠正。

六、胸部 X 线监测

胸部 X 线监测也是呼吸机治疗患者常规监测项目之一。由于呼吸机治疗患者不能轻易搬动，胸部 X 线摄片监测只能在床边进行。胸部 X 线可帮助明确人工气道的位置，发现肺水肿及并发症（气胸、皮下气肿等）、肺部感染、肺不张等；同时它也是决定患者是否接受呼吸机治疗或脱离呼吸机的重要指标之一。一般在呼吸机治疗前、治疗期间以及停止呼吸机治疗前均需行 X 线检查。

七、呼吸力学监测

主要指气道阻力和肺顺应性的监测。理论上讲，呼吸力学监测对了解肺功能状况，尤其是肺力学改变有相当重要的价值。但在实际临床工作中很少用这两项指标来判断患者的病情和肺部病变的严重程度。主要是因为测得的这两项指标值多变，不但随病情多变，而且还随呼吸机的类型不同而变，使临床医生难以掌握正常值。因此观察和监测气道阻力和肺顺应性的变化应强调动态观察。同一个患者，应用同样的机器，监测所得的气道阻力和肺顺应性变化值，可用于患者的病情和肺部力学的判断。倘若监测的气道阻力进行性地增高，可能真正意味着患者的气道阻力的增高；监测的肺顺应性下降，可能意味着患者肺顺应性的下降。

八、血流动力学监测

对接受呼吸机治疗的患者，进行血流动力学监测，其价值在于进一步了解呼吸机对患者血流动力学影响的情况，指导人们更加合理地应用各种不同的通气模式，有效地预防各种并发症，尤其是干扰血流动力学的并发症。

九、呼出气 CO_2 监测

采用红外线或质谱分析技术可快速测定二氧化碳（CO_2）浓度，可用于连续监测呼出气 CO_2 浓度。CO_2 与动脉血二氧化碳分压（$PaCO_2$）有着稳定的关系，两者相差0.7kPa（5mmHg）。因此，通过监测呼出气 CO_2 可以了解 $PaCO_2$ 情况。

（田　菁）

第八节　机械通气图形技术

机械通气波形主要包括的四个基本参数：压力、容积、流速、时间，相互组合构成了各种通气波形，包括压力-时间、流速-时间、容积-时间曲线及压力-容积环、流速-容积环、压力-流速环。通过图形分析可以了解通气模式和通气参数的选择是否适应患者需要；气道有无痰液阻塞；呼吸回路积水有无增加；有无漏气；肺顺应性；有无人机对抗；呼吸机和患者在呼吸过程中做功情况从而达到减少气压伤等并发症，增加人机协调性，减少镇静剂的使用，增加脱机成功率的目的。

各种机械通气波形的临床应用如下：

一、压力-时间曲线的临床应用

压力-时间曲线反映气道压力的逐步变化，纵轴为气道压力，单位为 cmH_2O（或mbar）；横轴是时间，以秒为单位。

1. 定容型通气时的压力-时间曲线　在预置容积（volume controlled ventilation，VCV）和流速恒定时，气道压力等于肺泡压和所有气道阻力的总和，并受呼吸机和肺的阻力及顺应性的影响。当呼吸机的阻力及顺应性恒定不变时，压力-时间，曲线即反映呼吸系统的情况。监测压力-时间曲线，容积控制、流速恒定时的压力-时间曲线可发现吸气时气道压力的增高分为两个阶段，首先是克服气道阻力所产生的压力（P_{Raw}），然后是克服呼吸系统顺应性所产生的压力。吸气开始后，呼吸机释放的气流需先克服呼吸系统的气道阻力（Raw），当吸入的气体到达肺泡区域后，肺泡开始膨胀，此时吸入气流需克服肺泡和胸廓的弹性阻力（即顺应性），因此肺泡压开始增高，并于吸气末达到峰值。机械通气时可通过监测平台压来了解肺泡压，但须设置吸气暂停时间。呼气始于E点，与“主动”吸气相比，呼气是个被动过程，依靠胸廓弹性回缩力迫使肺泡压超过大气压而将肺内气体排出体外。正常情况下呼气支呈指数下降，呼气完全结束后气道压再次回复到基线压水平（0或PEEP）。

临床意义：①吸气支的形态改变反映了系统弹性与黏性阻力的变化。②呼气阻力的增高使得呼气支呈线性下降而非指数下降。③PIP增高而 $P_{plateau}$ 不变提示吸气阻力的增加。④$P_{plateau}$ 近似于肺泡压并反映系统的静态顺应性。⑤$P_{plateau}$ 增高而潮气量与PEEP不变说明有肺不张、气胸的可能。⑥PIP及触发功（吸气所做的功）的上下波动说明人机不同步。

2. 定压型通气时的压力-时间曲线　在定压型的通气模式中，其压力-时间曲线不同于定容。定压型压力-时间曲线气道压力从较低水平（大气压或PEEP）快速地线性增加至较高水平（P_{insp} 或 P_{high}），并在呼吸机设定的吸气时间内（Ti）保持恒定。在呼气相，压力下降如同定容型通气时一样，正常情况下呈指数下降，直至基线压水平。

临床意义：①由于 P_{insp} 的预先设置和控制，系统弹性与黏性阻力的变化均难以通过吸气支观察。②呼气阻力的增高使得呼气支呈线性下降而非指数下降。③当设置外源性PEEP时，呼气末压回复到基线压或PFEP水平。④回路出现泄漏时，气道压无法达到预置 P_{insp} 水平。⑤过高的吸气流速将使气道压迅速增至 P_{insp} 水平。⑥吸气支曲线呈扇形提示吸气流速不足。

3. 自主呼吸　吸气时吸气肌收缩以克服系统弹性、黏性与惯性阻力，使胸腔内压力与肺内压力发生改变，肺泡压呈负压，低于口腔压（一般即为大气压），因而产生气流使气体进入肺内，肺脏容积也随之增加，即所谓负压式呼吸。当肺泡压等于口腔压时吸气终止，膈肌与肋间肌松弛，胸廓复位，肺弹性回缩，肺泡压大于口腔压造成呼气，呼气终止时肺泡压又与口腔压相等。

二、流速－时间曲线的临床应用

流速－时间曲线反映了吸气流速和呼气流速各自的变化形式，纵轴为流速（f 或 ν），单位升/分（L/min），横轴为时间。吸气流速的形态取决于通气模式，呼气流速的变化可反映系统的顺应性和全部阻力的情况。方形波和递减波是临床上最常用的标准波形，其他流速波形到目前为止尚无在治疗上取得特别成功的证明。

1. 恒定流速波形　恒定流速波形（方形波）是指容积的流率在整个吸气相均保持恒定。当吸气开始时，流速很快升至呼吸机的设置值并保持恒定，直至所预置的潮气量被完全释放。在吸气后暂停时间（平台期）开始时，流速迅速降至0。平台期结束后，呼气开始，此时呼气流速最大（呼气峰流速），正常情况下呼气支呈指数递减，呼气末降为0。方形波是定容型通气模式的典型特征。

临床意义：①系统弹性与黏性阻力的变化不能通过吸气支观察。②呼气时间少于三个时间常数时会导致产生内源性 PEEP。③呼气支呈线性递减且时间延长提示呼气阻力增高。④曲线形态出现锯齿状改变提示回路中分泌物或冷凝水过多。

2. 指数递减波　指数递减波是指流速在吸气开始时迅速升至最大值，随后呈指数下降，正常情况下在吸气过程中流速可回复到0。随着肺内充气容积的增加，肺泡压也随之上升，在吸气结束时，肺泡压等于呼吸机设置的吸气压（P_{insn}）。在呼气相，呼气支亦呈指数递减，并于呼气末降至0。指数递减波是定压型通气模式的典型特征。

临床意义：①系统弹性与黏性阻力的变化可通过吸气支观察。②在吸气过程中吸气流速过早降至0。可能与顺应性减退；吸气时间过长；吸气峰流速过高有关。③过高的吸气峰流速易使患者感到不适。④在吸气末保持低吸气流速有助于时间常数大的肺泡区域复张。⑤呼气支呈线性递减提示呼气阻力增高。⑥呼气时呼吸肌的主动参与可导致呼气流速曲线形态发生改变。

3. 自主呼吸　自主呼吸时流速取决于患者本身，也就是说在自主吸气过程中流速的大小和持续时间与患者的需要相适应。流速的波形也是由患者决定，但是吸气开始和结束时呼吸机需按系统的反应时间，对波形的影响很小。自主呼吸时的流速－时间曲线，正常波形近似正弦波。

三、容积－时间曲线

在吸气相和呼气相中，容积时间曲线在呼吸机释放的容积内平缓变化，曲线纵轴为容积，单位为毫升（ml），横轴为时间，单位为秒（S）。

1. 恒定流速波形通气　在吸气相，容积是线性增加的，并在平台期内保持恒定，因为此时吸气流速为0。无更多的气体进入肺内。呼气时容积呈指数下降至基线。最大容积值是指进入肺内的潮气量，并不代表肺内的全部容积，因为功能残气量（FRC）未被考虑进去。

临床意义：①系统弹性与黏性阻力变化不能通过吸气支观察。②呼气阻力的增高如气道阻塞导致呼气支呈线性递减。③平台期使吸入气体在肺内重分布。④吸气开始后曲线突然降至基线提示回路出现泄漏。

2. 指数递减流速波形通气　在吸气相，容积呈指数增长，在吸气末到达最大值；呼气时亦指数下降，回复至基线水平。

临床意义：①系统弹性与黏性阻力的变化可通过曲线的吸气支和呼气支观察。②吸气起始阶段曲线降至基线提示回路出现泄漏。

四、压力－容积环

1. 恒定流速波形通气　在吸气相，吸气支呈指数增长直至气道峰压与预置潮气量，在平台期压力出现下降但无容积的改变，应用外源性 PEEP 后，P－V 环向右移动。在呼气相，曲线快速降至基线。

临床意义：①系统弹性与黏性阻力的改变可通过曲线的吸气支与呼气支观察。②吸气支下 1/3 段出现低位折返点提示早期 ALI。③吸气支上 1/3 段出现高位折返点提示肺过度充气。④吸气支呈弓形变化提示吸气阻力增高。⑤P－V 环斜率偏向纵轴提示顺应性增加，偏向横轴提示顺应性减退。⑥P－V 环形态受吸气流速、潮气量、呼吸频率与患者肌松状态影响。

2. 指数递减流速波形通气　吸气开始后，压力迅速增至气道峰压水平并在整个吸气相保持恒定，吸入潮气量取决于顺应性和阻力。在呼气起始阶段，气道压力快速下降，此时容积变化很少，随后压力与容积均降至基线。曲线形态多少有点似方盒状。

临床意义：①系统弹性与黏性阻力的变化可通过曲线的吸气支和呼气支观察。②P－V 环斜率代表系统动态顺应性。③吸气支出现高位折返点提示肺过度充气。④P－V 环形态受吸气流速、潮气量、呼吸频率与患者肌松状态影响。

3. 自主呼吸　与控制通气时所获得的 P－V 环不同，在自主呼吸时，P－V 环呈顺时针方向进行。患者的吸气肌收缩在肺内产生负压，气体沿着此压力梯度进入肺内，吸气末肺泡压等于口腔压。呼气时由于胸廓与肺弹性回缩力的作用，肺泡压大于口腔压，呈正压，肺内气体得以呼出。

五、流速－容积环

1. 恒定流速波形通气　在吸气相，吸气流速迅速增至设置值并在整个吸气过程中保持恒定，并于吸气末迅速降至 0。呼气开始时流速最大（呼气峰流速，PEF），随后逐渐降至基线。

临床意义：①系统黏性阻力的变化不能通过吸气支观察。②呼气流速突然终止提示存在 auto－PEEP。③呼气支凹向横轴提示呼出气流受限。④呼气峰流速降低提示气道阻塞。⑤FV环呈开环状提示回路出现泄漏。⑥自主呼吸时曲线出现锯齿状改变提示回路中分泌物过多。⑦应用支气管扩张剂后呼气峰流速增高且呼气支更线性化。

2. 指数递减流速波形通气　吸气相吸气流速迅速升至峰值，随后逐渐降低；呼气开始时流速最大，随之渐降至基线。

临床意义：①系统黏性阻力的变化可引起吸气峰流速和呼气峰流速的改变。②呼气流速突然终止提示有 auto－PEEP 的存在。③呼气支凹向横轴提示呼出受限。④P－V 环呈开环状，提示回路中出现泄漏。⑤曲线出现锯齿状改变，提示回路中分泌物过多。⑥应用支气管扩张剂后，呼气峰流速增高且呼气支更线性化。

（田　菁）

第九节　呼吸机的撤离和气管导管的拔除

机械通气对急性呼吸衰竭的救治有着其他方法无可替代的治疗作用，它也为救治呼吸衰竭的原发病赢得了宝贵的时间。但是，机械通气也会对人体带来一些负面影响，长时间的机械通气可导致患者对呼吸机的依赖，使撤机困难，因此在患者的原发病得到控制的同时应尽早结束机械通气，拔除气管导管。从某种意义上说，机械通气是否成功，呼吸机能否顺利撤离是一个重要的判断指标。

一、机械通气的撤离

影响撤机的因素很多，既有患者的因素，也有医生的原因。对患者来说，既有生理因素，也有心理因素。影响撤机的生理因素有：一般状况改善的情况、呼吸功能的恢复、呼吸肌的疲劳或萎缩是否恢复等；心理因素有：对呼吸机精神上的依赖和对撤机、拔管的恐惧等。对医生来说，患者病情的判断、撤机时机的掌握、撤机前机械通气的设置、通气模式正确运用、对患者的心理引导等均与撤机的成功与否有着密切的关系。因此，撤离呼吸机比上呼吸机更不容易，因此撤机既是科学又是艺术。

二、撤机的指征

（一）撤离呼吸机的标准

机械通气治疗后患者病情改善、呼吸功能逐渐恢复，需考虑停用呼吸机，符合下述标准者可停用：①所需机械通气治疗的基础疾病或创伤已稳定或得到明显改善，能自主摄入一定的热量、营养状态和肌力良好。②败血症已得到控制。③心血管功能基本稳定，心排血指数 >2L/（min · m^2）。④呼吸功能明显改善，自主呼吸强，且 <20 ~25 次/min，需呼吸机支持的每分钟通气量应 <180ml/（kg · min）。⑤吸氧浓度 <40% 时，PaO_2 >8.0kPa（60mmHg）。⑥ PEEP ≤1.96kPa（10cmH_2O），如 >1.96kPa（10cmH_2O）则不可能成功地停用呼吸机。

（二）撤离呼吸机的方法

呼吸机撤离的难易程度主要取决于两个因素：一是患者原先的肺功能状况，原有肺功能不全的患者，容易因呼吸机依赖而出现脱机困难；二是原发病对肺功能损害的程度及是否有肺部并发症的影响，如肺部感染常常是脱机困难的主要原因。撤机一般在白天进行，晚上让患者充分休息，直到患者能完全依靠自主呼吸为止。如呼吸机撤离困难，呼吸机治疗超过 1 周的患者至少应维持自主呼吸 24 ~48h 方能拔除气管导管。依据脱机难易程度，可大致分为两种方法。

1. 直接撤离　主要适用于原先肺功能状况良好，因为某种急性疾病或突发因素造成呼吸衰竭、需要应用机械通气患者。

（1）降低呼吸机辅助条件：如逐步降低 PEEP 和 PSV 水平，直至完全去除；同时也逐渐降低 FiO_2 水平，一般以将 FiO_2 降低至小于 40% 水平为宜。

（2）撤除呼吸机：当降低呼吸机条件至上述水平后，患者的氧合水平仍能保持在较好的水平（PaO_2 >60mmHg、SaO_2 >90%），可以考虑撤除呼吸机。

2. 分次或间断撤离　主要是针对原有肺功能不全、因某种原发病对肺功能损害严重或者是并发肺部感染等的患者，撤离呼吸机的标准基本达到，但十分勉强时，可以采用分次或间断撤离呼吸机的方法。

（1）准备：对原有慢性肺功能不全的患者，要加强做患者的思想工作，解除患者的心理负担和顾虑，并加强营养支持和肺功能锻炼（腹式呼吸）等。

（2）改变通气模式：对脱机困难或没有足够把握的患者，采用一定的通气模式作为撤离呼吸机的过渡也是十分必要的：①SIMV：采用 SIMV 时，可以通过逐渐降低 SIMV 的呼吸次数，使自主呼吸次数逐渐增加。在呼吸机的协助下，增加患者呼吸肌活动，使患者在体力及精神上得到支持。待 SIMV 频率降至 5 次/min 时，如果患者呼吸平稳、血气大致正常、能较好地维持通气和氧合即可考虑脱机。②PSV：采用 PSV 作为过渡措施的通气模式，开始可逐渐增加 PSV 的压力支持水平，以利肺、胸廓的充分膨胀，做被动性的肺功能锻炼；以后可逐渐降低 PSV 的压力支持水平，一旦当压力支持水平下降至一定水平或完全撤除后，患者仍能维持较好的呼吸时，也就意味着脱机的条件成熟，可以试行脱机。③SIMV + PSV：对有呼吸衰竭的患者，可先采用 PSV 的通气功能，增加肺的膨胀度；然后在逐渐降低 PSV 压力的同时，应用 SIMV 的通气模式；待 PSV 完全撤除后，再逐渐降低 SIMV 的通气支持次数，直至达到可以脱机的次数（5 次/min）时，如果自主呼吸可以达到满意的氧合状态，既可以考虑脱机。④MMV：既可保障患者合适通气水平的通气模式，也可用于脱机前的过渡。但要注意患者的自主呼吸频率，有时自主呼吸频率增快，通气量不变，但实际肺泡有效通气量却明显下降。因此，有自主呼吸频率趋于增快的患者不适合此模式。⑤CPAP：可以单独应用，也可与 SIMV + PSV 合用。方法与 PSV 基本相同，压力逐渐降低，自主呼吸频率也要兼顾，过快时应寻找原因，并及时更换通气模式。

（3）间断脱机：是指将脱机的时间分开，先是逐小时，即每日分次脱机几小时，以后视情况逐渐增加脱机的次数或延长每次脱机的时间，最后还可以改成逐日或白天脱机、夜间上机等，直至完全停用。有些患者即使应用特殊的通气模式或功能，仍无法脱机时可采用间断脱机的方法。间断脱机的时间，依脱机的难易程度而异，有的仅需数天，有的却可能需要数周。

（三）撤机失败的原因

撤机失败的主要临床表现有：撤机时或撤机后出现呼吸困难、心动过速、血压升高、神经/精神改变等。导致这些临床症状的原因是：通气负荷过高、呼吸性因素、非呼吸性因素和心理因素。

导致通气负荷过重的原因有：呼吸机送气阀敏感性差、气管插管的管径因痰痂黏附而变小等。如系送气阀敏感性的原因，可通过调节呼吸机的灵敏度、加用 CPAP、改用流量触发或有背景气流的呼吸机解决。如由气管导管内痰痂所引起，可通过反复吸引或通过小口径气管镜对管道进行清洗解决。

导致撤机失败的呼吸性因素主要有：气道痉挛、气道分泌物过多、药物性通气驱动抑制、原发病未得到控制等。气道痉挛、气道分泌物过多的原因是多方面的，对于 COPD 或哮喘患者，常常是因为感染或炎症未得到控制所致，气道的湿化和湿化调节是否恰当也是重要原因。撤机前应慎用镇静剂，以免对神经－肌肉的功能产生负面影响。对原发病的控制情况应有一个客观地评估，以保证撤机成功。

撤机失败的非呼吸性因素有：心血管循环功能的不稳定、代谢水平的增加、酸碱及电解质平衡的紊乱未纠正、营养不良等。由于从正压通气转为自主通气，吸气时胸腔内的压力从正压变为负压，如循环代偿能力较差，可使右心室回心血量增加，右心负荷增大，肺循环淤血，导致肺水肿的发生。此外，撤机时的应激状态常使血液中儿茶酚胺浓度增高，致使血压升高、心率加快，加重了缺氧，使撤机发生困难。另外，由于精神紧张、发热、寒战等原因导致额外消耗增加，酸碱及电解质平衡紊乱、贫血、低蛋白血症等导致的缺氧和呼吸肌乏力，均可影响撤机，应予以及时纠正。

心理因素：如上述情况均已排除，患者仍无法脱机，就应该考虑心理因素。患者常因为焦虑而休息不好，进而发展成呼吸困难，最终无法撤机。对于这类患者，镇静剂虽可缓解症状，但同时会给撤机带来另一问题，即镇静剂对呼吸中枢和呼吸肌的影响，因此仍难解决根本问题。非药物治疗可作为首选，国外采用的音乐疗法、图片引导、特殊心理护理、生物反馈治疗等，对这类患者均有较好的效果，可根据条件应用。

总之，撤机成败常受各种因素影响，只有对此有充分的认识，才能在撤机过程中及时发现、及时处理，争取尽快、尽早撤机。

三、拔管

呼吸机的撤离仅仅是撤机的一部分，患者能否彻底撤机还要看是否能顺利拔管。由于气管导管起着保持气道通畅的作用，对咳嗽能力较差的患者还有清除气道分泌物的作用，因此当患者脱机成功以后，医生首先应判断患者是否仍需要人工气道，可否拔除气管导管。

（一）气管导管拔除的指征

（1）气道无狭窄和阻塞：在气管导管拔除前首先应对气管会否狭窄进行评估。常见气管狭窄的原因有：因气管狭窄而插管患者；插管前有气道损伤；插管时间过长且有瘢痕体质的患者，该类患者常可在气管导管的下方或气管切开口处产生瘢痕，导致气道狭窄。为判断气管插管后气道有否狭窄，拔管前可行下列试验：将气管导管的气囊放气后继续用容量控制通气，观察呼出气的容量，计算漏气量，如每次通气的漏气量 >110ml，说明拔管后气道口径足够大，拔管后一般不会产生气道狭窄；反之，应考虑有气道狭窄的可能。如估计气道有狭窄，应慎重考虑可否拔管。

（2）气道防御功能恢复：观察患者咳嗽反射是否较弱或过强，痰液是否黏稠、容易咳出。如痰液黏稠，咳嗽无力，应暂缓拔管。

（3）神志清楚，吞咽反射存在，无严重的食管反流。如因头颅外伤或脑血管意外而插管的患者，应特别注意其神志状况，患者首次尝试饮水和进食时有无呛咳、吸引器的引流瓶中有无食管和胃反流物等。

（4）精神状况良好，能配合操作。

（二）气管导管拔管方法

（1）准备好吸引器、吸引管、面罩、简易呼吸器、开口器、喉镜等物品。

（2）拔管前先将存留在口、鼻、咽喉及气管内的分泌物吸引干净，放掉套囊中的气体，再次吸引气管。

（3）拔管前吸入100%氧气1~2min。拔出导管前让患者深呼吸几次。

（4）将吸引管插入导管并超出内端口，一边作气管内吸引，一边随同气管导管一起轻柔缓慢拔出，以便将存留在气管与导管外壁缝隙中的分泌物一并吸出。

（5）拔除导管后，继续吸引口、咽部的分泌物，并将头偏向一侧，以防呕吐误吸。

（6）密切观察呼吸道是否通畅，托起下颌，面罩给氧，必要时可放入口咽通气道或鼻咽通气管。

（7）气管切开患者导管拔除前1~2d应放出套囊的气体，间断堵塞导管外口，观察经上呼吸道自主呼吸情况良好。拔管后可经造口处插入吸引管抽吸气管内分泌物。气道通畅者，可用纱布堵盖造口，间断换药，使其自行愈合。或拔除套管后用油纱布塞入气管切开处，防止愈合，观察1~2d如无异常再去除油纱。有异常则随时可以重新插入气管套管。

（8）拔管后若发生喉痉挛或呼吸不良，应面罩紧闭加压吸氧，必要时再度插管。严重喉痉挛者可给予镇静剂或肌松药后，再次插管。

（三）拔管后即刻或延迟性并发症及处理

1. 喉痉挛　表现为吸气性或呼气性呼吸困难伴有尖调气流通过声，有缺氧征象。处理：一般托起下颌或面罩吸氧后即可解除；持续不止者，静脉注射地西泮10~20mg或琥珀胆碱20~50mg后加压给氧，必要时再插管。

2. 胃内容物反流误吸　多见于饱胃、消化道梗阻或出血、虚弱的患者。处理：一旦发生，立即将头偏向一侧吸引，并面罩给氧，必要时采用头低位。严重误吸咳不出者应再行气管插管吸引。

3. 咽痛　因咽部黏膜上皮细胞剥脱引起，女性多见。处理：一般48~72h内痊愈，无后遗症，严重时可局部喷雾1%丁卡因。

4. 喉痛　常伴声嘶及咽异感，多为声带、假声带充血、水肿和黏膜下出血所致。处理：一般可自愈，必要时行雾化治疗。

5. 喉或声门下水肿　小儿及婴幼儿易发生，常见原因：插管机械损伤、上呼吸道感染、过敏、输晶体液过多。处理：若发生应面罩辅助给氧，给予肾上腺皮质激素、抗感染；若水肿严重，应考虑气管切开；紧急时迅速行环甲膜穿刺，缓解呼吸困难和缺氧。

6. 喉溃疡　多见于声带后部、勺状软骨声带突部位，女性多见，经口插管更易发生。处理：一般经严格控制声带活动即可自愈；伴有肉芽肿者行肉芽肿切除术，并保证声带绝对休息。

7. 气管炎　予对症消炎处理。

8. 气管狭窄　较少见，若发生可行气管扩张或狭窄段气管切除术。

9. 声带麻痹　不影响呼吸时，不需处理。

10. 勺状软骨脱臼　罕见并发症，早期予复位治疗，严重者行关节固定术。

（田　菁）

第十节　体外膜肺的应用

体外膜肺（extracorporeal memlbrane oxygenation，ECMO）是一种不需要开胸手术的循环呼吸辅助系统。该系统通过体外循环协助肺脏使血液氧合并排出二氧化碳，即用膜式氧合器和血泵将血液从体内引到体外，经膜肺氧合后再用血泵将血灌注入体内，对一些呼吸或循环衰竭患者进行有效支持，使心肺得到充分休息，为肺功能和心功能的恢复创造条件。临床上主要用于严重呼吸衰竭、体外循环心内直视手术时不能脱机的患者。现已经被大量地应用在心导管室、ICU。

一、ECMO的管路途径

1. 静脉－动脉转流法　此方法是经皮穿刺插入导丝后用扩张导管扩张，然后插入18~24Fr的静脉导管至右心房以保证血流的引流通畅。如果导管的头部不能到达右心房的话，则血液向 ECIMO 的沉入将受到明显的限制。动脉插管一般选用 17～23Fr 的导管，经股动脉插到髂外动脉水平进行灌注。如果在插管时，导丝不能顺利引导导管的插入，则应该用外科的方法切开皮肤直接显露股血管进行直视下插管。这种插管技术可以引出心排血量 70%～80% 的血量，因此可以明显减少肺血量、降低肺动脉压力、减少肺充血和减轻肺水肿，加之氧合后的血液是由股动脉灌注入体内，可以明显增加体动脉压力、改善全身血供，有利于重要脏器的恢复与维护。因此，它又是一种循环辅助的好方法，尤其是当患者有心功能不全或肾功能不全合并严重的呼吸衰竭时，可以选用此方法。

2. 静脉－静脉转流　如果患者应用 ECMO 的目的主要是呼吸支持，可以选用周围血管插管方法，这也是目前最常用的一种方法。从股静脉插入 1 根或 2 根静脉插管，导管头部在髂血管部位，将静脉血引出至体外肺进行氧合，再经另一根由另一侧股静脉插入的静脉导管（导管头部应插至右心房水平）将氧合血泵入体内，经右心室和肺动脉后，氧合血再经左心至体循环。应用静脉插管体外膜肺时最多可引出体循环血量的 40%～45%，完全可以治疗所有的肺功能不全的患者。为了使治疗更为快捷和简便，目前已经沿用了连续静脉血液透析法（CWH）的插管方法，即应用单根双腔导管经股静脉或颈静脉插入腔静脉，由导管的侧孔将静脉血引出体外经膜肺氧合后，再经导管的头端泵入腔静脉内，由于导管的侧孔与头部的孔之间有较长的距离（5～7cm），故一般不会发生氧合血再次被抽出体外而发生重复氧合的情况。用该法氧合后，动脉血氧分压可以达到 100mmHg（13.33kPa）以上，二氧化碳分压可达 5.44kPa（40mmHg）以下。由于该方法不减少右心血量和肺血量，因此，要求患者的右心功能应相对正常。当然，有时应用了静脉－静脉转流膜肺氧合后，由于氧合的静脉血进入肺动脉内，可以减轻由于低氧血症所致的肺动脉压力增高，对于右心功能的恢复较为有益。近年来应用了一种新的静脉－静脉氧合法即静脉内氧合（intravascular oxygenator，IVOX）法来治疗肺功能衰竭。这种氧合装置是应用导管头部的中空膜性纤维在腔静脉内直接与静脉进行气体交换，而循环的静脉血可以围绕中空纤维的外表面自由流动，既不影响血流动力学，又不会影响患者的体温。

3. 动脉－静脉转流法　该方法是将股动脉血引出，利用动脉的压力将血液推过氧合器进行氧合，然后血液经静脉回输体内。此种方法是利用左心室做功的力量推动 ECMO 系统血液的流动。因此，它是一种消耗心脏做功的方法，所以应用该法的前提是患者的左心功能必须良好。该转流法不需要体外泵的驱动，在动脉－静脉体外氧合时的“转流”十分平稳，既达到了简化体外循环设施和转流程序的目的，也减轻了用泵驱动的体外膜肺血路对血细胞破坏的缺点，其唯一不利的方面是增加了右心负荷，因此对于右心功能不全的患者不适合。此方法一般多用于治疗心功能良好但动脉血二氧化碳过高的患者。

4. 右心系统－左心房转流　对于临床上病情十分严重的原发性或者继发性肺动脉高压且伴有严重缺氧和右心衰竭的患者，一般药物治疗往往是无效和徒劳的。根据目前的外科技术水平，根治这类患者的有效方法是心肺联合移植，但由于供体来源与时间的问题，有时患者尚未等到移植就已经死亡了。因此，迫切需要有一种方法能对患者的心肺进行较长时间的支持，作为“桥梁”以维持患者到心肺联合移植。右心系统（右心室、肺动脉）－左心房转流是一种非常有效的心肺支持方法。采用右心室插管或者肺动脉插管的方法，依靠右心室的搏动力量将血液泵入膜肺进行氧合并排出二氧化碳，再回流至左心房，依靠左心室搏动力量泵至体循环系统。该方法的缺点是需要开胸插管，程序相对繁琐，创伤较大，但与挽救患者生命相比，这些缺点就成为次要问题了。

二、适应证与禁忌证

（一）适应证

对于肺部的急性病变，考虑可以逆转、以呼吸机辅助呼吸效果不佳、严重而威胁生命的缺氧，以及有长期使用呼吸机的禁忌证患者均可为 ECMO 的适应证。

（1）体外循环手术后严重的灌注肺，但心功能尚好，应用呼吸机辅助呼吸仍不能保证满意的动脉血氧分压而不能停用体外循环机患者。

（2）儿童患者急性肺部损伤，如严重肺动脉高压、各种感染原因所致的肺炎、心脏术后灌注肺、肺梗死、肺泡蛋白沉积、严重肺创伤和右心功能不全等，均可应用 ECMO 进行有效的治疗。

(3) 新生儿呼吸衰竭用小儿呼吸机辅助呼吸或药物治疗无效时，应用 ECMO 可收到良好的治疗效果。

(4) 相对于体外氧合来说，ECMO 还可以为单纯排除体内过高的二氧化碳分压而应用。

(5) ECMO 除作为呼吸辅助的一种有效手段外，还可以在特殊的情况下进行循环辅助。ECMO 进行循环辅助的优点是可以采用外周血管插管、快速建立体外循环，操作相对简便安全。在紧急情况下可以在 ICU 中插管并建立并行循环，能挽救一部分危重患者的生命。

(6) 对于一些难度特别大的手术，如咽喉部或气管肿瘤等，在麻醉时可能发生肿瘤脱落窒息等危险，如果事先建立体外膜肺的管路保证患者的供氧问题后，即可以从容地进行气管插管麻醉，而且也不必担心肿瘤脱落等意外情况发生，可以极大限度地保证手术患者的安全。新生儿先天性膈疝手术前如果呼吸功能极差，建立 ECMO 后再进行麻醉插管和手术则安全性明显提高。

体外膜肺的转流量应根据患者的实际情况而定，如果是单纯静脉系统回路氧合方式，可以考虑应用患者的 1/3 血容量，同时要根据患者的 PaO_2 和静脉氧饱和度（SvO_2）进行调整。如果患者除应用体外膜肺进行呼吸辅助以外，还需要进行一定量的循环辅助者，则体外膜肺的转流量可以相应增大，以达到临床检验结果满意和患者情况改善为度。在转流的过程，要经常进行 ACT（激活凝血酶原时间）、血细胞比容（HCT）、血电解质浓度和动脉血气等检查，以保证患者的安全和体内环境的稳定。

（二）禁忌证

主要有明显出血倾向、已有颅内出血、多发性创伤、中枢神经系统损害、脓毒症以及晚期肿瘤的患者等，因为应用 ECMO 治疗是需要给予一定量的肝素进行抗凝处理，故对于上述患者不能应用 ECMO 治疗。

三、ECMO 的管理

在 ECMO 的应用过程中，管理工作是十分重要，除了要熟悉机体的血流动力学改变以外，还要十分注重精确地调整转流量与氧流量，并应定时检查动脉血气分析以了解氧合效果。患者进行体外膜肺治疗时，床边必须始终有高年资的专业护士和医师监护，认真详细地做好各项指标的记录，定时抽血送检，观察机器运转情况和精细调节，全面掌握患者生命体征的变化，同时应定时评估治疗效果。另外应用体外膜肺进行治疗时，应始终保持患者处于麻醉状态，这样既保证患者能够安静地接受治疗，而不致发生躁动和意外拔除循环血路等问题，也不会使患者受到过强的恶性刺激而发生精神方面的异常等。

（田　菁）

第五章

心内科常用急救操作

第一节　心肺复苏

心肺复苏（cardiopulmonary resuscitation，CPR）是心肺复苏技术的简称，是针对心跳和呼吸停止所采取的抢救措施，即采用胸外按压或其他方法建立暂时的人工循环并恢复心脏的自主搏动和血液循环，用人工呼吸代替自主呼吸并恢复自主呼吸，达到恢复苏醒和挽救生命的目的。现代心肺复苏包括基本生命支持（basic life support，BLS）、高级生命支持（advance cardiovascular life support，ACLS）和持续生命支持（persistent life support，PLS）三个部分，本章主要讲解生存链、基础生命支持和高级生命支持中与心血管有关的药物应用。

一、生存链

1992 年《心肺复苏指南》提出“生存链”的基本概念。具体描述了早期识别与启动急救系统、早期心肺复苏、早期除颤以及早期高级生命支持。生存链包含的重要原则：①如果生存链中的任何一个环节薄弱或中断，都将会使生存率降低。②其中“早期识别与启动急救系统”这一环节最为重要。2010 年《心肺复苏指南》（以下简称 2010 年指南）继续强调，有效 BLS 是 ACLS 成功的基础，即开始尽可能少地中断高质量 CPR，数分钟内对室颤（VF）/无脉室速（VT）患者进行电除颤。新“生存链”的第五个环节即心脏骤停后续治疗，强调多学科综合优化救治的重要性（图 5－1）。

图 5－1　生存链的环节包括：早期识别与启动急救系统、早期心肺复苏、早期除颤、早期高级生命支持及心脏骤停后续治疗

二、基本生命支持

BLS 是一系列的操作程序，包括对心跳、呼吸停止的判断，基本循环和呼吸支持等干预的技术。CPR 中有 A、B、C、D 四步，即 A：开放气道；B：人工通气；C：循环支持；D：电除颤。现场急救人员首先要对患者有无反应、有无意识，呼吸和循环体征做出准确判断。只要发现无意识、无呼吸（包括无效呼吸）立即向急救医疗服务系统求救，如果有 2 名以上急救人员在场，一名应立即实施 CPR，另一名则快速求救。心肺复苏的基本程序：识别判断、呼叫急救系统和心肺复苏（CPR）。

1. 识别判断　BLS 的“识别判断”阶段极其关键，经过准确识别，无意识、反应、呼吸即实施 CPR（按 C－A－B 顺序）。正确判断患者心跳、呼吸停止需要急救人员有迅捷的反应能力，无论是判断过程，还是相继采取的急救措施，时间要求非常短暂和迅速，不应超过10s。只要发病地点不存在危险并适合，应就地抢救。急救人员在患者身旁快速判断有无损伤和反应。可轻拍或摇动患者（图5-2），并大声呼叫："您怎么了!"如果患者有头颈部创伤或怀疑有颈部损伤，要注意可能造成脊髓损伤，对患者不适当的搬动会造成截瘫。

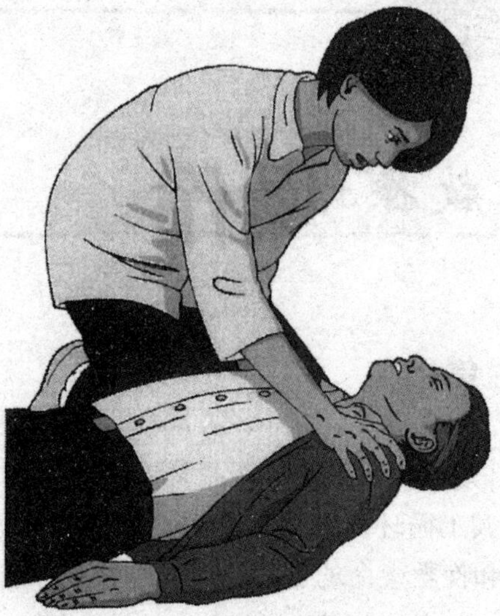

图5-2 判断受难者的意识

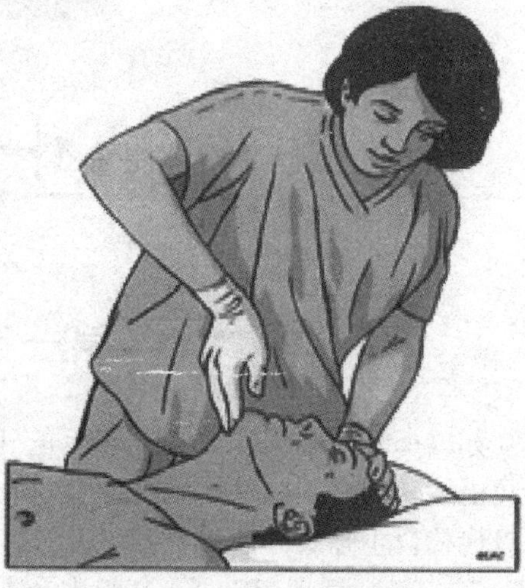

图5-3 仰头提颏法

2. 启动急救系统 如发现患者无反应、无意识及无呼吸，只有一人在现场，要先拨打急救电话，启动急救系统，目的是求救于专业急救人员，并快速携带除颤器到现场。如果是淹溺或其他原因窒息所致，应立即进行五组CPR（约/2min），再去打电话。二人以上时，一人打电话，另一人马上实施CPR。

3. 心肺复苏准备 如果患者无反应，急救人员应判断患者有无呼吸或是否为无效呼吸，先使患者取仰卧位，即先行30次心脏按压，再开放气道。患者无反应时，因肌张力下降，舌体和会厌可能把咽喉部阻塞（舌是造成呼吸道阻塞的最常见原因）。有自主呼吸时，吸气过程气道内呈负压，也可将舌或会厌（或两者同时）吸附到咽后壁，造成气道阻塞。常用的开放气道方法有两种，即仰头提颏法（图5-3）和推举下颌法（图5-4）。如无颈部创伤，两种方法都可以采用，对非专业人员因推举下颌法难于学习，故不推荐采用；专业急救人员对于怀疑有颈椎脊髓损伤的患者，应避免头颈部的延伸，可使用推举下颌法。

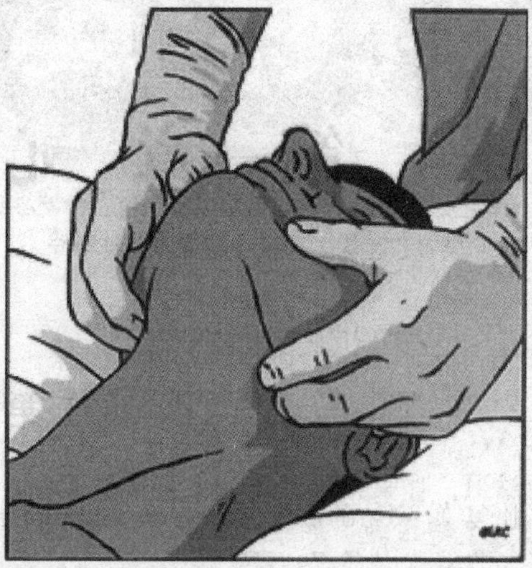

图5-4 推举下颌法

三、人工呼吸

检查呼吸开放气道后，不再推荐采用感觉有无气息（流），观察胸部有无起伏动作，听有无气流呼出声音的方法。一经观察确定无意识，及无呼吸或出现无效呼吸，即判断为心搏骤停。

绝大多数呼吸或心搏骤停患者均无呼吸，偶有患者出现异常或不规则呼吸，或有明显气道梗阻征的呼吸困难，这类患者开放气道后即可恢复有效呼吸。开放气道后发现仍无呼吸或呼吸无效时，应立即行人工通气，如果不能确定通气是否有效，也应立即进行人工通气。采用人工呼吸时，每次通气必须使患者的肺膨胀充分，可见胸廓上抬。常用的人工呼吸的方式包括口对口呼吸（图5－5）、口对鼻呼吸、口对气管套管呼吸、口对面罩呼吸（图5－6）以及球囊－面罩通气。

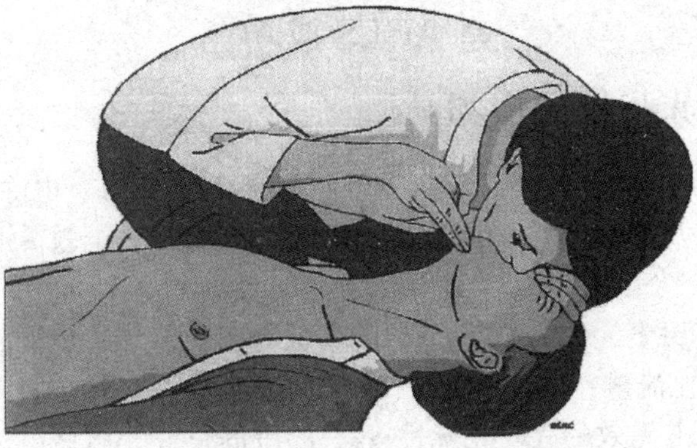
图5－5　口对口人工呼吸

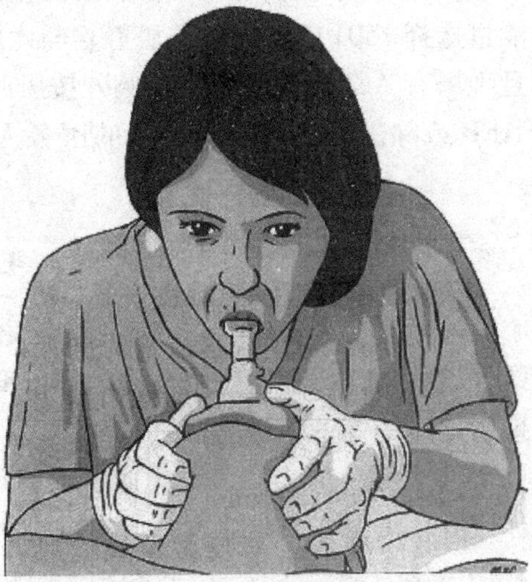
图5－6　口对面罩人工呼吸

四、循环支持

1. 循环评估　2011年指南规定对非专业急救人员，在行CPR前不再要求将检查颈动脉搏动作为一个必需的诊断步骤。因此，非专业急救人员无需根据脉搏检查结果来确定是否需要胸外按压或电除颤，如果发现无反应、无自主呼吸即按心搏骤停处理。对于专业急救人员可检查脉搏，但不能超过10s，如不能确定有无脉搏，应立即进行CPR。专业急救人员在检查循环体征时，要一方面检查颈动脉搏动，一方面观察呼吸、咳嗽和运动情况，专业人员能鉴别正常呼吸、濒死呼吸，以及心搏骤停时其他通气形式。评价时间不要超过10s，如果不能肯定是否有循环，则应立即开始胸外按压。

2. 胸外按压　CPR期间循环支持的主要措施是胸外按压，部位要求在胸部正中进行按压，要求按压可产生60～80mmHg的收缩压，通过增加胸内压或直接挤压心脏产生血液流动，通过胸外按压使血液流向肺，并辅以适当的呼吸，就可为脑和其他重要器官提供充足的氧气，以便行电除颤。2010年专家达成共识：①CPR时为保证组织器官的血流灌注，必须实施有效的胸外按压。②成人按压频率至少100次/min，按压深度不少于5cm，每次按压后胸廓完全回复，按压与放松比大致相等。⑨尽量避免胸外按压的中断。④在建立人工气道前，成人单人CPR或双人CPR，按压/通气比率都为30 ：2，气管插管以后，按压与通气可能不同步，通气8～10次/min，按压频率大于100次/min。

3. 单纯胸外按压的CPR　如果旁观者未经过心肺复苏培训，则应进行单纯胸外按压的心肺复苏，即仅为突然倒下的成人患者进行胸外按压，并强调在胸部正中用力快速按压，或者按照急救调度人员的指示操作。所有经过培训的非专业施救者应至少为心搏骤停患者进行胸外按压。另外，如果经过培训的非专业施救者有能力进行人工呼吸，应按照30次按压对应2次呼吸的比率进行按压和人工呼吸。单纯胸外按压（仅按压）心肺复苏对于未经培训的施救者更容易实施，而且更便于调度员通过电话进行指导。另外，对于心脏病因导致的心搏骤停，单纯胸外按压心肺复苏或同时进行按压和人工呼吸的心肺复苏的存活率相近。

4. 咳嗽CPR　目的是启动本身自主的CPR，这在理论上是可能的，但在临床应用时有一定限制。临床上要求严密监护患者，心搏骤停一定要在目击下发生，在患者意识丧失之前要用力咳嗽，而且这一情况只有在心脏骤停前的10～15s可行。咳嗽可使患者胸内压升高，使血流继续流动，以保持清醒的意识。

五、电击除颤

大多数成人突发非创伤性心搏骤停的原因是VF，电除颤是救治VF最为有效的方法。早期电除颤也是心脏性猝死患者复苏成功的关键。心律分析证实为WF/无脉性V_T应立即进行1次电除颤，之后做五组CPR，再检查心律，必要时再次除颤。单相波除颤器首次电击能量选择360J，双相波除颤器首次电击能量选择150J或200J。心脏静止与无脉电活动电除颤均无益。如果任何施救者目睹发生院外心搏骤停且现场有AED，施救者应从胸外按压开始心肺复苏，并尽快使用AED。在医院和其他机构使用现场的AED或除颤器治疗心搏骤停的医务人员应立即进行心肺复苏，并且尽快使用准备好的AED/除颤器。

六、心肺复苏药物的应用

心脏停搏时，用药应考虑在其他方法之后，如急救人员应首先开展基本生命支持（BLS）、电除颤、适当的气道管理，而非先应用药物。开始BLS后，尽快建立静脉通道，同时考虑应用药物抢救。心肺复苏期间常用的复苏药物包括：

1. 肾上腺素　肾上腺素作为血管收缩药有百年历史，作为CPR基本用药已有四十多年历史。主要药理作用有：增强心肌收缩力；增加冠状动脉及脑血流量；增加心肌自律性和减低除颤阈值等。目前肾上腺素仍被认为是复苏的一线选择用药，可用于电击无效的VF/无脉性V_T、心脏静止或无脉性电活动（PEA）。用法是1mg静脉推注，每3～5min重复一次，每次从周围静脉给药时应该稀释成20ml，以保证药物能够到达心脏。因心内注射可增加发生冠状动脉损伤、心脏压塞和气胸的危险，同时也会延误胸外按压和肺通气开始的时间，因此，仅在开胸或其他给药方法失败或困难时才考虑应用。

2. 血管加压素　血管加压素实际上是一种抗利尿激素。当给药剂量远远大于其发挥抗利尿激素效应时，它将作为一种非肾上腺素能样的周围血管收缩药发挥作用。血管加压素是通过直接刺激平滑肌V_1受体而发挥作用的。平滑肌的收缩可产生一系列的生理效应，包括皮肤苍白、恶心、小肠痉挛、排便感和支气管痉挛，对女性还可引起子宫收缩。如果动脉给药，血管加压素因其对血管的收缩作用，对食管静脉曲张破裂出血有良好的治疗效果。此外，在腹部血管造影时，血管加压素可以促进胃肠道平滑肌收缩，减少肠道内气体的影响。对意识清楚的冠心病患者并不建议使用该药，因为该药增加周围血管阻力作用可诱发心绞痛的发作。在正常循环的模型中，血管加压素的半衰期为10～20min，这较心肺复苏时肾上腺素的半衰期要长。

CPR时血管加压素与V_1受体作用后，可引起周围皮肤、骨骼肌、小肠和血管的强烈收缩，而对冠状动脉血管和肾血管床的收缩作用相对较轻，对脑血管亦有扩张作用。因该药没有β肾上腺素能样活性，故CPR时不会引起骨骼肌血管舒张，也不会导致心肌耗氧量增加。血管加压素被认为是与肾上腺素相比对心搏骤停可能同样有效的一线药物，在长时间缺血情况下，两者联合使用的效果是单用肾上腺素或血管加压素的三倍。血管加压素一般可在第一次或第二次电除颤后通过静脉或骨髓途径给药一次（40U），肾上腺素可每3～5min给药一次（1mg），血管加压素或许可替代第一或第二剂肾上腺素。40U的血管加压素加1mg肾上腺素，疗效优于1mg肾上腺素（Ⅱa级推荐）。

3. 胺碘酮　胺碘酮（amlodarone，可达龙）属于Ⅲ类抗心律失常药物。2005年《心肺复苏指南》更加突出了胺碘酮治疗各种心律失常的主流地位，更适合于严重心功能不全患者的治疗。如射血分数<40%或有充血性心衰征象时，胺碘酮为首选的抗心律失常药物。因为在相同条件下，胺碘酮作用更强，且比其他药物致心律失常的可能性更小。2005年《心肺复苏指南》推荐：当CPR、2次电击除颤以及

给予血管加压素后，如 VF/无脉性 V－T 仍持续，应考虑给予抗心律失常药物，优先选用胺碘酮静注，若无胺碘酮，可使用利多卡因 75mg 静注。胺碘酮用法：心搏骤停患者如为 VF/无脉性 V_T，初始剂量为 300mg 溶入 20～30ml 生理盐水或葡萄糖液内快速推注，3～5min 后再推注 150mg，维持剂量为 1mg/min 持续静滴 6h。非心搏骤停患者，先静脉给予负荷量 150mg（3～5mg/kg），10min 内注入，后按 1～1.5mg/min 持续静滴 6h。对反复或顽固性 VF/V_T，必要时应增加剂量再快速推注 150mg。一般建议每日最大剂量不超过 2g。

胺碘酮具有负性心肌收缩力和扩血管的作用，可引起低血压和心动过缓。这常与给药的量和速度有关，预防的方法就是减慢给药速度，尤其是对心功能明显障碍或心脏明显扩大者，更要注意注射速度，监测血压。

4. 利多卡因　仅作为无胺碘酮时的替代药物：初始剂量为 1～1.5mg/kg 静脉推注。如 VF/V_T 持续，可给予额外剂量 0.5～0.75mg/kg，5～10min 一次，最大剂量为 3mg/kg。

5. 异丙肾上腺素　异丙肾上腺素是纯 β 受体兴奋剂，具有正性肌力作用，加速时相效应，增加心肌耗氧，加重心肌缺血和心律失常。其适应证是心动过缓，需植入起搏器者，或者尖端扭转型室速（除外先天性长 QT 间期后，可临时使用），滴速宜慢，不能静脉推注。

6. β 受体阻滞剂　对于一些难治性多形性 V_T、尖端扭转型 V_T、快速单形性 V_T 或室扑（频率大于 260 次/min）及难治性 VF，可试用静脉 β 受体阻滞剂。美托洛尔每隔 5min，每次 5mg 静脉注射，直至总剂量 15mg；艾司洛尔 0.5mg/kg 静脉注射（1min），继以 50～300μg/min 静滴维持。

7. 硫酸镁　仅用于尖端扭转型 V_T（Ⅱb 类推荐）和伴有低镁血症的 VF/V_T 及其他心律失常两种情况。用法：对于尖端扭转型 V_T，紧急情况下可用硫酸镁 1～2g 稀释后静脉注射，5～20min 注射完毕；或 1～2g 加入 50～100ml 液体中静滴。必须注意，硫酸镁快速给药有可能导致严重低血压和心搏骤停。

8. 儿茶酚胺类药物　本类药物不仅能较好地稳定心脏电活动，而且具有良好的正性肌力和收缩外周血管作用。当不需要肾上腺素的变时效应时，可考虑使用多巴胺或多巴酚丁胺。多巴胺的推荐剂量：5～20μg/（kg·min），超过 0μg/（kg·min）可以导致体循环和内脏血管的收缩。多巴酚丁胺具有很强的正性肌力作用，无明显血管收缩作用，常用于严重收缩性心功能不全的治疗，剂量范围 5～20μg/（kg·min）。

9. 钙剂　钙离子在心肌收缩和冲动传导中有重要的作用。但回顾性和前瞻性研究均表明，心搏骤停患者应用钙剂治疗无效。另外，有理论根据表明，补钙过多导致的高血钙可能对机体有害。只有高血钾、低血钙或钙通道阻滞剂中毒时，钙剂治疗有效，其他情况均不用钙剂治疗。对于高血钾触发的难治性 VF，可给予 10% 葡萄糖酸钙 5～20ml 静脉注射。

10. 碳酸氢钠　在心搏骤停和复苏后期，足量的肺泡通气是控制酸碱平衡的关键。高通气可以通过减少二氧化碳潴留，纠正呼吸性酸中毒。很少有研究表明，缓冲碱治疗可以改善预后。只有在一定的情况下，应用碳酸氢盐才有效，如患者原有代谢性酸中毒、高钾血症、三环类或苯巴比妥类药物过量。此外，对于心脏停搏时间较长的患者，应用碳酸氢盐治疗可能有益。但只有在除颤、胸外心脏按压、气管插管、机械通气和血管收缩药治疗无效时方可考虑应用该药。应根据患者的临床状态应用碳酸氢盐：使用时，以 1mmol/kg 作为起始量，在持续 CPR 过程中每 15min 重复 1/2 量，最好根据血气分析结果调整补碱量，防止产生碱中毒。

11. 阿托品　阿托品（atroplne）可阻断或逆转胆碱能介导的心率下降和房室结传导的降低，是治疗急性症状性心动过缓的一线药物（Ⅱa 类）。成人临床试验表明静脉用阿托品可提高心率，改善心动过缓相关的症状和体征，应考虑作为症状性窦性心动过缓、房室结水平传导阻滞或窦性停搏患者等待经皮或经静脉起搏器治疗时的临时治疗措施。对将要停搏的缓慢心律，阿托品 1mg 静注，每 3～5min 一次，总剂量不超过 3mg，对心脏静止和 PEA，使用阿托品治疗可能无获益。

（李家琼）

第二节　除颤与电复律

一、定义

心脏电复律（cardioversion）是指在严重快速心律失常时，将一定强度的电流直接或经胸壁作用于心脏使全部或大部分心肌在瞬间除极，将异常心脏节律转复为正常窦性节律，然后心脏自律性最高的起搏点（通常是窦房结）重新主导心脏节律的治疗过程。电除颤（defibrillation）是以一定量的电流冲击心脏从而使室颤终止的方法，用于治疗室颤。电复律主要用于治疗快速性心律失常。

二、电复律/电除颤的种类

1. 直流电复律/除颤　根据所使用电流的性质不同可以区分为直流电与交流电复律/电除颤。交流电放电时电流量大，放电时间长达20ms，不易避开心室易损期，易引起心肌损伤及更严重的心律失常，甚至可直接导致心功能恶化。因此，交流电复律/电除颤很快便废弃不用。近四十多年来世界各国均采用直流电复律。与交流电复律相比，直流电复律放电量容易控制，安全性较高，且便于同步电复律。

2. 同步与非同步电复律/电除颤　临床根据治疗过程中是否采用同步触发可以将电复律/电除颤区分为同步与非同步电复律/电除颤。同步电复律是指利用同步触发装置，用体表心电图R波来控制电流脉冲的发放，使电流仅在心动周期的绝对不应期中发放（脉冲电流落在R波的下降支上，而避免落在T波顶峰前20～30ms以内的易损期），避免诱发室颤，临床上用于除室颤或心室扑动以外的其他快速性心律失常的转复。不用同步触发装置可在任何时间内放电，用于转复室颤或心室扑动，称为非同步电复律，临床上通常仅用于室颤或心室扑动的复律治疗；还有就是无法识别R波的快速室性心动过速，由于无法以同步直流电进行电复律，只能非同步电击（相当于除颤）。

3. 体内与体外电复律/电除颤　根据复律（除颤）电极板位置不同可以分为体内与体外电复律/电除颤。体内电复律/电除颤常用于心脏手术或急症开胸抢救的患者，一个电极板置于右室面，另一个电极板置于心尖部，电流能量通常为20～30J，一般不超过70J。非手术情况下，大多采用经胸壁复律（除颤），亦即体外电复律/电除颤；通常将APEX（阴极电板）放在左前胸或心尖部，STERNUM（阳极电板）放在右胸或后背，从而保证电流可以正好通过心脏，达到理想的除颤效果。

4. 单向波和双向波电复律/电除颤　根据除颤波形的不同，现代除颤仪分为两种类型，即单向波和双向波。单向波是指半个正弦波，双向波是指完整的正弦波。双向波的优点是单向波结束心脏干扰杂波后再给出一个方向的引导性电波，该引导性电波接近心脏正常电信号，因此能更有效激发起心脏的正常工作。

5. 经食管内低能量电复律　所需能量较小（20～60J），患者不需要麻醉即可耐受，同时可避免皮肤烧伤，但仍需对食管电极导管的设计和安置进行不断改进，将来有望成为一种有前途的处理快速性心律失常的新方法。

6. 经静脉电极导管心脏内电复律　通常采用四极电极导管，在X线透视下将导管电极通过肘前或颈静脉插入右心，该导管可兼作起搏、程序刺激和电复律之用。所需能量一般为2～6J，患者多能耐受，初始电击从低能量开始，然后逐渐增加电能。主要适用于心内电生理检查中发生的房颤。

7. 埋藏式心脏复律除颤器　近年来，经静脉置放心内膜除颤电极已取代了早期开胸放置心外膜除颤电极。埋藏式心脏复律除颤器的体积也明显减小，已可埋藏于胸大肌和胸小肌之间，甚至像起搏器一样可埋藏于皮下囊袋之中。可同时具备抗心动过缓起搏、抗心动过速起搏、低能电转复和高能电除颤等功能。

8. 自动体外除颤仪　自动体外除颤仪（automated external defibrillator，AED）　AED是一种由计算机编程与控制的、用于体外电除颤的、自动化程度极高的除颤仪。AED具有自动分析心律的功能。当电极片粘贴好之后，仪器立即对心搏骤停者的心律进行分析，迅速识别与判断可除颤性心律（心室颤动或无脉性室速），一旦患者出现这种可除颤性心律，AED 便通过语音提示和屏幕显示的方式，建议操作者实施电除颤。AED 体积小、重量轻，便于携带与使用，不仅专业人员，即使是非专业人员，在经过规定的学时培训之后，也完全可以安全、正确地掌握 AED 的操作方法。其操作步骤是相同的，即开机、分析心律、建议是否电击。现代的 AED 大多采用双向波技术。

目前一般情况下所说的电复律/电除颤均指在体外采用直流电进行的电击操作，因此，下文所述电复律/电除颤均指体外直流电复律（除颤）。

三、电复律/电除颤的适应证

心脏电复律对终止折返性心动过速特别有效。原则上，任何形式的心动过速，只要导致低血压、充血性心力衰竭或心绞痛，而内科治疗又不能迅速奏效时，均应电击终止。转复成功后，患者的血流动力学状态几乎均能改善。

1. 心室颤动和心室扑动　一旦出现心室颤动或心室扑动，通常即可引起显著的血流动力学障碍，应立即使用非同步电击复律，而且越早越好，因为除颤成功的可能性随着时间的流逝而降低且室颤可能在数分钟内转为心脏停搏。对于顽固性心室颤动患者，必要时可静脉推注利多卡因或胺碘酮等药物；若电击前室颤波很细小，可以静脉注射肾上腺素，使颤动波变大，以提高转复的成功率。

2. 室性心动过速　室性心动过速经药物治疗无效或伴有严重血流动力学障碍及频发阿斯综合征应紧急行同步直流电电击复律；但是对于无法识别 R 波的快速室性心动过速，有时只能进行非同步电复律治疗。

3. 心房颤动　心房颤动是选用同步直流电复律中最常见的一种心律失常。电复律即刻成功率在 70% ~96%。由于心房颤动的病因各异，病程长短不一，对药物反应差异较大，故在电复律的选择上应多方权衡。心房颤动行电复律治疗应遵循下述原则：有血流动力学障碍或症状严重，但药物治疗未能有效时需尽快电复律；无明显血流动力学障碍不需紧急电复律，但电复律后可望维持窦律，改善心功能，缓解症状。

心房颤动有下列情况者可考虑电复律：①心室率快、药物治疗无效。②房颤后心力衰竭或心绞痛恶化或不易控制。③持续房颤病程在 1 年以内且房颤前窦房结功能正常。④心脏、左房扩大不明显（心胸比例 <60%，左房直径 <55mm）。⑤二尖瓣病变已经手术纠治 6 周以上者。⑥原发病（如甲状腺功能亢进、急性心肌梗死、肺炎、肺栓塞等）已得到控制，但心房颤动仍持续存在的患者。⑦预激综合征合并快速房颤，如药物无效且存在血流动力学障碍，应尽快电复律；如心室率过快（ >200 次/min）时应考虑同步直流电复律，当心室率达 250 次/min，立即给予同步直流电复律。

但是近年来对以心房大小、瓣膜病变严重程度来决定是否进行电复律有不同意见，不少临床学家认为，对房颤患者都应给予 1 次电复律的机会。

4. 心房扑动　心房扑动药物治疗通常较为困难，而电复律对心房扑动有较高的转复率，成功率几乎为 100%，且所需能量较小，50J 以下能量电击，95% 的患者可转复为窦性心律。故有人提出电复律是终止心房扑动的首选方法，特别是快速心室率引发低血压、心力衰竭或心绞痛的患者，可立即同步电复律。

5. 阵发性室上性心动过速　绝大多数室上速不需要首选电复律，应根据具体情况首选兴奋迷走神经的方法转复，或选用药物转复方法，也可选用食管调搏治疗。但少数顽固性阵发性室上速经治疗无效，发作持续时间长，并伴有血流动力学障碍，如血压下降、诱发或加重心绞痛或心力衰竭，此时无论是窄 QRS 波还是宽 QRS 波均应立即行直流电复律治疗。

6. 异位性心动过速性质不明　异位性心动过速而性质不明（如室上性心动过速伴差异性传导抑或室性心动过速不能明确鉴别时）而导致用药困难且伴有明显血流动力学障碍者也可进行电复律。

四、电复律/电除颤的禁忌证

下列情况禁用电复律：①洋地黄中毒引起的快速性心律失常。洋地黄中毒时心脏对电击的敏感性增加，容易导致恶性室性心律失常（如心室颤动）的发生，因此，若此时电刺激可引起不可逆的心搏停止。②室上性心律失常伴高度或完全性房室传导阻滞或持续心房颤动未用影响房室传导药物情况下心室率已很缓慢。③伴有病态窦房结综合征（即快－慢综合征）。④近期有动脉栓塞或经超声心动图检查发现心房内存在血栓而未接受抗凝治疗者。

房颤患者存在下列情况时不宜进行电复律：①拟近期接受心脏外科手术者。②电解质紊乱尤其是低血钾，电复律应该在纠正后进行。③甲状腺功能亢进伴房颤而未对前者进行正规治疗者。④左心功能严重损害者，因转复后有发生急性肺水肿可能。另外，心脏、心房明显增大（心胸比例 >65%，超声显示左房内径 >55mm）者，即使成功转复维持窦律的可能性也不大。⑤复律后在奎尼丁或胺碘酮的维持下又复发或不能耐受抗心律失常药物维持治疗者。⑥伴风湿活动或感染性心内膜炎而未控制的心脏病患者。⑦房颤为阵发性，既往发作次数少、持续时间短，预期可自动转复者，因为电复律并不能预防其复发。

此外，尖端扭转型室性心动过速或多形性室速伴有低钾血症者，QT 间期延长者应慎用电复律。异位起搏点自律性增加所致的快速性心律失常电复律疗效较差，即使复律成功后也容易复发。因此，自律性增高的房性心动过速、非阵发性交界性心动过速、加速性室性自主心律一般不主张用电复律治疗。

以上所列适应证及禁忌证都是相对的，应从每个患者的具体临床情况出发全面评估获益与风险，不能生搬硬套。

五、常见并发症

除了对患者选择和操作方法不当外，电复律的并发症可能与原有心脏疾患和所用电能大小有关。据报道，电击能量为 150J 时，并发症的发生率为 6%，大于 300J 时，并发症发生率可达 30%，因此，应尽量避免高能量电击。

1. 心律失常　①常见房性或室性早搏，窦性心动过缓和房室交界性逸搏，多为暂时性，一般不需处理。②窦性停搏、窦房阻滞或房室传导阻滞，多见于原有窦房结功能低下或房室传导系统有病变者，静脉滴注异丙肾上腺素或阿托品有助于提高心室率。

2. 心肌损伤　高能量电击后血清心肌酶（CK、LDH、AST）升高，大多可在 5～7d 恢复正常。少数患者心电图可见 ST－T 改变，偶见异常 Q 波和高钾性 T 波改变。

3. 低血压　多发生于高能量电击后，可持续数小时，多可自行恢复；如血压下降明显可用多巴胺、间羟胺（阿拉明）等血管活性药物。

4. 皮肤灼伤　几乎所有患者在电复律后电极接触部位均有皮肤灼伤，可见局部红斑水疱，多由于电极板按压不紧、导电糊过少或涂抹不均所致，一般无须特殊处理。

5. 血栓栓塞　心脏电复律后血栓栓塞的发生率约为 1.5%，多为心房栓子脱落导致外周动脉栓塞；过去曾有反复栓塞史者，尤其是房颤患者复律前应注意评估给予抗凝治疗的必要性。

6. 肺水肿及心力衰竭　由于电复律后左房机械性功能受到抑制，或受到肺栓塞的影响而出现肺水肿及心力衰竭，可使用扩血管药物及利尿剂治疗，必要时给予机械通气治疗。

六、电复律/电除颤的能量选择

电复律/电除颤的能量通常用焦耳来表示，即能量（J）＝功率（W）×时间（s）。能量大小的选择主要根据心律失常的类型和病情，在实际操作中需要考虑患者的体重等指标，如体重轻者可选用较小能量，而体重重者则常需使用较大能量。一般情况下，不同心律失常的单向波电复律/电除颤能量选择如下：心房扑动 50～100J，心房颤动 100～200J，室上性心动过速 100～150J，室性心动过速 100～200J，心室颤动 200～360J。而双向波电复律/电除颤能量则常为单向波能量的一半。一般一次电击未奏效时可增加电能再次电击。

七、电复律前的注意事项

（1）电复律/电除颤一般需要住院进行，需要进行全面的体格检查和有关实验室检查（包括心电图和血液化验等）。

（2）正在抗凝治疗者，应测定凝血酶原时间和活动度。如果患者正在服用洋地黄类药物，应在复律前停服 24～48h。

（3）电击前 8h 内应禁食禁水，避免复律过程中发生恶心和呕吐。

（4）12 导联心电图记录及心电连续监测，建立静脉通道，末梢氧分压达 90% 以上。

（5）房颤持续 48h 以上或不能确定房颤时间，转复前应常规抗凝治疗。转复前应用华法林 3 周，转复成功后持续应用 4 周，且应控制国际标准化比值（INR）在治疗范围内（1.8～3.0）。

（6）复律前抗心律失常药物的应用：服药的目的是建立相应药物的血药浓度以利于复律后窦律的维持，同时明确对药物的耐受性。另外，亦有少数患者用药后可转复为窦律从而免于电击。常用的可选择药物包括Ⅰc 类和Ⅲ类抗心律失常药物。

（7）在电复律/电除颤时，应注意两个电极之间的胸壁不要涂凝胶、乳膏或盐水等导电物质，以避免电流可能沿胸壁表面流动，而未通过心脏。

若心电显示为细颤，应坚持心脏按压或用药，先用 1% 肾上腺素 1ml 静脉推注，3～5min 后可重复一次，使细颤波转为粗颤波后，方可施行电击除颤。触电早期（3～10min 内）所致的心搏骤停，宜先用利多卡因 100mg 静注。

八、操作过程中的注意事项

施行电复律的房间应较宽敞，除了除颤器外，还应具备各种复苏设施，例如氧气、急救箱、血压和心电监护设备等。患者仰卧于硬板床上，松解患者衣领、腰带，一般需要快速、安全和有效地麻醉，以保证电复律和电除颤时患者没有不适感和疼痛感，目前最常使用的是丙泊酚或咪达唑仑直接静脉注射。

患者一旦进入理想的麻醉状态后，暴露胸部，连接除颤器心电监测导联，记录心电图。并将两个涂有导电糊或裹有湿盐水纱布的电极分别置于相应位置。将一电极板置于胸骨右缘第 2、3 肋间，另一电极板置于心尖部。两个电极板之间距离不少于 10cm，电极板放置要紧贴皮肤，并有一定压力。准备放电时，操作人员不应再接触患者、病床以及同患者相连接的仪器，以免发生触电。电击复律成功后关闭除颤仪电源，充分清洁电极板并放回电极槽内。

九、电复律/电除颤后注意事项

电复律后应立即进行心电监测，并严密观察患者的心率、心律、血压、呼吸和神志，监测应持续 24h。观察电复律术后是否有并发症：如皮肤烧伤、心肌损伤、循环栓塞、肺水肿以及各种形式的心律失常等。

心室颤动的患者复律后在监护室留院观察，房颤、室上性心动过速复律后于普通病房留院观察 1～7d。

患者清醒后，卧床休息 1～2d，清醒 2h 内避免进食水，防止恶心、呕吐。活动量以不引起心慌、胸闷为度。

清醒 2h 后给予高热量、高维生素、易消化饮食，保持排便通畅，避免情绪激动、吸烟、过度劳累、进食刺激性食物等。

严格按医嘱服药，定期复查；有心慌胸闷、呼吸困难应立即就诊，条件允许的情况下，反复发作的室性心动过速、心房颤动，应尽早安装除颤起搏器或经皮导管射频消融治疗。

指导患者规律服药，告知服药的注意事项，避免诱发因素，保持心情舒畅，适当增加活动。心脏病有复发的可能性，告知患者做好心理准备。

对于心房颤动患者，即使复律前未使用抗凝药物治疗，但是复律后仍需要抗凝 4 周，因为心房功能的恢复可能延迟至窦性心律恢复后 3 周。

十、最新国际指南亮点

最新国际指南亮点主要包括以下几点（表5－1）。

表5－1　2010年版《心肺复苏指南》的更新

2000年版	2005年版	2010年版
1. 婴儿和儿童CPR时，按压/通气比为5 ：1；成人CPR时，按压/通气比为15 ：2 2. 未强调胸外按压的质量和速率、胸腔完全恢复状态，以及减少中断胸外按压的重要性	1. 强调胸外按压的质量和频率，要求“用力而快速按压，按压频率100次/min” 2. 所有单人CPR时，按压/通气比均为30 ：2 3. 每次按压后使胸廓完全恢复到正常位置，压/放时间50% ：50% 4. 应尽量控制中断胸外按压的时间	1. 调整了心肺复苏的流程，由A－B－C更改为C－A－B，把心脏按压放在了最重要的位置 2. 在除颤之前进行胸外按压，在除颤1次结束之后马上再进行胸外按压 3. 按压频率至少100次/min，按压深度至少5cm 4. 连续按压，尽可能减少按压中断，持续按压，不过早放弃患者 5. 可以在治疗科室使用机械按压

（1）AHA《心肺复苏指南》中的按压通气要求比发生了显著变化，从5 ：1到15 ：2到目前的30 ：2或连续按压，并要求避免过度通气。在2005年版本之后，美国亚利桑那大学心脏中心 GordonA. Ewy等提出了纯胸外按压不通气的方式，并通过临床证实持续胸外按压即可提供充足的氧供。

（2）指南越来越强调在除颤之前，先进行胸外按压，使心脏得到足够的灌注。尤其是2010年《心肺复苏指南》，调整了心肺复苏的流程，由A－B－C更改为C－A－B，并要求更高的按压频率和按压深度。强调高质量的有效胸外按压。

（3）指南越来越重视不间断按压，和持续按压，减少中断次数并且不要过早放弃患者。

（4）2010年《心肺复苏指南》针对心肺复苏的高质量要求促使我们考虑使用一种高效、便携的移动心肺复苏设备来辅助或部分替代人工按压。

（李家琼）

第三节　食管调搏技术

早在1774年，内科医生Squires首次提出，体外电刺激可以作用于人体心脏。次年（1775年），丹麦的内科医生Abildgaard进行了电刺激作用于人体心脏的研究。1952年美国哈佛大学医学院PaulM. Zoll医生首次在人体胸壁的表面施行脉宽2ms、强度为75～150V的电脉冲刺激心脏，成功地为1例心脏停搏患者进行心脏复苏。此后拉开了心脏电刺激与心脏电生理研究的序幕。

1957年食管心房调搏技术被成功地应用于临床。1969年Burack将食管调搏技术成功地应用于起搏心室。1972年Stopczyk经食管测定了心房不应期。1973年Monotoyo应用食管心房调搏术进行心脏电生理检查，并将其用于各种快速性心律失常的治疗。自此，经食管起搏心脏成为心脏电生理的重要检查方法。

1978年蒋文平教授率先在国内应用食管调搏技术进行心脏电生理检查，其后的十余年间，各项心脏电生理检查（测定窦房结、房室结功能，终止与诱发心动过速等）基本依赖于食管调搏，该技术如雨后春笋般在我国蓬勃发展，成为我国最热门的心脏电生理检查技术。1990年后，随着心内电生理与射频消融技术在我国迅速开展，加之食管心房调搏技术存在多个难以逾越的瓶颈，使这项红极一时的电生理检查跌至冰点，极少有人问津，甚至形成“谈食管调搏而色变”的局面。但是改革与坚守始终是这项技术的坚持与进取者们的信念，经过十余年的不懈努力，终于使其华丽转身，打破了束缚多年的瓶颈，进入了一个崭新的发展阶段，成为真正意义的具有我国特色的安全、便捷、实用、易于掌握的无创心脏电生理检查技术，特别适用于射频消融术前的诊断、急诊终止快速性心律失常，并成为那些尚不具备心内电生理检查条件的医院进行心脏电生理检查时的主要选择，也成为衔接心电图与临床的不可或缺的桥梁。

一、刺激仪的发展历程

早在20世纪80年代初，由徐大栋工程师设计，蒋文平、郭继鸿等教授参与研发，由苏州东方电子仪器厂生产的第一代食管电生理刺激仪（XD－1型）问世，并开始应用于临床。其采用模拟电路产生刺激波，以变压器隔离人体和电源，随机发放的模式进行食管心房起搏。虽然当时的刺激仪电路简单，但开启了我国自主设计、研发与生产心脏电生理刺激仪的先例。为了迎合临床的需求，各种品牌、型号的刺激仪如雨后春笋般出现，使食管心房调搏检查技术进入了临床的鼎盛期。此后，一些品牌的刺激仪因存在各种设计上的欠缺，逐步退出历史舞台。然而，生产我国自己的心脏刺激系统一直是坚持者的信念。在自主研发理念的推动下，苏州东方电子仪器厂先后推出了XD－2、DF－3、DF－4、DF－5型心脏刺激仪。内部设计也从早期的数模混合程控电路，逐步发展为程控电路；从原来电路复杂，故障率高，进展到使用精密激光微调技术的集成电路，使数字处理与医学数据分析合为一体，系统技术指标完全符合12导联心电图的行业标准。

二、消除、降低插管与刺激引起的痛苦

插管引起的咽部不适感，甚至恶心、呕吐是伴随食管调搏检查的一个重要的临床不良反应。虽然有多种解决方法，例如下管同时吞咽食物或水等，但均没有形成系统的、规模性的临床研究与解决方案。李中健等报告从1995年起，连续6年借鉴消化内科胃镜检查中使用润滑止痛胶（内含1%的盐酸丁卡及适量氯己定）的经验，在548例食管调搏患者中试用润滑止痛胶，通过多项指标观察，结果显示：该方法可减少或消除因插管引起的咽部不适感，也可解除部分因调搏刺激引起的灼痛等不适反应。该方法虽然未能从根本上解决食管调搏引起的刺激与烧灼感，但至少解决了插管中的不适感或呕吐症状，有利于更多的适应证患者接受检查和治疗。

三、刺激、记录系统的革新

1. 解决落后的存储方式　自2005年起，为了解决以往食管调搏检查中的种种不便与问题，历时3年由我国自行设计、生产的集刺激与记录技术于一身的新型心脏电生理刺激仪DF－5问世，其采用嵌入式系统和计算机联机系统，融合数－模混合电路、数字处理技术以及医学数据分析等先进技术，实现了心脏电生理刺激、记录、分析、报告、存档等一系列功能的一体化（图5－7）。经浙江省人民医院和苏州大学第一附属医院反复的临床试验与厂家不断完善硬件的改革与软件设计，新一代刺激仪科学与人性化设计的存储方式使经食管调搏技术的存储从原来的纸质记录，手工剪贴的方式转变为计算机硬盘储存，这种存储方式可完整地保存患者检查过程中所有的心电图资料，彻底结束了依靠手工进行心电图记录、整理、剪贴、测量与分析的时代。

2. 食管导联心电图记录方法的改革　以往利用胸导联（单极）连接食管电极导管的方法记录出单极食管导联心电图（图5－9），或利用双极肢体导联记录双极食管导联心电图（图5－8B），虽然P波也高大、清晰，但同步记录时必须舍弃某一胸导联（单极食管导联心电图），或出现同步的肢体导联都变为食管导联心电图（双极食管导联心电图）的弊病，无法做到真正同步记录食管导联与12导联心电图。新型无创心脏电生理仪设有独立的心电图记录系统与滤波双极食管导联心电图（EB）记录系统（图5－8C），不需要在体表心电图与食管电极导管之间反复连接。图5－9A为新型无创心脏电生理仪记录的体表与食管导联心电图，图中食管导联P波呈3相波，高大清晰，具有类左房电图和（或）类心内冠状窦电图的特点与作用。图5－9B为相同纸速记录的体表与心内冠状窦电图，比较食管与心内冠状窦电图几乎没有差别。

3. 随意调整心电图电压、增减导联、改变速度　普通12导联心电图机只能依照设定的程序选择记录导联，极大限制了心电图的记录与分析。新型的心脏电生理刺激仪吸纳了多通道心内电生理记录仪的

精华部分，增加了记录或分析时随意调整心电图电压、增减心电图导联和随意改变心电图显示与记录速度的功能，该三项功能对病例的分析与诊断提供了极大便利。图 5 - 10 为 1 例经食管调搏诱发心动过速的心电图。分析该图时，采用了增高心电图电压，加快心电图显示速度，剔除无用导联，加之应用自动测量的方法，使该心动过速的诊断变得异常容易，通过准确测量 RP 间期（90ms），诊断该心动过速为房室折返性心动过速，再比较 V_1 与食管导联心电图 P 波的位置，确定旁路位于左侧。最后诊断：左后壁旁路伴房室折返性心动过速。

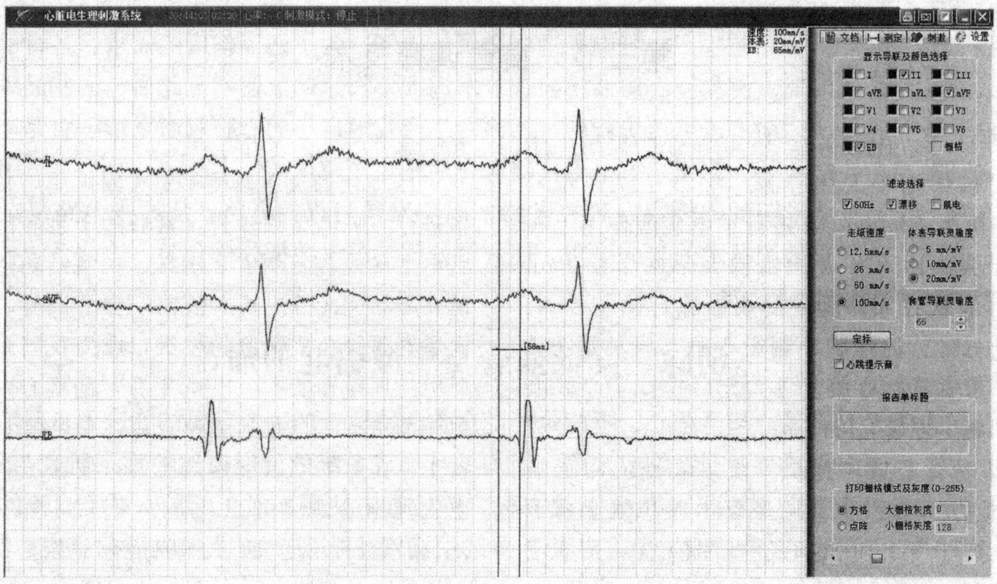

图 5 - 7　人性化的设计

集刺激、记录、分析、报告与存档等功能于一身的新型心脏电生理刺激仪，不仅可以随意调整记录速度、心电图波形振幅，还可直接测量各种间期。本图为将速度调整为 100mm/s 后测量右房到左房（食管电图记录）的房间传导时间

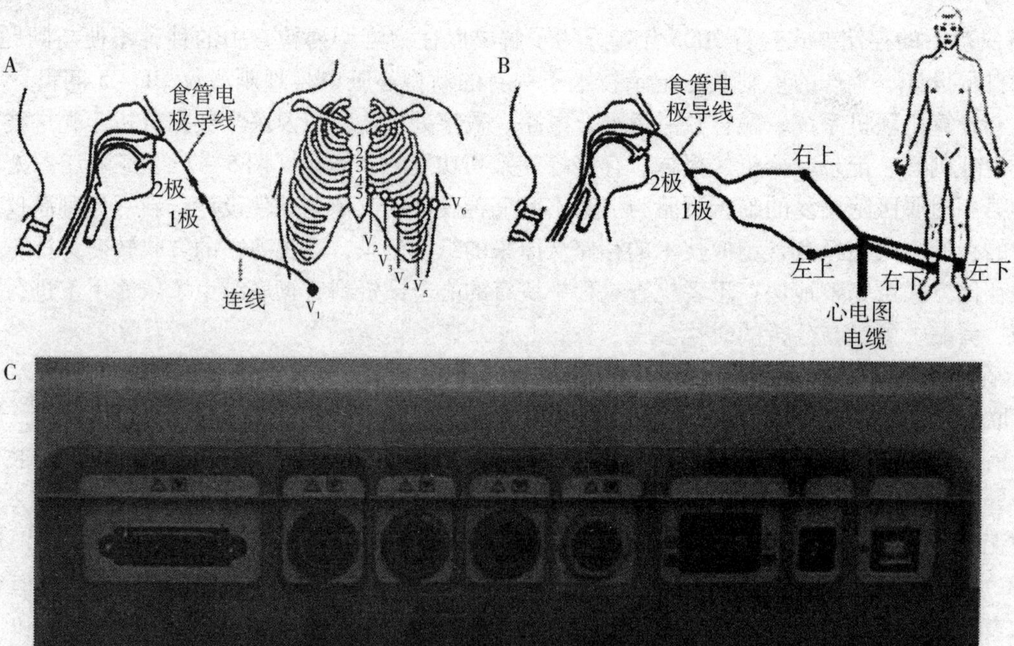

图 5 - 8　食管心电图记录方法改革

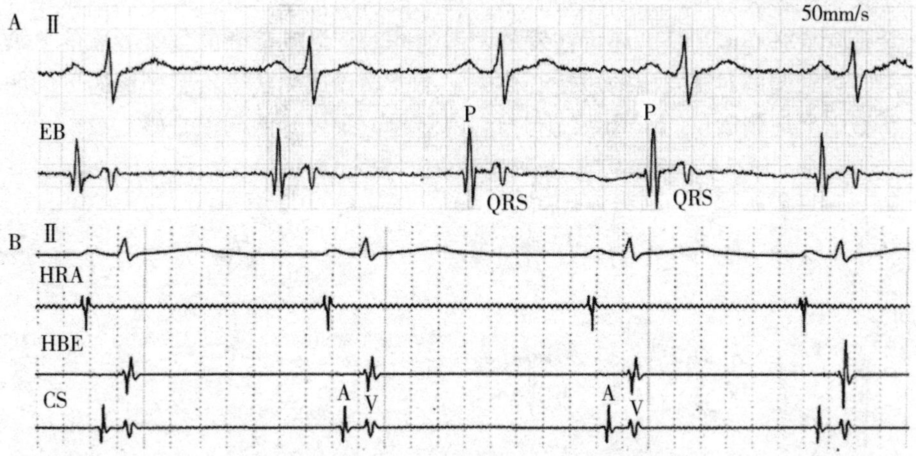

图5－9 食管导联心电图与心内电图的比较

A. EB代表双极记录的食管导联心电图；B. 窦性心律时的心内电图，CS代表导管在冠状窦记录的双极冠状窦电图，将冠状窦电图与A图的食管导联心电图比较，不难发现二者极为相似。HRA：高位右房；HBE：希氏束

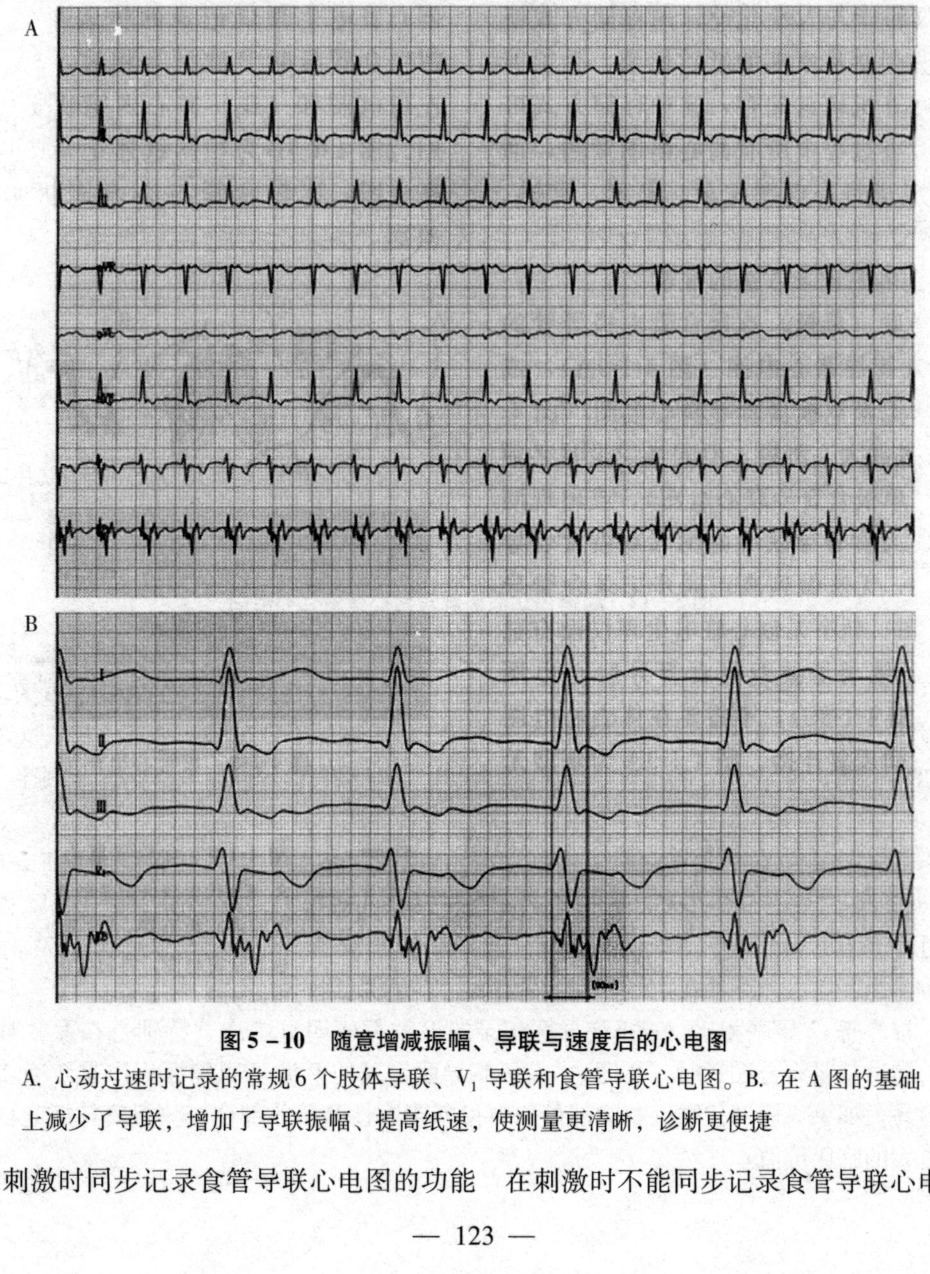

图5－10 随意增减振幅、导联与速度后的心电图

A. 心动过速时记录的常规6个肢体导联、V_1导联和食管导联心电图。B. 在A图的基础上减少了导联，增加了导联振幅、提高纸速，使测量更清晰，诊断更便捷

4. 增加刺激时同步记录食管导联心电图的功能　在刺激时不能同步记录食管导联心电图一直是食

管心房调搏多年来不能解决的难题，新型心脏电生理刺激仪的记录系统破解了这道难题。该系统除了在自主心律时记录食管导联心电图外，还可在发放刺激的同时记录到清晰的食管导联的 P 波（图 5－11），解决了长期以来，食管调搏对诱发出的短暂心律失常不能确诊或无法进行鉴别诊断的问题。如果进行横向比较的话，新型电生理刺激仪的记录系统有与心内多导记录仪异曲同工之妙。

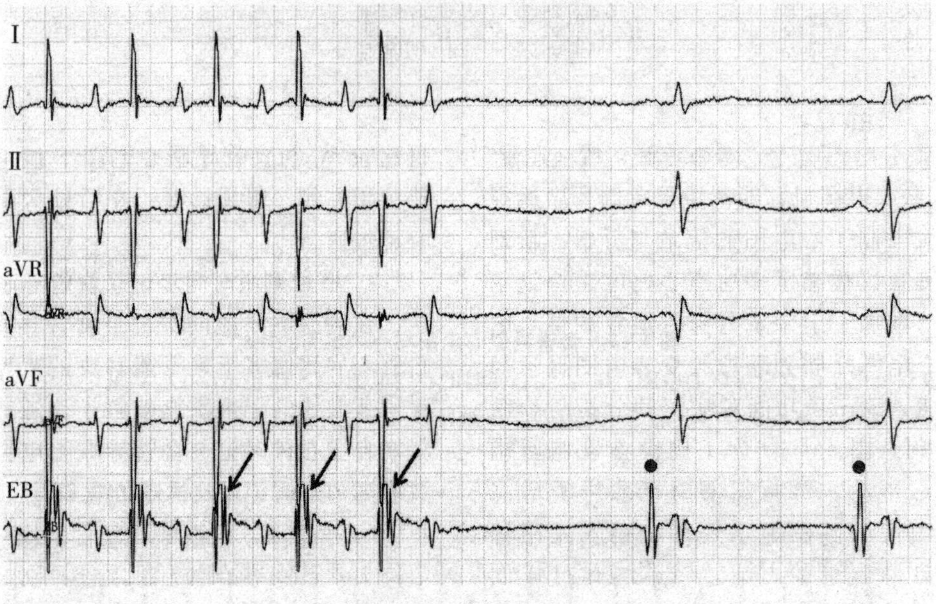

图 5－11　刺激时同步记录食管与体表心电图

图中刺激脉冲后的食管导联（EB）箭头指示处可见明显的起搏的 P 波，其与窦性心律时记录的食管导联心电图的 P 波（圆点指示）形态一致

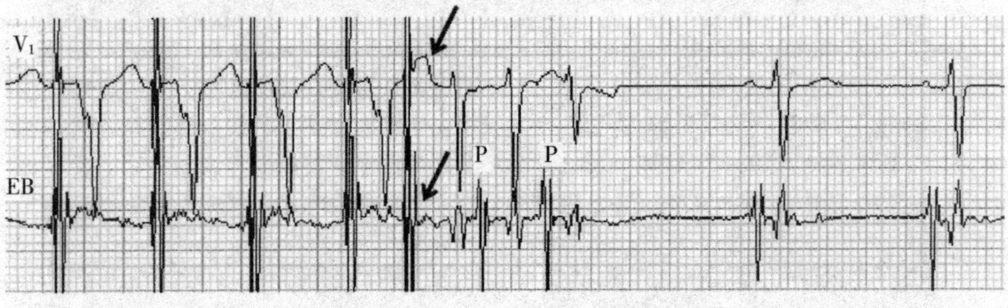

图 5－12　起搏停止后出现短暂心律变化心电图

图 5－12 为 1 例刺激后即刻出现短暂心律失常患者的心电图。图中给予 S_1S_2 刺激，S_2 刺激后出现连续 3 个窄 QRS 波群，如单纯从体表心电图分析无法得出确切诊断。从同步记录的食管心电图可见：在 3 个窄 QRS 波群前面均有 P 波，且 RP 间期 >70ms，结合体表心电图有心室预激的表现，提示这 3 个连续、快速出现的窄 QRS 波为 S_2 刺激诱发的短暂房室折返，比较 V_1 导联与食管导联 P 波的发生顺序，提示右侧旁路，与体表心电图结论一致。食管心房调搏诊断：预激综合征诱发短暂房室折返，右侧房室旁路。

5. 增加起搏同步记录双极胸导联心电图的功能　Fontaine 发现双极胸导联可增加 Epsilon 波的检出率，创建了 Fontaine 导联。利用 Fontalne 提出的原理，新型心脏电生理仪增加了同步记录双极胸导联心电图功能。对体表心电图 P 波不清晰的患者，应用同步记录双极胸导联心电图亦可提高对 P 波的识别能力。图 5－13 为开启双极胸导联功能后记录的常规 12 导联心电图、双极胸导联（BC）和食管导联心电图（EB）。与普通 12 导联相比，双极胸导联记录的 P 波振幅明显增高。特别是在发放刺激信号后食管导联 P 波与脉冲信号十分贴近时（B 图），双极胸导联记录的 P 波可明确标识出有效夺获，使对夺获的判断更加容易。如果双极部位靠近右胸部位，对诊断隐匿性旁路的部位、测量窦律或起搏时的房间传导时间等有更大的临床价值。

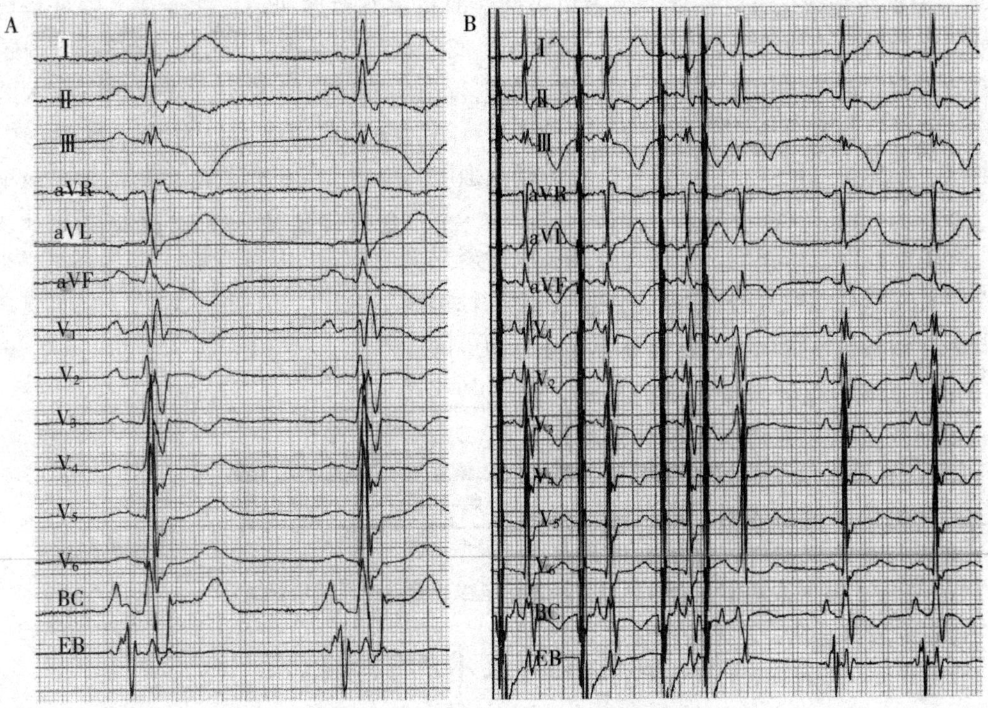

图 5－13　双极胸导联使 P 波电压增高

晚近有人对 51 例食管调搏诱发出顺向型房室折返性心动过速的患者发作前及发作时常规 12 导联、滤波双极食管导联和双极胸导联心电图进行分析，观察各导联 P 波形态及发生先后顺序。结果：心动过速发作时，双极胸导联 P 波清晰者 21 例（41.2%）明显高于体表心电图 V_1 导联（17 例，33.3%）；双极胸导联 P 波出现率（61.4%）明显高于 V_1 导联（52.9%）（$P<0.05$）；且右侧旁路伴有顺向型房室折返性心动过速发作时，双极胸导联 P 波领先于食管双极导联 P 波，左侧旁路伴有顺向型房室折返性心动过速发作时，食管双极导联 P 波领先于双极胸导联 P 波。该研究证实双极胸导联心电图可记录到清晰的 P 波，与 V_1 导联相结合，可进一步提高顺向型房室折返性心动过速定位诊断的准确率（图 5－14）。

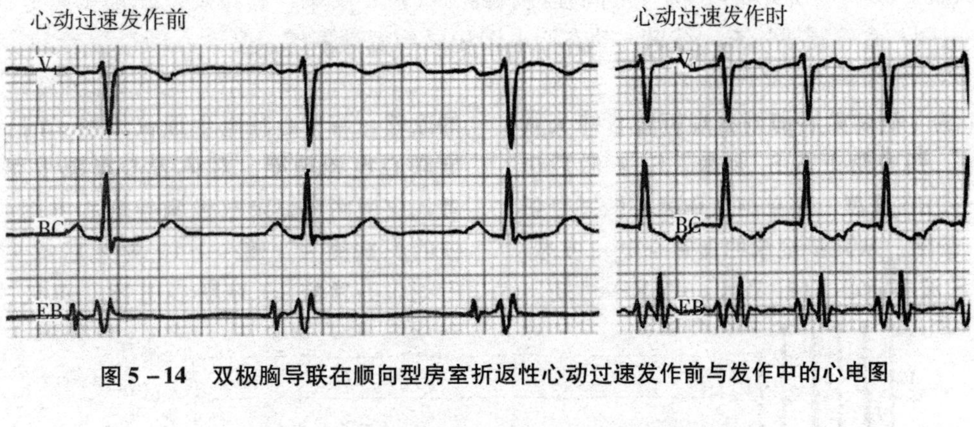

图 5－14　双极胸导联在顺向型房室折返性心动过速发作前与发作中的心电图

四、有效降低起搏电压的革命

对食管调搏起搏电压的技术革命经历了几个关键的阶段。食管调搏早期，刺激脉宽限定在 2ms 内，使有效夺获心房的起搏电压过高，因引起受检者严重的食管烧灼感而不被普遍接受。直至 1978 年新的研究发现，在食管与心房之间的组织与腔隙可起到电容器的功效，能有效降低起搏阈值，当脉宽从 2ms 逐渐增加到 9.8ms 后，起搏电压可明显下降到 20～30V，受检者食管局部的烧灼感也随之明显减轻，该技术因而被大部分患者接受。尽管如此，仍有少部分患者难以耐受这种强度的刺激。起搏电压过高始终是制约食管调搏技术广泛、深入开展的最主要难题。

2012 年，根据将刺激正极对称置于刺激负极两侧时可以有效增加阳极的面积，降低接触电阻，使刺激电极单位面积的电流密度下降的原理，刺激仪生产厂家研发并成功应用双阳极对称刺激方式（图 5－15），有效降低了起搏阈值电压。近期一项仍在进行中的临床试验表明，采用该项技术的大部分患者进行食管调搏时，起搏电压均低于 15V，平均 10～12V，最低起搏电压仅为 5V，接近心内电生理检查的起搏电压。临床研究证实，10～12V 左右的刺激强度，患者食管的烧灼感全部消失。该项技术改革具有划时代的意义，破除了笼罩在食管调搏头顶三十余年的阴霾，完全推翻了食管调搏电压无法降低的理念，是一次革命性的技术突破，更是食管调搏受检者最大的福音，从而免除了那些不是必须进行心内电生理检查患者接受有创检查的风险。特别是在介入性诊断与治疗严格的准入制度下，食管调搏使不能开展心内电生理的医疗机构进行心脏电生理检查成为可能。

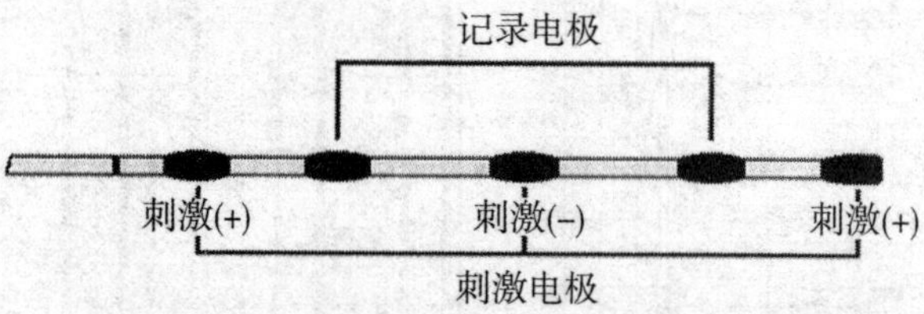

图 5－15　新型 5 极食管电极导管设计原理示意图

五、食管调搏技术的临床应用

食管调搏技术的临床应用可简单地概括为八个字：复制、诊断、治疗、急救。

（一）复制

电生理与心电图最本质的区别在于后者对心律失常仅是简单的记录，而前者则对心律失常具有复制的能力。食管心脏电生理技术（食管调搏）可以复制各种折返性快速性心律失常及缓慢性心律失常。

1. 复制缓慢性心律失常　食管调搏对缓慢性心律失常的复制包括对窦房结自律性、传导性功能降低的检出以及对房室结的传导功能下降的复制。

（1）检出窦房结自律性降低：窦房结的自律性与传导功能的下降，在体表与动态心电图中的检出率均不高，近年国内文献报告在 2 800 例同步 12 导联动态心电图中，检出窦性停搏≥3. 1s 者 130 例，检出率为 4. 6%。另一项研究对 46 例有不同程度胸闷、气短、头晕、黑矇及发作性晕厥等症状的患者进行动态心电图与食管调搏检查，结果：动态心电图记录到窦性停搏、窦性心动过缓者 11 例（24%），而经食管调搏检出窦房结功能异常者高达 41 例（88. 1%）。提示对窦房结功能的筛查仍然主要依靠心脏电生理检查，其不仅可对窦房结功能定性，还可以定量。

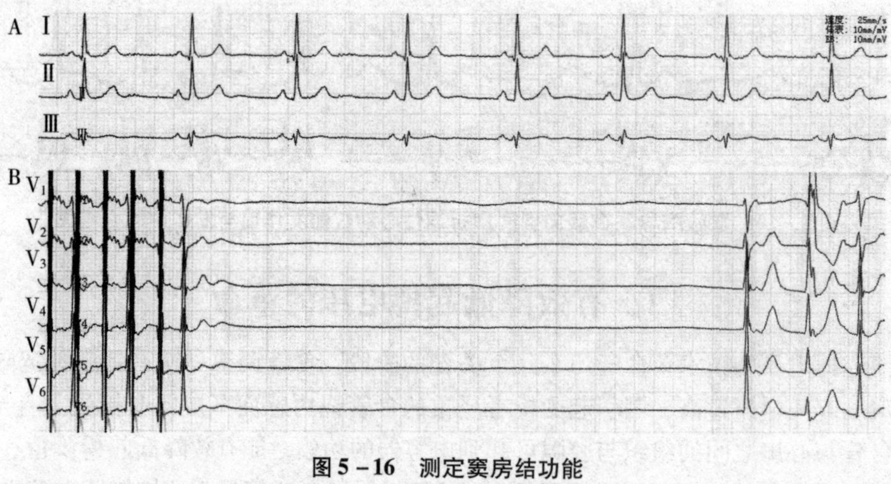

图 5－16　测定窦房结功能

图 5－16 患者男，反复晕厥，心电图示窦性心动过缓。为了解窦房结功能行食管调搏检查。A 图为安静状态下的心电图示窦性心动过缓。B 图给予 200 次/min 的 S_1S_1 刺激，连续刺激 30s，停止刺激后，

出现窦房结长达 6 100ms 的停搏（正常值 <1 500ms）。提示窦房结自律性降低。

（2）复制房室结的传导功能下降：房室结传导能力可通过食管心房调搏逐步提高起搏心房的频率，观察房室结前向传导的能力。房室结功能正常时，给予 150 次/min 的 S_1S_1 刺激，房室结出现文氏阻滞；给予 180 次/min 的刺激，房室结出现 2 ∶ 1 阻滞。如果检查中低于该值提示房室结传导功能降低。

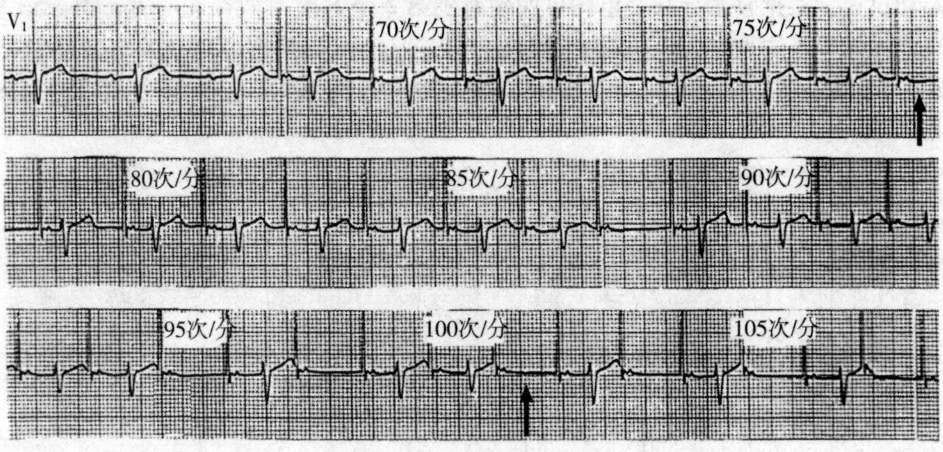

图 5－17　检测房室结功能

图 5－17 为食管调搏检出房室结传导功能低下的心电图，图中第 1 个箭头指示处，心房起搏频率 75 次/min，出现房室结文氏传导，此后逐渐提高起搏频率，房室结阻滞程度逐渐加重，当起搏频率增加到 100 次/min 时（第 2 个箭头），房室呈 2 ∶ 1 传导。提示该患者房室结传导能力明显降低。

2. 复制快速性折返性心动过速

（1）复制室上性心动过速：食管调搏复制折返性室上性心动过速的成功率高，特别是对房室结与房室折返性心动过速，可高达 95% 以上，且安全、可靠。

图 5－18 为 1 例食管调搏应用 S_1S_1 刺激诱发房室折返性心动过速患者的心电图，图中可见仅发放 2 个 S_1S_1 刺激，第 2 个刺激后 PR 间期延长后出现室房逆传并诱发房室折返性心动过速，比较食管导联与 V_1 导联 P 波出现时间，不难诊断该旁路位于左侧壁。

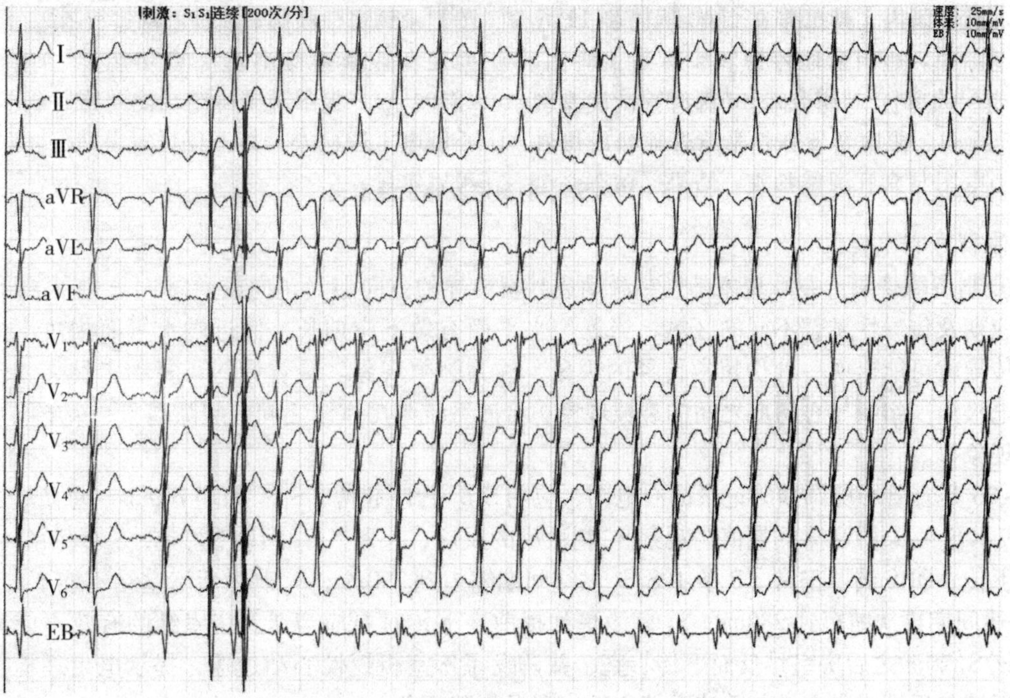

图 5－18　S_1S_1 刺激诱发房室折返性心动过速

（2）复制室性心动过速：食管调搏除复制室上性心动过速外，还可复制部分特发性室性心动过速。单纯经食管心房调搏刺激诱发室性心动过速的发生率较低，静脉滴注异丙肾上腺素后诱发室速的比例可从原来的 20% 提高到 40%。

图 5 – 19 为 1 例应用食管调搏诱发宽 QRS 波心动过速的心电图。图中可见连续 S_1S_1 刺激停止后出现宽 QRS 波心动过速，根据食管导联心电图可明确看到第 2 个 P 波有效夺获心室，测量该 QRS 波与其前面 QRS 波时限无缩短，说明该 QRS 波为室性融合波，且心房频率慢于心室率；根据体表心电图 V_1 导联呈右束支传导阻滞，Ⅱ、Ⅲ、aVF 导联呈 rS 型，电轴位于无人区，提示该宽 QRS 波心动过速为特发性左室室性心动过速。

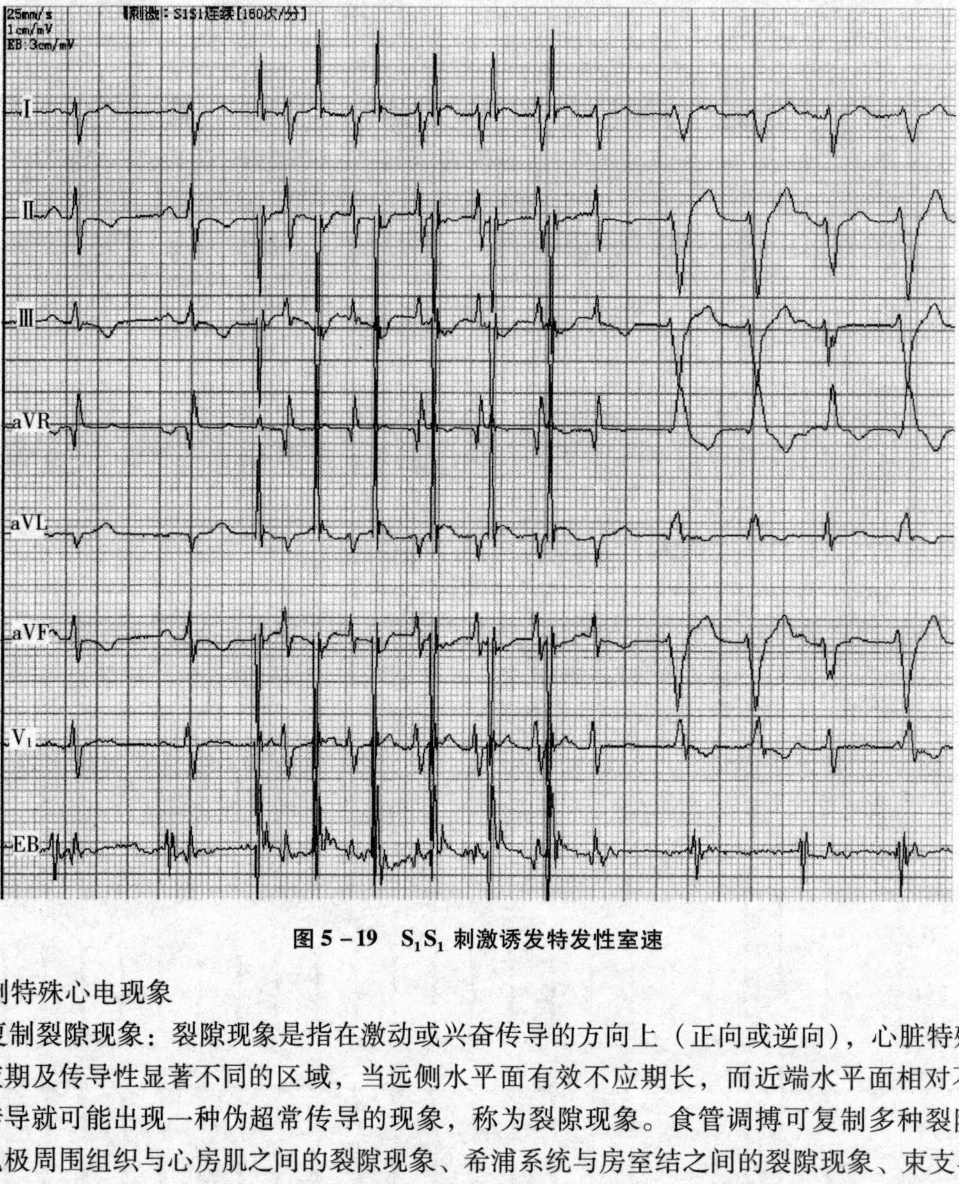

图 5 – 19　S_1S_1 刺激诱发特发性室速

3. 复制特殊心电现象

（1）复制裂隙现象：裂隙现象是指在激动或兴奋传导的方向上（正向或逆向），心脏特殊传导系统中存在不应期及传导性显著不同的区域，当远侧水平面有效不应期长，而近端水平面相对不应期较长时，激动传导就可能出现一种伪超常传导的现象，称为裂隙现象。食管调搏可复制多种裂隙现象，例如：食管电极周围组织与心房肌之间的裂隙现象、希浦系统与房室结之间的裂隙现象、束支与房室结之间的裂隙现象等。

图 5 – 20 是食管心房调搏时记录的心电图，应用 S_1S_2 程序起搏，S_1S_1 间期 700ms，每条心电图的第 2 个数字表示 S_1-S_2 的联律间期值，观察 S_2 刺激后的反应，A 条 S_1S_2 间期 300ms，S_2 刺激后心房冲动经房室结下传，QRS 波群正常。B 条中 S_1S_2 联律间期缩短到 290ms，S_2 刺激后房室结不能下传心室，C 条 S_1S_2 联律间期再次缩短到 280ms，S_2 刺激更加提前，下传时更应当遇到房室结的有效不应期而不下传，但是该 S_2 刺激之后房室结反而下传心室，并诱发了房室折返性心动过速，提示电生理检查时，在房室结的近端与远端或房室结与希浦系统之间出现了裂隙现象。

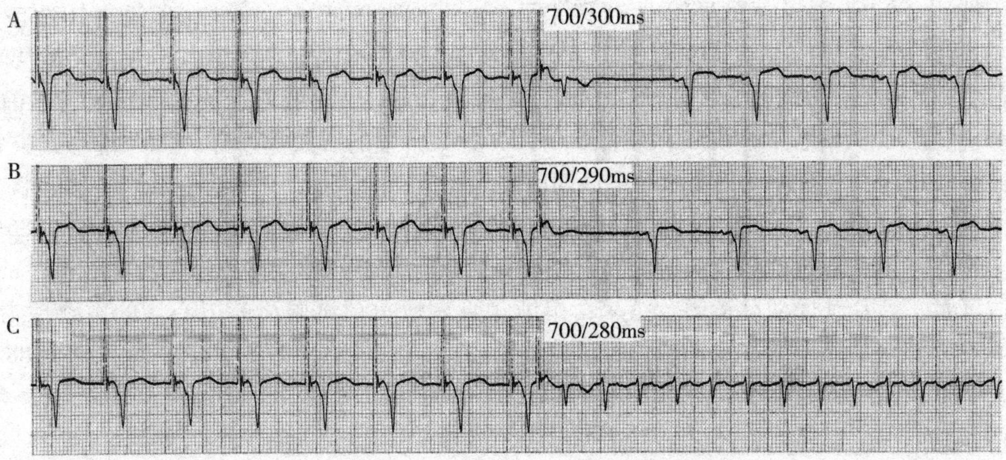

图 5－20　食管心房调搏复制裂隙现象心电图

（2）复制房室结 1 ∶2 下传心室现象：房室结 1 ∶2 下传心室是一种临床十分罕见的房室结双径路传导现象，表现为 1 次窦性激动经房室结快、慢径路 2 次下传激动心室，这种情况连续发生，导致 2 倍于心房率的心室率。心电图特点：①窦性心律。②心室率为心房率的 2 倍。③出现长短 2 种 PR 间期，且每种 PR 间期时限基本一致，即短 PR 间期和长 PR 间期时限各自相对恒定。文献中曾将此称为“阵发性非折返性室上性心动过速”，临床呈现心动过速无休止性发作，长期平均心室率增快，可进展为心动过速性心肌病。应用食管调搏可以复制该现象。

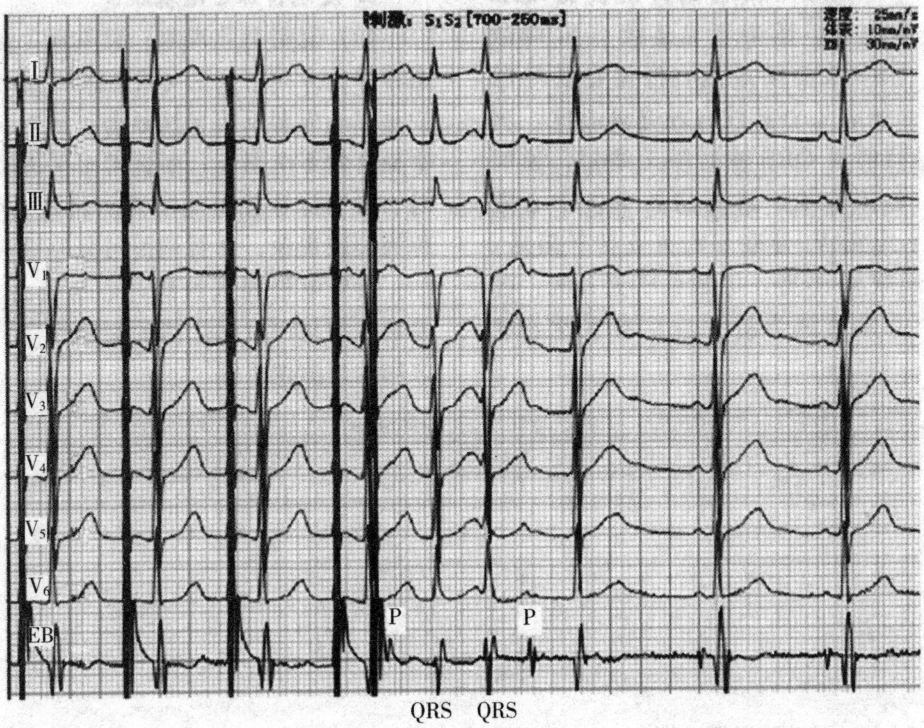

图 5－21　应用 S_1S_2 刺激复制房室结 1 ∶2 下传心室现象

图 5－21 为应用 S_1-S_2 刺激复制房室结 1 ∶2 下传心室现象。图中 S_2 刺激的脉冲后可见起搏的 P 波（食管导联），其后跟随 2 个 QRS 波群，第 2 个 QRS 波群前无 P 波，提示 S_2 脉冲后起搏的 P 波同时分别经快慢径路下传心室，引起心室除极两次。

4. 复制心肌缺血　经食管心脏起搏负荷试验通过食管电极导管，应用心脏刺激仪发放起搏脉冲间接刺激心脏起搏心房，从而提高受试者的心率，增加其心肌耗氧量，使心肌出现暂时性供氧与需氧的失衡，从而揭示心肌缺血，达到心脏负荷试验的目的。食管心脏起搏负荷试验的阳性标准（出现以下任一项者为阳性)：①以 R 波为主的导联中 ST 段水平型或下斜型压低≥0.1mV，ST 段与 R 波顶点垂线的交角>90°，持续 0.08s（J 点后 0.08s 出现缺血性水平或下斜型 ST 段压低≥0.05mV，并维持 2min；如原有 ST 段下移者应在原基础上再下移>0.05mV，并维持 2min)。食管心房起搏停止后，最前 3 个或 3 个以上 QRS－T 波形中出现缺血型 ST 段压低>0.1mV。②典型的心绞痛发作。③严重心律失常（频繁发作，室性心动过速及心室颤动；多源性室性期前收缩还应结合有无 ST 段改变及当时的症状来判定)。④收缩压下降≥20mmHg。文献报道，食管心房起搏负荷试验检测冠心病的敏感性为 64%～85%，特异性为 72%～88%。晚近有人比较单纯应用食管调搏负荷试验与静脉使用多巴胺 10μg/（kg·min）＋食管调搏负荷试验，结合冠状动脉造影，结果：单纯食管调搏负荷试验诊断冠心病的敏感性为 57.1%，特异性为 77.8%。多巴胺联合食管调搏负荷试验诊断冠心病的敏感性为 81.0%，特异性为 88.9%，联合负荷试验敏感性明显高于单纯食管调搏负荷试验（$P<0.05$)。

（二）诊断

1. 食管调搏的诊断作用　食管调搏通过复制各种心律失常、心电现象以及心律失常时同步记录食管导联心电图得以对复杂心律失常进行诊断。

（1）食管调搏对预激综合征的诊断：食管调搏不仅可以检测旁路不应期，诱发房室折返性心动过速，测定折返的诱发条件和终止窗口以及检出预激的高危患者，明确房室折返性心动过速的发生机制、特点和折返的类型，对显性旁路进行定位诊断，还可以利用旁路与房室结不同的电生理特性检出不完全显性预激，从而可以对不完全显性预激进行诊断与旁路定位，特别是可以对隐匿性预激进行确诊及旁路定位。

图 5－22 为 1 例显性预激伴有阵发性心悸病史患者的心电图，为诱发心动过速，确定心动过速的发生机制行食管调搏检查。检查前体表心电图示预激伴右前侧壁旁路。检查中给予 $S_1S_2S_3$ 刺激，当 S_2S_3 刺激缩短至 500/320ms 时，S_3 脉冲后 δ 波消失，PR 间期延长，提示旁路进入有效不应期，心房冲动经房室结下传，呈窄 QRS 波群。该 QRS 波群后 V_1 与食管导联均可见明显的逆传 P 波，测量上述 2 个导联 RP 间期：食管导联的 RP 间期明显短于 V_1 导联，说明房室逆传时左房率先除极，高度提示左侧的房室之间存在 1 条快速逆向传导通道——旁路。食管调搏结果证实：本例患者除了右前侧壁的显性旁路外，左侧壁还有 1 条隐匿性旁路。

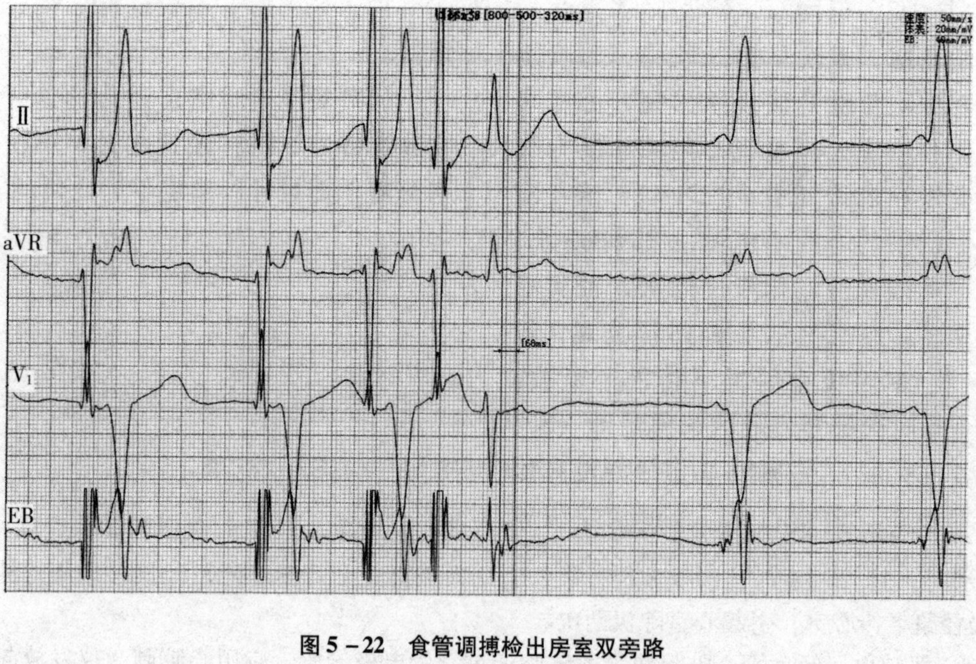

图 5－22　食管调搏检出房室双旁路

（2）食管调搏对房室结双径路的诊断：人体房室结存在传导速度和不应期截然不同的两条径路，称为房室结双径路、其中一条径路传导速度快但不应期长称快径路，其是房室结的优势传导径路；另一条径路传导速度慢而不应期短称为慢径路，心率正常时慢径路不显露或极少显露。食管调搏可以用早搏刺激检出房室结双径路，表现为 S_2 刺激后，S_2R 间期在传导过程中突然延长，且延长时间 >60ms 并可以持续一段时间，提示房室结存在双径路传导。食管调搏是检出房室结双径路最有效的无创性检查方法。

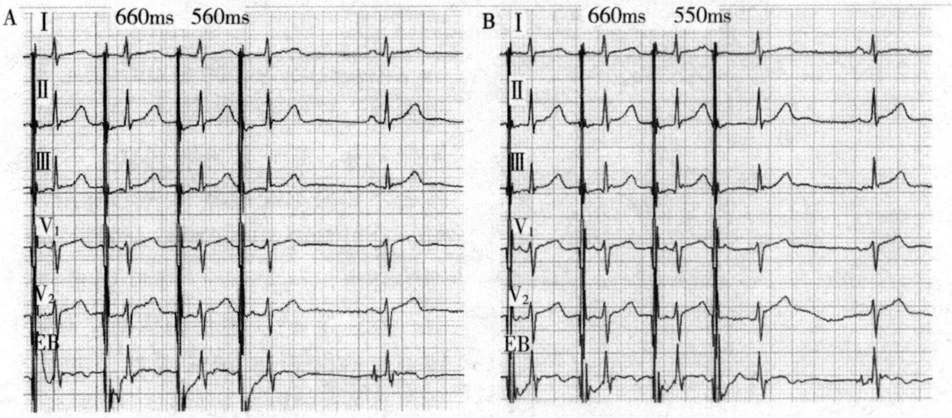

图 5-23　SIS，刺激诊断房室结双径路

图 5-23 显示给予患者 S_1S_2 刺激。A 图 S_2 刺激后，S_2R 间期 220ms；B 图将 S_1S_2 联律间期缩短 10ms 后，再次给予 S_1S_2 刺激，S_2 刺激后，S_2R 间期突然延长至 430ms，延长量达 210ms，提示房室结除正常传导途径外，还存在 1 条缓慢传导通路，即慢径路。该图证实了房室结双径路的诊断。

2. 食管心电图对复杂心律失常的诊断作用　食管心电图因其 P 波高大，对诊断复杂心律失常有独到之处。

（1）对复杂心律失常的诊断：心房波（P/F 波）的频率、部位、极性以及与 QRS 波群的关系是分析复杂心律失常最重要的依据，当体表心电图心房波不清楚时，常常使心电图的分析与诊断陷入困境或误导诊断。

图 5-24 为女性患者，59 岁，因心慌、气短、双下肢水肿入院，体表心电图诊断：房颤、三度房室传导阻滞、室性逸搏、室性早搏二联律。为确定诊断描记食管心电图，发现 P 波规律出现，心房率 100 次/min，不能下传心室。经食管心电图诊断为窦性心律伴三度房室传导阻滞（图 5-24A）。植入永久心脏起搏器术中记录的心内心电图（图 5-24B）可见高右房和低右房按窦性心律顺序除极，证实心房节律为窦性心律，其经房室结下传到希氏束（希氏束电图可见 H 波），希氏束后无下传的心室波，仅为规律出现的由临时起搏器发放的起搏脉冲（S_1）引起的心室除极波（V 波），心房与心室之间没有传导关系。心内电图诊断：窦性心律、三度房室传导阻滞，阻滞部位在希浦系统，证实了食管心电图窦性心律、三度房室传导阻滞的诊断。

（2）对宽 QRS 波心动过速的鉴别诊断：食管心电图对宽 QRS 波的鉴别诊断有神奇的、一锤定音的作用。

图 5-25 的 A、B 图均为宽 QRS 波心动过速（肢体导联 + V_1 导联 + 食管导联心电图），单纯依靠心电图无法对其作出准确诊断，同步记录食管心电图后诊断变得容易。图 A 通过食管心电图可见 RP 间期固定，且 >70ms，提示心室与心房之间有传导与被传导的关系，根据诊断标准不能判断图 A 为房室折返性心动过速伴左束支传导阻滞。图 B 中的 P 波埋藏在 QRS 波群内，提示心房与心室同时除极，该特点只在房室结折返性心动过速时才出现，因此图 B 的诊断为房室结折返性心动过速伴左束支传导阻滞。

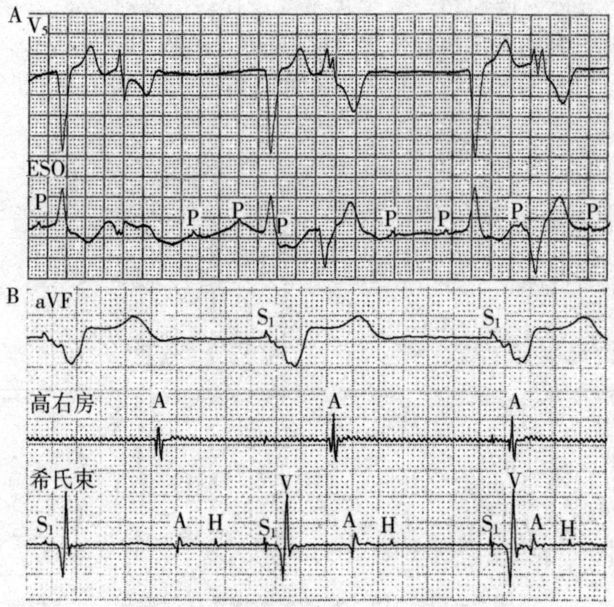

图5－24　经食管心电图（ESO）排除房颤的诊断

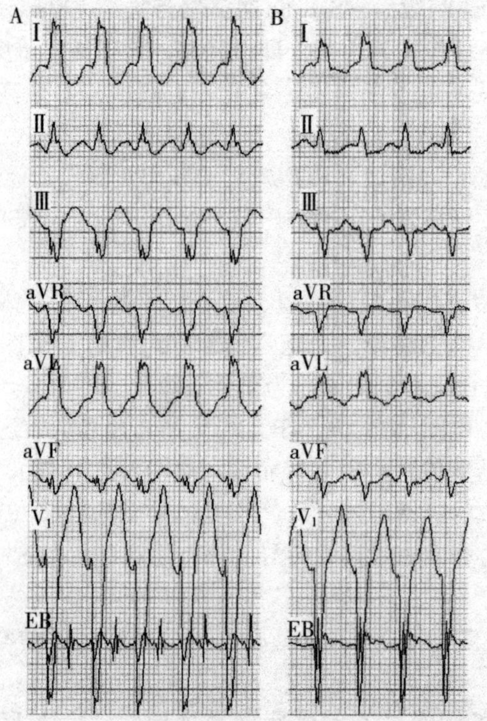

图5－25　食管心电图对宽QRS波心动过速的鉴别诊断

（3）对室速时室房逆传的诊断：食管心电图对室速逆传的诊断有独到之处，不仅能够快速判断室房分离，而且可以确定不同比例的室房逆传。

图5－26为1例宽QRS波心动过速心电图，根据图中心房率慢于心室率，V_1导联呈类左束支传导阻滞，Ⅱ、Ⅲ导联主波直立，不难做出右室室速的诊断。如果单纯观察体表心电图，特别是V_1导联时，可以发现RP间期相对固定，似乎室速呈3∶1逆传心房，结合与V_1导联同步记录的食管心电图时，室速伴3∶1逆传的诊断立即被推翻。食管心电图中可清晰看到QRS波群后有2个连续逆传的P波，且RP间期逐渐延长，第3个QRS波群后没有逆传P波。该现象重复出现，因此，根据食管心电图提供的证据，诊断为室性心动过速伴室房3∶2逆传。

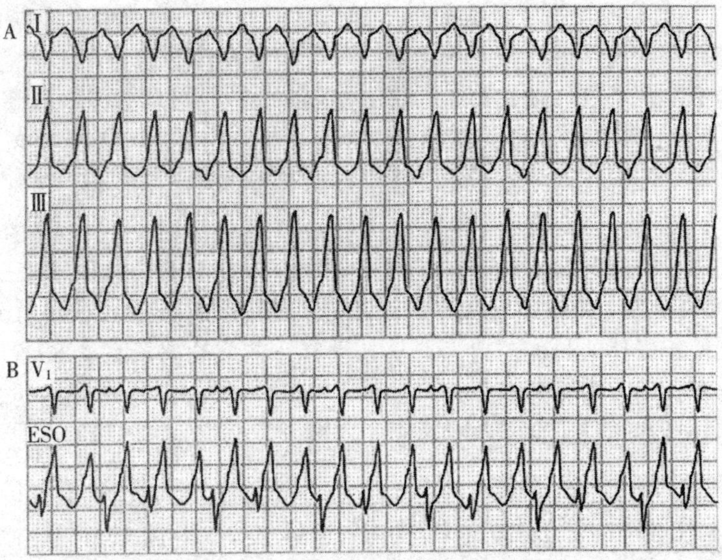

图 5-26　食管导联心电图（ESO）诊断室速 3∶2 逆传心电图

（三）治疗

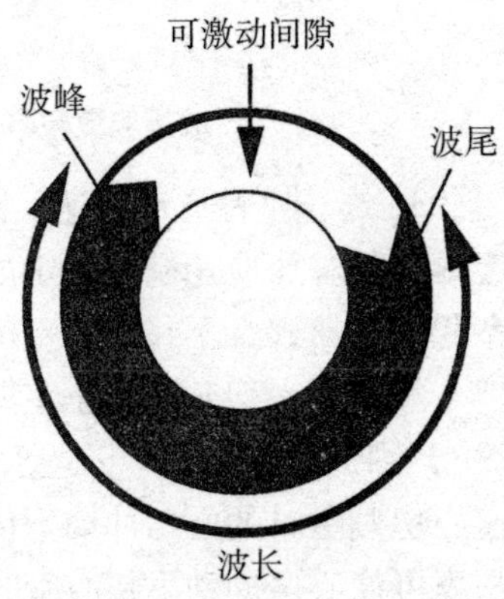

图 5-27　可激动间隙示意图

1. 终止室上性心动过速　室上性心动过速是指起源于希氏束分叉以上的连续 3 个或 3 个以上自发的心动过速或程序心房刺激诱发的连续 6 个或 6 个以上的心动过速。室上性心动过速发作时，可用食管心房调搏的方法迅速终止心动过速。

（1）终止心动过速的机制：心脏程序刺激终止折返性心动过速的机制是通过刺激脉冲打入折返环路的可激动间隙而完成的（图5-27）。

图中白色部分代表折返环中的可激动间隙，黑色表示折返环中处于有效不应期的部分，这部分也称为折返波波长，前部为波锋，尾部为波尾。图中两部分之和等于折返周期。可激动间隙（ms）＝折返周期（ms）－波长（波长＝传导速度×有效不应期）

（2）终止折返性心动过速的方法：心脏程序刺激的三种方法均可终止折返性心动过速。其中以 S_1S_1 刺激终止心动过速的有效率最高。终止方法：①超速抑制：用高于患者心动过速心率的 20%～30%或 30 次/min 的频率发放 S_1S_1 刺激，可有效终止心动过速。②亚速刺激终止心动过速：刺激频率小于患者心动过速的心率，通过非同步的起搏方法将刺激脉冲打入可激动间隙，以终止心动过速，该方法终止成功率低于超速抑制的方法。③早搏刺激：可选用 RS_2 和 S_1S_2 刺激，适时的早搏刺激打入可激动间隙后，也可终止心动过速，但其有效率低于 S_1S_1 刺激的超速抑制。

图 5-28 为用三种不同刺激方法终止室上性心动过速，图 A 采用超速抑制，连续发放快速 S_1S_1 刺激后心动过速有效终止。图 B 采用亚速刺激时，未能有效终止心动过速。图 C 应用早搏刺激，心动过速被终止。

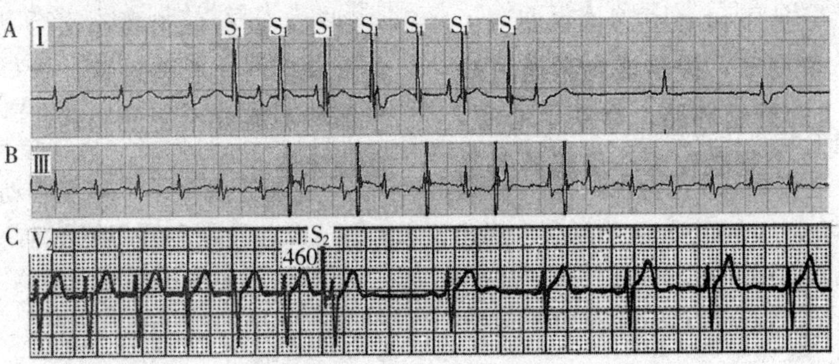

图 5-28　应用不同方法终止室上性心动过速。单位为 ms

2. 终止心房扑动　心房扑动是临床较常见的心律失常，心房扑动的患者多数合并器质性心脏病或在心脏外科手术后、房颤药物复律的过程中等出现，少数为特发性心房扑动。心房扑动多数为阵发性，也可以持续数天，甚至数年。心房扑动发作时心房肌连续地快速除极和复极，频率一般在 240～350 次/min 之间，其经常伴房室 2∶1 下传，使心室率较快并伴有明显的血流动力学改变，能使器质性心脏病患者合并的心衰加重，心功能恶化而导致死亡。心房扑动对药物治疗反应差，是常见的内科急症，需要紧急处理。

食管心房调搏主要用于终止典型心房扑动，对不典型心房扑动的终止效果差。终止时选择 S_1S_1 刺激。利用快速的 S_1S_1 刺激脉冲（刺激频率在 400～500 次/min 左右，连续 5～15 个刺激）打入房扑折返环的可激动间隙，达到终止房扑的目的。典型心房扑动终止的成功率可高达 80%～90%。心房扑动终止后有三种反应：①心房扑动直接转为窦性心律（图 5－29）。②心房扑动先被转为心房颤动再自行恢复为窦性心律。③心房扑动终止后成为心室率缓慢的房颤。

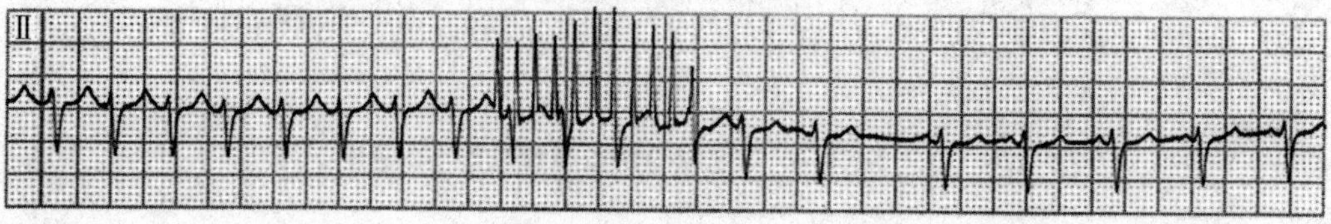

图 5－29　食管心房调搏终止心房扑动

应用刺激频率为 500 次/min 的 S_1S_1 刺激终止房扑，刺激停止后房扑恢复窦性心律

3. 终止室性心动过速　经食管心室超速刺激终止室性心动过速需要较高的起搏电压，且不易成功起搏，使临床应用受到一定的限制。而采用食管心房刺激终止室性心动过速所需要的起搏电压远低于心室起搏电压，且不易引起室颤，是一种相对简单、安全的方法。

经食管心房刺激终止室速时，心房激动需要进入心室折返环路的可激动间隙方可终止室速（图 5－29），因此只有具备了下述条件，室速才能够被终止：①心房肌、房室结不应期较短的室速，其利于快速心房刺激时的心房冲动下传心室。②心房刺激频率的选择需符合房室结下传的能力，过快的心房刺激频率可使心房冲动下传心室时，因遇到房室结生理性阻滞而不能全部到达心室，影响终止效果。③频率较慢的室速终止率相对高，因为频率较慢室速折返环路更长，可激动间隙也更大，利于经房室结下传的传导打入折返环。从安全角度考虑，建议应用食管调搏终止室速时，应选择血流动力学相对稳定的室速。

图 5－30 患者因反复心动过速伴心悸就诊，同步记录体表与食管心电图可见宽 QRS 波心动过速，V_1 导联呈 Rs 型，电轴位于无人区，伴有室性融合波与房室分离，心电图诊断：特发性左室室速。给予 180 次/min 的 S_1S_1 心房刺激，竖箭头指示的第 2 个刺激脉冲后起搏脉冲有效夺获心房并下传心室（食管导联可见起搏的 P 波），QRS 波群变窄，提示该刺激通过房室结下传并有效打入室速的折返环路，夺获了心室，有效终止了室速。此后的 2 个刺激仅为心房起搏并通过房室结下传，与终止心动过速无直接关系。

（4）对特殊人群的治疗：对特殊人群的治疗主要是指该类人群特别是妊娠者发生了快速性心律失常后，不能或不便使用药物终止心动过速时，食管心房调搏是终止心动过速的首选方法（图 5－31）。

图 5－31 为 1 例 30 岁妊娠女性，妊娠期间多次发生室上性心动过速。图 5－31A 为同步记录的体表与食管心电图，图中可见 P 波与 QRS 波群重叠，说明心房与心室同时除极，该现象是房室结折返性心动过速的特征性心电图表现，经食管导联心电图诊断该心动过速为房室结折返性心动过速。图 5－31B 经食管给予心房 200 次/min 的 S_1S_1 刺激有效终止了心动过速。此后该患者每次心动过速时都主动要求应用食管调搏终止心动过速。该病例提示食管心房调搏对于那些不能或不便使用药物终止心动过速的患者而言是临床终止室上性心动过速的首选方法。

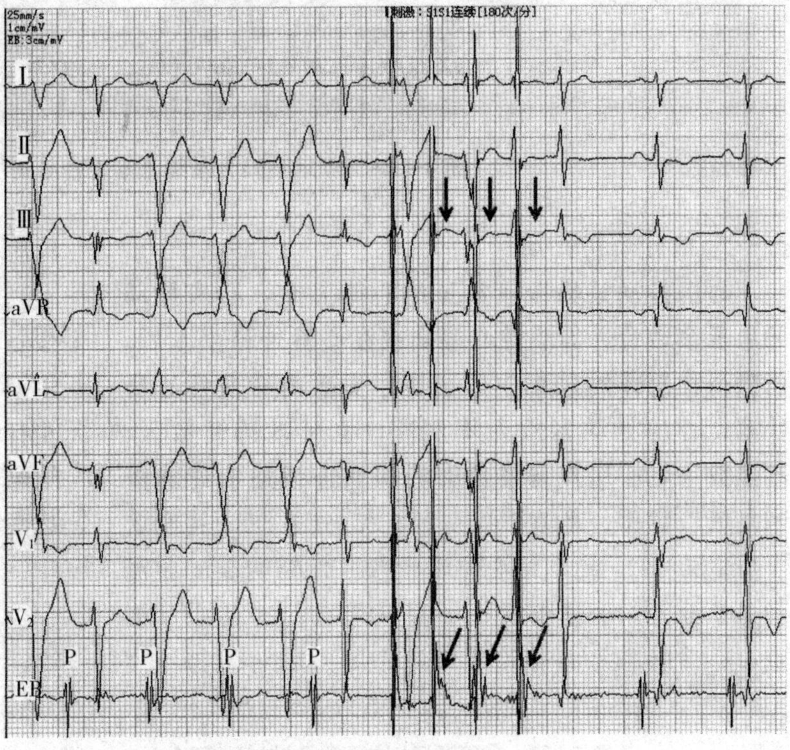

图 5－30 心房调搏终止室速

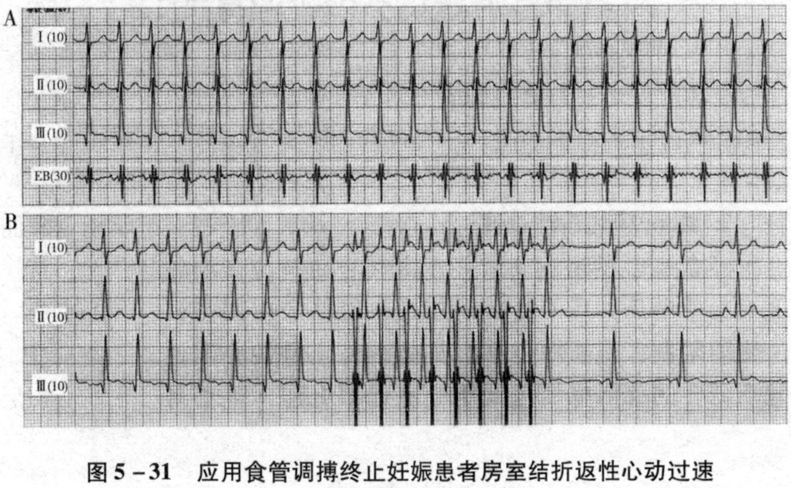

图 5－31 应用食管调搏终止妊娠患者房室结折返性心动过速

（四）急救

食管调搏开展的早期就不断有应用食管心房调搏进行急救的相关报告。1984 年张永庆率先报告了经食管调搏抢救 1 例严重心动过缓伴晕厥的 71 岁女性患者，图 5－32 为该患者入院时记录的心电图，心电图显示窦性静止、交界区性逸搏心律、一度房室阻滞（图 5－32A、B）。图 5－32C、D 为经食管心房起搏时心电图，持续给予 68 次/min（起搏电压 35V）的 S_1S_1 刺激及药物治疗后，患者神志恢复。图 5－32E 经静脉滴注异丙肾上腺素 1mg 后，患者恢复窦性心律，进而停止经食管心房起搏。

此后，不断有经食管调搏抢救危重患者的报告。需要指出的是，虽然食管心房调搏在以往的急救中起到了一定的作用，但因食管心房调搏是心房起搏，而经食管心室起搏不稳定，对三度房室传导阻滞引起急性心室频率过缓导致晕厥的病例不适用。因此，在使用食管心房起搏抢救危重病例时，应该注意适应证的选择。在有条件的医院急诊救治过缓性心律失常引起的晕厥或猝死需要紧急心脏起搏时，仍应首选临时起搏器而不是经食管心房/心室起搏。

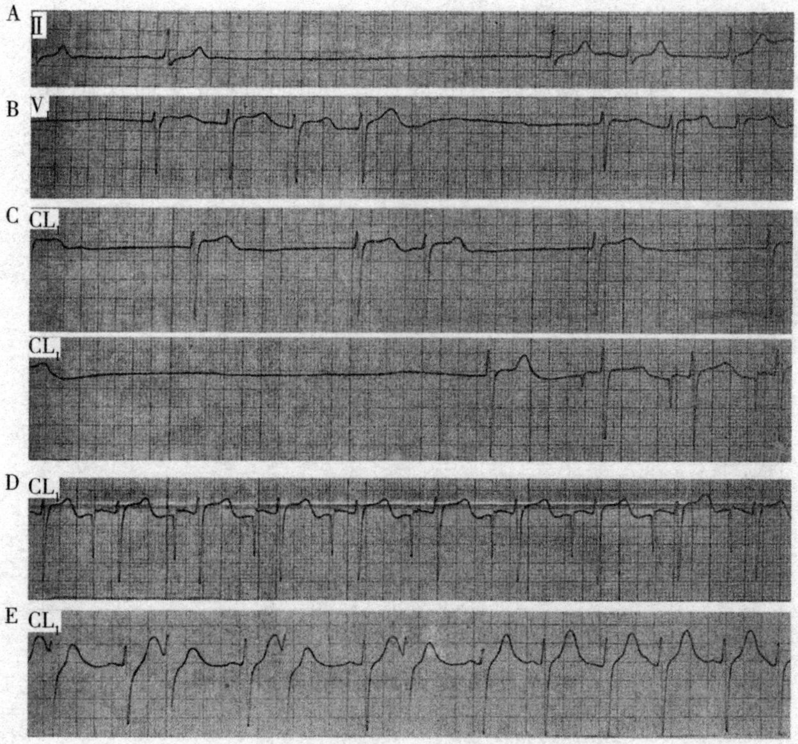

图 5－32　食管调搏抢救严重心动过缓病例

六、管调搏技术绚丽的未来

食管调搏除了长期以来用于诱发与终止快速性室上性心动过速、测定传导系统不应期、测定窦房结功能等检查之外，随着起搏电压的有效降低使原本不宜开展的项目得以实施，使其临床的应用范围得以拓展，填补了不能开展心内电生理检查的医疗机构进行电生理检查的空白，可进一步提高临床与心电图医生对心律失常的认识水平。

随着对食管心脏电生理认识水平的不断提高，对该技术的不断改进与革新，我们有理由相信：食管心脏电生理这一具有我国特色的无创性心脏电生理技术将迎来更加绚丽的春天。

（李家琼）

第四节　心脏临时起搏技术

一、概述

自 20 世纪 30 年代初期，Hyman 首先应用钟表式机械发生器在人体进行了经胸心脏起搏术。20 世纪 50 年代初，Zoll 经皮穿刺进行心脏临时起搏成功地抢救了一例心脏停搏的患者。20 世纪 50 年代末，经皮和经食管心脏起搏的可行性得到肯定。在过去的二十年里，临时起搏术已成为处理严重心动过缓和某些心动过速的可靠方法。

心脏临时起搏的方法有以下几种：经皮起搏、经静脉心内膜起搏、经食管起搏和经胸起搏。临时起搏方式的选择通常取决于当时的情况，如紧急状况、是否可能需要植入永久心脏起搏器、患者本身的特殊因素（如身体状况、解剖部位情况、可利用的静脉入路等）和可能的并发症等。这些因素中大多数可能是发生在紧急情况下，而需要进行临时起搏的患者血流动力学常不稳定（或即将不稳定），并常需要迅速对心血管的衰弱状态进行预防和治疗干预。通常对不同的患者所采用的临时起搏方法因人而异，比如极严重的心率减慢发生在抢救室内，应首选经皮穿刺进行起搏，一旦稳定则改用经静脉心内膜起搏。各种临时起搏方法的优缺点比较见表 5－2。本节将简要介绍几种常用的临时起搏方法，主要侧重于经静脉心脏临时起搏术，经食管起搏在我国已普遍开展，本节不再赘述。

表 5-2 临时起搏的方法学

方法	优点	缺点
经皮	无创 并发症少 短期内可靠	不舒适 不能长期应用
经静脉	较舒适 可靠 可行房室顺序起搏	需要中心静脉入路
经食管	相对无创	只能起搏心房 不能长期应用
经胸	开始迅速	起搏钢丝常常放置困难 起搏效果不一（常因为患者非常危重） 并发症高
经心外膜	心脏直视手术后短期内非常有效 并发症少	仅用于心脏直视手术后

二、经皮心脏起搏

在所有的临时起搏方法中，经皮心脏起搏是指出现严重缓慢性心律失常时在几秒内可以即刻施行的唯一非介入性治疗手段。尽管在20世纪50年代初其可行性已得到肯定，但直到最近由于一系列技术和仪器的改进，经皮起搏才得以更广泛应用。经皮心脏起搏现已成为迅速治疗缓慢性心律失常的有效治疗手段。由于经皮起搏属于非介入性治疗手段，其并发症发生率非常低．目前为止还未出现骨骼肌损伤、皮肤损伤或与经皮起搏有关的其他问题的报道。经皮起搏的最大弊病是不能保证稳定有效和可靠的心脏起搏。早期的研究显示，经皮起搏的总有效率为70%～80%。当出现持续性心动过缓或心脏收缩功能丧失（5min以内），迅速进行经皮起搏是非常有效的（>90%）。现今，经皮起搏失败者多贝于心肺复苏的延误并最终导致循环衰竭的患者，在这部分患者中，缺血、缺氧及电解质紊乱的状态下有效起搏常更加困难。

经皮起搏心脏是依赖安放在胸壁上的电极片使电流通过，并可激动心肌和起搏心脏。标准的电极片为70～120cm^2大的贴片，以提供对胸部窗口足够的覆盖面，并减少皮肤与电极片之间的电流密度，从而减轻对皮肤的刺激。儿科所用的电极片面积为30～50cm^2。起初，高阻抗（500～1 000Ω）电极片可以降低皮肤与电极片之间的电流密度而使患者更能适应，但该电极不能用于心脏转复或除颤。更新设计的低阻抗电极（50～100Ω）能够获得更有效的起搏，患者更易耐受，而且又可以用于心脏转复和除颤。

合适的电极放置是决定经皮成功起搏的最重要的因素之一，标准的负极电极应直接覆盖在心尖部相当于体表心电图V_3的位置，阳极应安置于（建议）背部脊柱与左侧或右侧肩胛骨的下半部之间，如果使用背部电极无效，也可选用以右前胸乳头上方大约6～10cm的距离为中心安置电极阳极。由于骨骼可增加阻抗，背部电极不应直接安置于脊柱或肩胛骨上。假如电极松脱，起搏夺获的可能将下降10%。电极片所致的阈值增加可能和心室与电极片负极之间的距离较大有关。

所用的脉冲发生器（多数情况是除颤器/起搏器二者结合的仪器）必须在较宽的脉宽下产生强电流夺获心肌组织，在20～40ms脉宽下起搏阈值的范围在20～140mA（通常为40～70mA）。由于高而宽的起搏刺激信号可以产生明显的伪差，有时使标准心电图的记录图形难以辨认。现在的经皮起搏系统有特殊的模拟心电图显示功能，其对每次刺激信号有100ms的抑制，以降低伪差的影响。一旦电极安置后，必须确定是否有效起搏夺获。在患者能够耐受下起搏夺获确定后，应当应用高于阈值5～20mA的输出进行起搏。

经皮起搏的并发症发生率非常低，患者主要不能耐受的原因是疼痛和咳嗽。然而，由于设计方法的改进已使皮肤表面的电流密度明显减低，引起皮肤神经刺激的情况明显减轻，但对骨骼肌的刺激还有发生，且患者很不适应。因此，进行经皮起搏的所有患者必须适当镇静，一旦病情稳定，应当立即改用经静脉心脏起搏。

三、经静脉心内膜起搏

近年来随着介入医学的普及和提高，越来越多的临床医生可以在X线指引下熟练地安置心脏临时起搏器，该方法简单，容易操作。但在实际临床工作中，相当多的患者由于疾病危重或条件所限，要求必须迅速在床旁进行心脏临时起搏。简单而适用的方法是应用漂浮电极导管在床旁植入，但由于目前缺乏规范的植入方法以及大量的临床病例的经验，使许多医师在床旁临时起搏方面得不到正规培训，并走了许多弯路。

应用漂浮电极导管进行床旁心脏临时起搏于1973年首先由Schnitzler等报道，并使此项技术在国外迅速得到推广应用，并已成为医院急救必不可少的医疗技术之一，挽救了许多患者的生命。20世纪80年代Roberto Lang等对此项技术进行了更深入的研究，并与X线指导下植入临时起搏器进行了比较，结果显示该项技术具有操作时间短、脱位率和心律失常发生率低的优点。北京大学人民医院自1995年开始在体表心电图指导下完成了数百例应用漂浮电极导管进行床旁心脏临时起搏术，现将经验和体会作一简要介绍。

（一）适应证

应用指征主要包括：①严重病态窦房结综合征、房室传导阻滞伴明显血流动力学障碍及严重脑缺血临床症状。②有永久起搏器植入指征而需行心脏临时起搏过渡者。③心肌梗死合并窦性停搏、房室传导阻滞而又避免应用增加心肌耗氧量药物者。④快慢综合征或慢快综合征应用抗心律失常药物困难者。⑤长QT间期合并多形性室速者。⑥超速刺激终止室性心动过速。⑦心肺复苏的抢救等。

（二）器械及设备

普通心电图机或监护仪、心脏临时起搏器、18号普通穿刺针和6F或7F动脉鞘、5F漂浮电极导管及必要的局部麻醉和抢救药品、除颤器和消毒包（如静脉切开包等）。

（三）右心室起搏心电图的特点

右心室起搏主要有两个部位，即右室心尖部起搏和右室流出道起搏。右室心尖部起搏区域起搏的特点是起搏稳定，脱位率低，如电极导管预留长度合适，即使患者站立、行走，导管也不易脱位。其起搏点位于心室的下方，引起的心脏激动必然经心尖部通过心室肌逆向沿室间隔向上扩布，并先后激动右室、左室游离壁、基底部，最后终止于左室基底部，心室电轴将向左、向上、向后，心电图表现为类左束支传导阻滞伴电轴左偏图形，其Ⅱ、Ⅲ、aVF导联呈主波向下图形。右室流出道为另一常用起搏部位，也是漂浮电极导线最容易到达的部位。我们知道右室呈近似锥体形，室上嵴将其分为下方的固有心室和上方的漏斗部。漏斗部为肺动脉的起点，即肺动脉圆锥。右室流出道肺动脉圆锥系一近乎垂直的短管，始于室上嵴的游离缘，止于肺动脉瓣，长约1.5cm，此部位无肌小梁，表面光滑。该部位由于起搏的最早激动点位于心室心底部，心室电轴常指向左下，表现为电轴正常或轻度右偏。起搏心电图在Ⅱ、Ⅲ和aVF导联呈主波向上图形。

（四）植入方法

1. 穿刺部位的选择　主要有三个，即左锁骨下静脉、右侧颈内静脉和右侧股静脉。首选左锁骨下静脉，其优点是导管走行方向与血管走向一致，不易进入其他分支，另外植入后不影响患者的肢体活动。对穿刺技术经验不足的医师建议可首选右侧股静脉，尽量不选用左股静脉。穿刺部位选择应因时、因地而异，当受到其他原因的限制如呼吸机、心脏按压等影响时，应果断决定最佳起搏部位。

2. 导管深度的判定　根据我们研究的结果，三种不同穿刺部位到达心腔的距离不同，经左锁骨下静脉、右侧颈内静脉和右侧股静脉到达三尖瓣口的距离大约分别为30cm、20cm和40cm，当然要受到患者身高和穿刺点远近等因素的影响。这样，术者根据起搏部位的不同可相应继续把电极送入相应的长度，以避免导管送入过多或过少造成起搏不良。有时由于进入流出道导管过多，造成导管顶端在肺动脉口上下弹动，则引起起搏和感知功能不良。此时根据导管的进入深度和Ⅱ导联起搏图形特点将导管回撤几厘米即可。

3. 具体操作过程　以经左锁骨下静脉起搏为例，首先连接好肢体导联心电图，并描记Ⅱ导联（或Ⅲ、aVF 导联）心电图，常规消毒皮肤，铺无菌巾，应用 Seldinger 穿刺技术在局麻下穿刺成功，根据血液颜色、血管压力判定进入静脉系统后送入 6F 或 7F 动脉鞘。无菌状态下取出漂浮电极导管，以 1ml 空气向远端球囊充气，观察球囊是否完好，之后使球囊恢复非充气状态，把电极的尾端交给助手，并根据正负极与临时起搏器相连，开启临时起搏器，选择起搏电压大于 5V，感知敏感度 1.0～3.0mV，起搏频率高于自主心率 10～20 次/min。在“带电”状态下沿鞘管送入漂浮电极导管，结合鞘管的长度，当球囊穿过鞘管后由助手向球囊充气 1.0ml，继续向前送入导管，连续描记观察Ⅱ导联心电图，一旦出现心室起搏后，说明电极导管的顶端已跨过三尖瓣环，应立即让助手对气囊放气，并迅速继续向前送入电极导管，当出现Ⅱ导联主波向下的起搏图形，则继续送入 7～8cm，如出现Ⅱ导联主波向上的图形，则继续送入 4～5cm 即可。一般情况下，无论是右室流出道起搏，还是心尖部起搏，只要起搏阈值较低（一般小于 1.0V），临时起搏器起搏和感知功能正常，均可认为起搏成功。如患者确实需要搬动、转院等，对操作熟练者，可以通过调整导管位置，尽量保持心尖部起搏。

4. 其他　危重患者可保留鞘管，可连同导管一起固定于皮肤上，如患者条件允许，为减少感染机会，尽可能在保持导管稳定的情况下，把鞘管退至体外，对电极导管进行固定。术后应注意抗感染，定期换药，应用抗生素预防感染等。原则上，临时电极导管保留一般不超过两周。

（五）VVI 起搏心电图起搏、感知功能的判定

心脏临时起搏器的安置，首要条件要求医生必须掌握 VVI 起搏心电图起搏、感知功能的判定，临时起搏器植入后，注意观察有无感知或起搏功能障碍。起搏功能常常容易判定，感知功能常需仔细分析。具体心电图分析请参考其他章节。

四、存在问题及解决办法

心脏起搏在心肺复苏中的作用是肯定的，但不是万能的，切记不能忽视原发病的抢救，尤其是呼吸功能的改善与维护，否则电－机械分离是不可挽回的，多数患者的电活动常可维持很长时间，机械活动常很快丧失，尽管有人曾试用大剂量钙剂来试图改善这种电－机械分离现象，但常收效甚微。植入心脏起搏电极后尽管起搏图形尚可，但已出现心脏电－机械分离，之后 QRS 波形将逐渐增宽、振幅逐渐减低。这种情况下如果机械活动丧失，漂浮电极肯定是无效的，必须改用普通电极“盲插”或直接心腔穿刺进行起搏，但起搏成功率常下降。对存在严重三尖瓣反流的病例，漂浮电极常植入困难，容易脱位，应加以注意，必要时只能在 X 线指导下应用普通电极植入进行起搏。

在体表心电图指引下应用漂浮电极导管进行床旁心脏临时起搏，是一项简单而适用的方法，具有省时、迅速、简单易行的特点，易于在临床推广应用，只要正规操作，临床医生非常容易掌握，必将对挽救患者的生命、提高抢救成功率起到积极的作用。

五、经食管心脏起搏

经食管心脏起搏在我国已应用多年，也是我国早期心脏电生理检查的主要手段。由于食管位于心脏后方，上段与左房后壁紧贴，下段靠近左室。当把记录电极置于食管时可记录食管心电图，并进行心脏电生理检查。由于上述特点，通过食管进行心脏临时起搏成为可能。由于起搏的部位主要是左心房，因此经食管心脏起搏主要适用于严重窦性停搏而房室结功能正常的患者，而对于房室传导阻滞而引起的心室停搏无效。当出现这种情况时，早期也有报道，当把食管电极继续向下推送时，起搏的食管电极可以与左心室比邻而夺获心室达到临时心脏起搏的作用，偶有对昏迷患者通过已插入的气管插管送入食管电极起搏心室的报道。

经食管心脏临时起搏适用于病窦综合征的患者，同样也适用于快速性心律失常的诊断和终止。其主

要不足是需要更大的体外起搏脉冲的发放，输出电压常高达10V以上，起搏脉宽达到10～20ms。当患者清醒时，持续食管起搏患者常不能耐受，可尽早更换经静脉起搏等措施。

六、心外膜心脏起搏

多种心脏手术后常使用经心外膜起搏保驾，以防止术后发生缓慢性心律失常，也适用于起搏器依赖而需电极导线拔除的患者。手术时，暴露出顶端的钛包裹的电极，缝合在心房和心室的外膜上。在外面连接临时起搏器，一般放置电极的目的是预防心脏手术后短期合并的缓慢性或快速性心律失常，并可同时记录心房、心室的心电图与体表心电图对照，用于鉴别诊断不同类型的心动过速，而这一系统最重要的作用为维持和改善患者术后的血流动力学，通过调整恰当的心率和房室顺序，可使每搏量和心排血量达到最佳状态。在一项对连续70名开胸术患者的研究中，术后应用心外膜起搏术，其诊断或治疗的有效性达80%。心外膜起搏的导联是用于标准的双极或单极，但安置后数天起搏阈值和感知阈值有升高的倾向，特别设计的心外膜起搏导联与非绝缘加硬导线可提供更低的起搏阈值，导线可简单地由体外拔出。使用临时心外膜起搏相当安全，在一组包含9 000名患者的大规模临床观察中，除有3例患者无法取出电极外，未发现其他并发症，而对这3名患者的电极导线于皮肤处剪除后，也无任何后遗症发生。心外膜起搏因其有效性和安全性已在临床广泛应用。

总之，心脏临时起搏术是临床必备的抢救技术，也是心血管医生必须了解和掌握的重要治疗手段，应用得当可以及时挽救患者的生命。医生应根据患者的不同情况及时采取不同的临时起搏措施，为后续的有效治疗赢得宝贵的时间。

（沈　慧）

第五节　心包穿刺术

心包腔包裹在心脏表面，位于脏层心包（内层）和纤维壁层心包（外层）之间，正常情况下腔内含有大约50ml浆液，其压力在 $-5cmH_2O$ 至 $+5cmH_2O$ 之间波动。一旦心包内液体容量和压力增加，将压迫心腔并限制心室充盈，导致心排血量下降和心脏压塞。往往需要行心包穿刺术（pericardiocentesis），必要时还需要留置引流装置。

一、心包穿刺术的适应证

心包穿刺既可用于诊断，也可用于治疗，主要适应证包括：大量心包积液出现心脏压塞症状者，穿刺抽液以解除压迫症状；抽取心包积液协助诊断，确定病因；心包腔内给药治疗（表5－3）。

表5－3　心包穿刺的适应证

心包穿刺的适应证
心脏压塞或心包积液即将发生压塞
心包积液原因未明，需要抽液分析
心包积液由感染所致，需要抽液培养
复发或持续性心包积液
缓解心包积液相关的症状如呼吸困难、食管压迫等
心包腔内给药

二、心包穿刺术的禁忌证

对于已出现心脏压塞的患者，心包穿刺是挽救生命的重要措施之一，因而无绝对禁忌证。然而，当心包穿刺的风险增高时，则必须特别小心。另外，在某些情况下，外科手术也是心包穿刺的重要替代手段。

由升主动脉夹层所致的心脏压塞或心包积血，由于心包穿刺有可能加重出血和导致休克，应列为心包穿刺的禁忌证，此时应选择急诊外科修补主动脉并行心包积血引流。不过，也有学者认为，在患者转运至手术室前，为了稳定病情，也可行心包穿刺以少量引流积血而适当升高血压。另外，由心肌梗死后左心室游离壁破裂或创伤导致的心包积血也往往需要外科手术。出血素质患者（如 INR、PT、PTT 升高或血小板减少）也是非急诊心包穿刺的相对禁忌证，必要时应考虑使用维生素 K 和血制品（如新鲜冰冻血浆、血小板等）。对于反复或化脓性心包积液，外科手术可能优于心包穿刺。此外，对于多腔分隔的包裹性、位置偏后或容量较小的心包积液，经皮穿刺在技术上往往存在困难，且效果不佳，而外科手术则更具优势。心包穿刺前必须特别注意的临床情况见表 5－4。

表 5－4　心包穿刺前需要特别注意的临床情况

- 继发于 A 型主动脉夹层的心包积血
- 外伤性心包积血
- 继发于心肌梗死后心室游离壁破裂的心包积血
- 出血素质
  ——使用抗凝剂
  ——INR、APTT、PT 升高
  ——血小板计数低于 50 000/mm^3
- 反复心包积液
- 化脓性心包积液
- 需要引流的小量心包积液
- 包裹性心包积液
- 拟穿刺部位有感染者或合并菌血症或败血症者
- 无法配合手术操作的患者

三、心包穿刺的术前准备

（1）药品：2% 利多卡因及各种抢救药品。

（2）器械：5ml 注射器、50ml 注射器、22G 套管针、胸腔穿刺包。如行持续心包液引流则需要准备：穿刺针、导丝、尖刀、扩皮器、外鞘管、猪尾型心包引流管、三通管、肝素帽 2 个、纱布等。

（3）心脏监护仪、除颤器。

（4）术前行超声心动图检查协助确定部位、进针方向与深度。同时测量从穿刺部位至心包的距离，以决定进针的深度。

（5）开放静脉通路。

（6）向患者及家属说明手术目的及方法，解除紧张情绪。

（7）签署手术知情同意书。

四、心包穿刺的监测与判断

心包穿刺术中可能发生心律失常等并发症，必须在心电监护下完成。另外，在穿刺过程中，若将穿刺针与心电或压力监测器等相连，可以协助判断穿刺针的位置；通过穿刺针注射生理盐水，还能通过超声确认穿刺针的位置。确认穿刺针或导管进入心包腔的技术见表5－5。

表 5－5　确认穿刺针或导管在心包腔的技术

- 通过穿刺针监测心电信号
  ——ST 段抬高/室性早搏提示刺激或穿刺心包
  ——PR 段抬高/房性早搏提示进入右心房
- 监测压力
  ——观察心包腔压力曲线（出现右心室压力波形提示进入右心室）
- 注射摇动后的生理盐水，超声观察到达心包腔的微泡
- 于透视引导下注射对比剂
- 插入 0.889mm（0.035 英寸）的 J 型导丝，透视下观察导丝包绕心脏走行

五、心包穿刺操作技术

1. X线透视与造影剂指示下心包穿刺引流　急性心脏压塞一旦确诊，应立即在X线透视和造影剂提示下行心包穿刺引流术。通过采取这一措施，多数急性心脏压塞患者可避免开胸手术，同时为需行心脏修补术的患者赢得宝贵时间。超声指引下的心包穿刺引流被公认是一种安全有效的措施。但是，在必须立即穿刺时超声设备不一定到位，相比之下造影剂指示下心包穿刺引流术操作简单、快速、准确、可靠，该穿刺方法可作为在介入操作时急性心脏压塞紧急处理的首选措施。

穿刺途径：①剑突旁穿刺：为目前最常用的途径，尤其适用于急性心脏压塞的紧急心包穿刺。由剑突与左肋弓角下方1~2cm经膈肌穿刺心包前下方。取平卧位，局部麻醉，逐层浸润，当穿刺针越过左肋弓，应迅速将针尾下压使穿刺针与腹壁成15°，穿刺方向指向左肩。一般进针3~5mm可达心包壁，有抵抗感后轻微用力再进针3~5mm，如阻力突然消失，则表明进入心包腔。该穿刺径路的主要缺点是可能穿刺肝左叶。②心尖区穿刺：由第5或第6肋间心浊音界内侧2cm处穿刺，穿刺针向后、向内指向脊柱的方向进针，肥胖的患者可选择该穿刺途径。该穿刺径路不适用于慢性阻塞性肺疾病患者，有损伤冠状动脉左前降支、胸膜及肺的风险，应用较少。如果剑突穿刺失败，心尖区穿刺是可选择的替代途径。③胸骨左缘穿刺：注射器负压下于胸骨左缘3~4肋间垂直进针，抽吸出血液后先注射造影剂证实进入心包腔后，方可置入导丝和鞘管。该途径的优点是不会伤及肝，但技术要求较高，在积液量较小或进针过快时均可能刺入右心室。

使用长度为8cm的18号穿刺针，如图5-33所示，穿刺时应在后前位持续X线透视下缓慢负压进针，回抽出血性液体后推注少量造影剂，如造影剂沿心包腔分布，则证实穿入心包。如进针过程中未抽出血性液体，但X线透视显示针尖可能已经位于心包腔，亦可推注少量造影剂予以证实或者排除。如果造影显示穿刺针进入心室，应迅速而平缓地回撤穿刺针，穿刺针穿破心室肌一般不引起严重出血。穿刺针进入心包腔后，经穿刺针送入0.889mm（0.035英寸）、145cm长的导丝至心包腔内，通过长导丝送入动脉鞘，沿导丝经动脉鞘送入猪尾导管进行引流。多数患者在引流后症状迅速缓解。患者血流动力学稳定后，可通过向心包内注射少量造影剂观察残存积血量及新积血量产生的速度。每次经猪尾导管抽出心包积液后均应使用5ml生理盐水冲入导管，以防导管被血栓堵塞。待无新出现的积血或积血产生的速度已非常缓慢时，可将引流管固定于皮肤，尾端连于三通管后保持无菌，引流管腔内充入肝素盐水，保留12~24h引流液少于50ml，可拔除引流管。

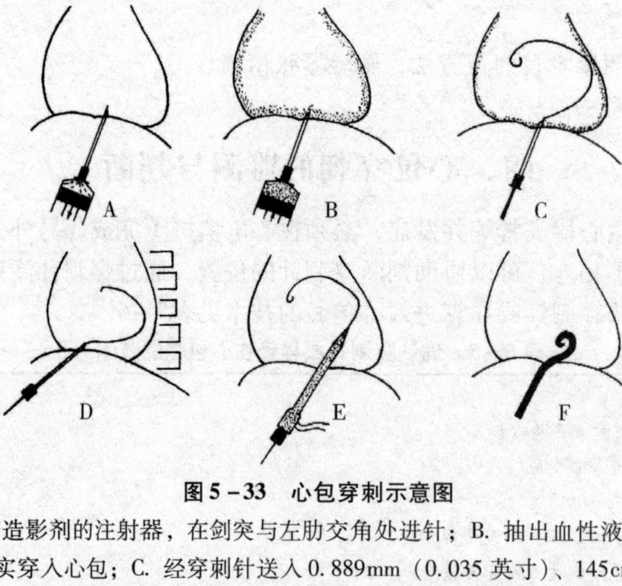

图5-33　心包穿刺示意图

A. 18号穿刺针连于装有造影剂的注射器，在剑突与左肋交角处进针；B. 抽出血性液体后推注造影剂3~5ml，造影剂沿心包腔分布证实穿入心包；C. 经穿刺针送入0.889mm（0.035英寸）、145cm长导丝至心包内足够长度（确保不被弹出）；D. 可用左前斜位进一步证实导丝在心包；E. 经导丝送入鞘管（也可用扩张器扩张后直接经导丝静脉留管），如患者症状重，鞘管进入心包后即可经鞘管引流；F. 经鞘管将猪尾导管送入心包足够深度。引流完后将猪尾导管固定，尾端无菌包裹，以备可能的再次引流

2. 超声引导下心包穿刺引流　急性心脏压塞多是在导管室处理的，如果病情允许，行心脏超声检查明确心脏压塞的诊断，并在超声引导联合 X 线透视与造影剂指示下进行心包穿刺引流，有助于提高心包穿刺引流的成功率，减少并发症。如果急性心脏压塞发生于床旁，可于床旁行超声引导下心包穿刺引流。

穿刺前行心脏超声检查可确定心包积液的量、积液最深的位置和积液与体表最近的位置。穿刺时采取平卧位，如在床旁穿刺可采用45°半卧位，穿刺针针尾连接装有 10ml 生理盐水或利多卡因的注射器，进针位点采取剑突旁或心尖区途径。以负压进针，超声探头在剑突旁可指导进针方向和进针深度。当回抽到血性液体提示穿刺针已在心包腔，必要时还可通过穿刺针注射生理盐水或利多卡因作为对比剂，多普勒超声可根据声学影在心包腔内还是心腔内明确穿刺针的位置。如果经剑突旁途径失败，可采用经心尖区途径，但是超声不能透过空气，应避免在有肺遮挡心脏的位置进针（也为避免气胸）。穿刺针进入心包腔后的后续处理同 X 线透视与造影剂指示下心包穿刺引流。

3. 心包穿刺引流失败的处理　如果经皮心包穿刺失败，而心脏压塞引起心跳、呼吸骤停，情况危急，为进一步抢救赢得时间可采用非常规的经心腔心包腔引流。Verrier 等首先在动物的心脏压塞模型中通过穿刺右心耳将 4F 导管置入心包腔引流证明了该方法的有效性和安全性。Verrier 等将 8F 长鞘置于右心耳，头端装有穿刺针的 4F 导管在长鞘辅助下刺穿右心耳，0.356mm（0.014 英寸）的长导丝通过 4F 导管和穿刺针被置入心包腔。撤出装有穿刺针的 4F 导管，沿导线将普通 4F 导管置入心包腔。通过 4F 导管向心包腔注入生理盐水或肝素化的血液，成功建立了急性心脏压塞的模型。最终通过 4F 导管抽吸引流，成功处理急性心脏压塞。Fisher 报道两例经穿房间隔途径行左侧旁路消融术时发现消融导管进入心包腔，患者出现心脏压塞的症状。Fisher 将消融导管继续向心包腔送入一段以后，沿消融导管将 8.5FDaig 长鞘送入心包腔，沿 8.5FDaig 长鞘将 0.813mm（0.032 英寸）长导丝送入心包腔，通过 Daig 长鞘抽吸心包腔积液。当心包腔内积液抽吸干净后，保留导丝，撤出 Daig 鞘而将 5F 多功能导管沿导丝送入心包腔继续引流。观察 30 ~ 75min 后，超声证实无心包腔积液，撤出多功能导管，保留导丝，1h 后仍无心包积液，拔除导丝，超声随访观察无心包腔积液。采用 Fisher 等方法的前提是在长鞘辅助下导管明确位于心包腔。

六、心包穿刺术中的注意事项

（1）严格掌握适应证，应由有经验的医师操作或指导，并在心电监护下进行穿刺。穿刺及引流过程中要密切观察患者症状和生命体征的变化。

（2）为了避免损伤心肌和血管，最好用套管针进行心包穿刺。

（3）向患者做好解释工作，嘱其在穿刺过程中不要深呼吸或咳嗽，麻醉要充分。

（4）穿刺过程中如出现期前收缩，提示可能碰到了心肌，要及时外撤穿刺针。

（5）引流液有血时，要注意是否凝固，血性心包积液是不凝固的，如果抽出的液体很快凝固，则提示损伤了心肌或动脉，应立即停止抽液，严密观察有无心脏压塞症状出现，并采取相应的抢救措施。

（6）抽液速度要慢，首次抽液量一般不宜过大。

（7）取下空针前应夹闭橡胶管，以防空气进入。

（8）为了防止合并感染，持续引流时间不宜过长。如果需要长期引流，应考虑行心包开窗术等外科处理，并酌情使用抗生素。

七、心包穿刺术的并发症处理

如果穿刺的目的是为了缓解心脏压塞，则术后应注意压塞复发征象。如果未留置导管或导管堵塞，这种危险的确存在。心包穿刺术的并发症可能包括：心腔被穿破或撕裂，冠状动脉撕裂，心室颤动，气胸，穿入腹腔，感染。

1. 心腔被穿破或撕裂　这种危险经常存在。当积液量少或为分隔包裹性积液时容易发生，要想完全避免不太可能。一般而言，刺入心肌，尤其是左室心肌后果不大，但右房或右室被刺破后，尤其是合并肺动脉高压时，可能需要手术修补。除非操作者有十足把握肯定导引钢丝是在心包腔内，否则决不可顺导丝插入扩张管或导管，否则后果不大的穿刺孔可能被扩大成裂口而危及患者生命。

如果确认穿刺针进入了心腔，应尽快采取如下措施：①立即拔出穿刺针，拔出导引钢丝。②监视心脏压塞的征象及其进展。③请心胸外科医师会诊。④如心脏压塞进展迅速，应做好准备以便再次穿刺引流，必要时手术引流。

2. 冠状动脉撕裂　对此人们常有担心，实际上非常罕见。倘若发生，可引起急性心脏压塞或心室颤动。

3. 心室颤动　可由冠状动脉撕裂引起。当术者接触穿刺针头并同时接触未接地的心电图机外壳，在针尖触及心室（左室或右室）之际，心电图机外壳上的漏出电流即可由术者和穿刺针导入心脏而引起室颤。一旦发生应立即拔针除颤。

4. 气胸　发生气胸表明穿入胸腔，损伤了肺。慢性阻塞性肺疾病患者或采用肋骨旁或心尖途径穿刺时容易发生。治疗气胸一般无需插管引流。

5. 穿入腹腔　大量腹水时可能发生，如果操作时未将针尖送至肋缘、继而将针尖略偏移以避开肋缘面时也可发生。如有腹水时可抽出草黄色液体，术者因此误认为穿刺针已进入心包，并随即将导管送入腹腔。穿入腹腔一般无严重后果，除非误穿腹内脏器。

（沈　慧）

第六章

创伤急救

第一节　创伤的分类

与严重创伤的评分不同，严重创伤分类的目的在于采用科学的方法，迅速缓解大量伤员与救治力量有限的矛盾，科学安排伤员救治的轻重缓急，以确保危重伤员得到优先救治，整个治疗过程井然有序。对于各种创伤，可以采用伤部、伤因、伤型以及伤情四者相结合的分类方法，这样既可以明确诊断，也能表明损伤的严重程度。

一、按受伤部位分类

按解剖生理关系，可以把人体分成八个部位，每个部位损伤有它各自的特点。

1. 颅脑部　包括眉间、眶上缘、颧弓、外耳道、乳突尖到枕骨粗隆连线以上的部位。由完整而坚硬的颅骨与人体最重要而又最脆弱的脑组织组成。颅骨未损坏的伤员，可以出现脑震荡、脑挫伤，并可合并颅内出血；颅骨有破坏的伤员，一般有颅内出血和较重的脑挫裂伤，可立即威胁到伤员的生命，应抓紧时间治疗。硬脑膜是防御感染的主要屏障，脑实质对细菌感染的耐受力也较强，因此在伤后 48 ~ 72h 进行清创有时仍可达到满意效果。

2. 颌面颈部　面部的表面划分是自鼻根起向两侧沿眶上缘上边至耳前、颞颌关节处，沿下颌骨下缘相接于颏的联合处。颈的表面为自胸骨柄上缘正中点沿锁骨上缘向两侧延伸，与前后腋线的延长线相交，沿斜方肌的上缘向内侧相接于第 7 颈椎棘突。它既是人体外貌的外露和表情部分，又是各特殊感觉器官和呼吸、饮食、语言等重要功能的集中表现部位。创伤一方面可以造成一种或几种器官，如脑、眼、耳、鼻等的同时损伤和功能障碍，甚至威胁到伤员生命。同时伤后颌面部留下的残疾可能给伤员造成巨大的心理障碍。这部分创伤最好由神经外科、眼科、耳鼻喉科、口腔科和普通外科的医生联合救治。

3. 胸部　上界与颈部相连；两侧由腋前、后皱襞与肩峰的连线与上肢相连；下界由胸骨剑突、肋下缘到第 8 肋间相连；后面由两侧第 8 肋间连线通过第 11 肋到第 1 腰椎中点的连线与腹部相连接。胸廓外形的完整和胸腔内的负压维持机体呼吸与循环功能。因此，胸壁的破坏或变形以及胸腔被血、气压缩都可以立即造成心肺功能的紊乱。所以胸壁伤与胸腔伤有同等的重要性，都应按重伤员对待。

4. 腹部　上界与胸部相连，下界从耻骨联合上缘顺腹股沟韧带沿髂前上棘、髂骨到骶骨上缘。腹部脏器众多，创伤的主要危险是内出血造成的休克和内脏破裂造成的腹膜炎，两者均可致命。因此，只要发现有内脏损伤，原则上都必须进行探查与有效的手术处理。

5. 骨盆部　上界为腹部，前下包括外阴与会阴部。由耻骨联合下缘向外连线到股骨大粗隆上缘，向后沿臀下皱襞到会阴部。集泌尿生殖与消化系统末端于一体。特点是有骨性盆壁保护盆腔脏器，但在骨盆骨折时除有大量出血外也可继发或伴有内脏损伤。特别是部分泌尿生殖器和消化道末端同时遭受创伤，可引起严重污染。

6. 脊柱脊髓部　解剖范围相当于棘突全部以及邻近部位。创伤引起的最大问题是造成不同平面和不同范围的截瘫或偏瘫，能致终身残废。救治时必须防止附加损害。

7. 上肢　上端与胸部相连，可分成肩、上臂、前臂与手四个部分，是人体生活和工作的主要运动器官，其特点是功能灵活，损伤的机会较多。治疗上肢创伤时要把重点放在恢复功能上。

8. 下肢　上端与骨盆部连接，分大腿、小腿与足部三个部分。其功能是移动身体与负重。伤后多需卧床治疗，治疗期长。治疗重点应使行动和负重功能恢复。

据战伤资料统计，在战伤中头颈部伤一般占15%～20%；躯干伤也占15%～20%（其中胸部8%，腹部6%），上肢伤占25%～30%，下肢伤占30%～35%。按交通事故伤资料统计依次为下肢（主要为小腿）85%，头部50%～80%，臂部20%～50%，其余部位则较少。由此可见和平、战时的创伤在部位上有一些差别。

二、按致伤原因分类

1. 刺伤　因锐器，如刺刀、剪刀、铁钉、钢丝等所致的组织损伤，其特点是伤口小而深，有时可以刺入深部体腔而皮肤仅有很小的伤口。刺伤内脏时可以引起体腔内脏大量出血和（或）穿孔。刺入心脏，可迅速致死。

2. 火器伤　为常规武器战伤，是以火药为动力的武器致伤。

（1）枪弹伤：由各种枪支所发射的弹丸所致的组织损伤。根据枪弹的速度不同，可以分为以下3类。

低速：366m/s（1 200英尺/s）以下，如一般的手枪子弹。

中速：366～762m/s（1 200～1 500英尺/s），如一般的卡宾枪和冲锋枪子弹。

高速：762m/s（2 500英尺/s）以上，如部分步枪子弹。子弹之所以具有致伤力是因为它具有动能，而子弹动能的大小又与它飞行速度的平方成正比，其计算公式如下：

$$KE = mv^2/2g$$

式中KE代表动能，m代表质量，v代表速度，g代表重力加速度。

当低速子弹穿入组织时，作用力沿着弹道的轴线前进，直接离断、撕裂和击穿弹道上的组织，形成一个伤道。而高速子弹贯穿组织时，不仅有前冲力，而且还有侧冲力，具有一定的向四周扩散的能量和速度，因而迫使伤道周围组织迅速向四周压缩和移位，形成比子弹大数倍甚至数十倍的椭圆形空腔，称暂时空腔，存在时间极短，约为数毫秒，其内压力有时可达100个大气压以上。子弹穿过后空腔很快缩小，留下一残存伤道，即临床上常见的伤道。伤道内充满失活组织、血液、血块、异物等。从病理学上可以将高速弹伤后的伤道及伤道周围组织分成以下3个区。

①原发伤道：即投射物直接损伤组织所造成的损伤区域，其中充满失活组织、异物、污染物、血液和渗出液等。

②挫伤区：紧靠原发伤道，为直接遭受挫伤的区域。此区的损伤范围在伤后数小时内不易判定，一般需要在2～3天后出现明显的炎症分界时才能分清。依受伤程度，可以发生部分或全部坏死，继而脱落，因而使原发伤道扩大，通常要比原发伤道大数倍。由坏死组织脱落后所形成的伤道称为继发伤道。

③震荡区：挫伤区之外是震荡区，其范围大小与传至组织的能量多少有关。震荡区的主要病变是血循环障碍及其所引起的后果。因为此区内的组织并未直接遭受投射物的打击，伤后短时间内又看不出显著的变化，数小时后才出现不同程度的血液循环障碍，如充血、淤血、出血、血栓形成、渗出和水肿等。血栓形成可导致组织坏死。水肿可以压迫周围的组织，从而引起局部缺氧和坏死。震荡区的血液循环障碍为战伤感染的发生提供了条件。

以上3个区域并无明确的界限，并可能犬牙交错，因具体条件不同，损伤的范围和病变的发展过程也不尽相同，有的早期就可以愈合，有的却发生进行性坏死和感染。

最近的一些资料表明，某些高能撞击伤，如高速车祸所致的软组织伤的创面组织病理改变与枪弹伤的某些病理改变有相似之处。因此，了解高速枪弹伤伤道的病理特点对于平、战时高能创伤时局部创面的处理十分有益。

（2）弹片伤：炸弹、炮弹、手榴弹、地雷、水雷、鱼雷、常规弹头导弹等爆炸后的弹片向外飞散杀伤人体所致的损伤。在现代战争中弹片伤的比例大于枪弹伤。据一组 933 例西南边境反击战战伤统计，弹片伤发生率高达 91.8%（表 6－1）。

表 6－1 西南边境反击作战 933 例火器伤伤因分析

	炮弹伤	地雷伤	枪伤	手榴弹伤	雷管伤	合计
例数	701	130	74	26	2	933
百分比	75.1	13.9	8	2.8	0.2	100

弹片伤所造成的周围伤道组织挫伤区随伤员距离爆炸中心远近而有轻重之分，但弹片爆炸时带入伤道的泥土等污染较枪弹伤更为严重，而且常为多处弹片致伤，伤道复杂。据一组越南战争中 200 例钢珠弹伤的资料统计，总共体表伤口有 2 800 处，平均每人 14 处受伤，最多者达 318 处。第 4 次中东战争，主要表现为坦克战，阿方使用前苏制反坦克火箭，以方则发射美制“转眼”武器，因而使得 49% 的伤员发生了主要以金属碎片所致的多发伤、多部位伤增的多发伤，而这种损伤在以往战争中是少见的。因此，高速弹片伤具有以下特点：在战多；伤情复杂，易于漏诊、误诊。

（3）冲击伤：冲击伤是指冲击波作用于人体造成的各种损伤，多为烈性炸药、瓦斯、空气燃烧弹或核武器爆炸时产生的压力波击中体表后释放能量所致。典型冲击伤的特点是多发性听器与内脏损伤（以心、肺、胃肠道为主），而体表常完好无损。冲击伤的伤情与实际所受的压力值密切相关。一般认为，压力值越高，伤情越严重。在冲击波的作用下，人体心肺和听器最易受损。临床上所见的爆震伤主要指空气冲击波和水下冲击波直接作用人体造成的损伤。另外，在冲击波通过固体传导使人体致伤或因冲击波的抛掷及其他间接作用引起的损伤虽然也属于冲击伤范围，但不把它叫作爆震伤。在战时，冲击伤见于原子弹、炸弹爆炸附近的损伤，平时则偶见于化工厂、矿井的爆炸事故等。冲击伤与一般创伤的区别在于它具有多处受伤、外轻内重以及伤情发展迅速等临床特点。

3. 挤压伤和挤压综合征 肌肉丰富的四肢、躯干受重物较长时间的重压（1h 以上）所致的损伤。如伤员四肢被挤压，受伤部位明显肿胀者称四肢挤压伤。如胸部受挤压后胸腔内压力骤然升高，心腔和胸腔内大静脉受压，上腔静脉内的血液向头、颈部逆流，由于这些静脉无静脉瓣，就使小静脉和毛细血管内的压力骤然升高而破裂出血，在面、颈、肩和上胸部皮下、球结膜和颊黏膜等处出现广泛性瘀斑和出血点，这种情况临床上又称为创伤性窒息。如挤压伤后出现受压部位肿胀，并伴有肌红蛋白尿及高钾血症的急性肾衰竭，称为挤压综合征。挤压伤和挤压综合征平时多见于地震、房屋倒塌、建筑事故等。

4. 撕裂伤 因钝物打击所致皮肤、软组织撕裂，常有明显的外出血，伤口周围组织有挫裂。

5. 撕脱伤 指高速旋转的机轮和马达纽带等将大片头皮撕脱或四肢皮肤皮下组织与深筋膜肌肉剥脱分离。脱离的组织常失去活力而深层组织则损伤较轻。有时皮下广泛撕脱而皮肤表面却很完整，这种现象应当引起重视。

6. 钝挫伤 为钝性物打击后表面皮肤尚完整，而深部体腔却可能损伤严重。如腹部钝挫伤时腹壁无伤口，而腹腔内脏却发生破裂出血或穿孔等。

7. 扭伤 外力作用于关节，使其发生过度扭转，引起关节、韧带、肌腱等损伤，严重者可以发生断裂。常出现皮肤青紫、疼痛、肿胀和关节活动功能障碍。

8. 其他损伤 如烧伤、冻伤等。

三、按受伤类型分类

1. 按创伤有无伤口分类 可分为闭合伤和开放伤两类。

（1）闭合伤：皮肤保持完整，表面并无伤口。闭合伤伤情不一定很轻，其难点在于难以确定有无体腔脏器损伤。如胸部闭合伤，可以引起胸内器官损伤，造成肺破裂、血胸、气胸。如颅脑闭合伤，可以发生脑挫裂伤和颅内血肿。

（2）开放伤：皮肤完整性遭破坏，有外出血，受伤时细菌侵入，感染机会多，如刺伤、撕裂伤等。也可同时有内脏或深部组织损伤。火器性损伤均为开放伤。

2. 火器伤按伤道形态分类　可以分成贯通伤、非贯通伤、切线伤和反跳伤4种。

3. 按体腔是否穿透分类　按颅腔、胸腔、腹腔、脊髓腔以及关节等创伤中的硬脑膜、胸膜、腹膜等是否被穿透，可以分成穿透伤和非穿透伤。

四、按损伤严重程度分类

1. 轻伤　没有重要脏器的损伤，不影响生命，无需住院治疗者，如小的挫伤或裂伤、小的单纯性骨折。10%以内的无碍行动的Ⅰ度烧伤（面部、手部、会阴部除外）。

2. 中等伤　一般无生命危险，但可在一段时间内失去生活、工作和战斗能力，治愈时间较长，治愈后可能留有功能障碍。如广泛的软组织挫伤、上肢的开放性骨折、肢体挤压伤、创伤性截肢以及一般的腹腔脏器伤等。

3. 重伤　重要脏器或部位伤，伤势严重，有生命危险或发生严重并发症的危险而需要紧急治疗的伤员。部分伤员早期既不能耐受手术，也不宜转运。治愈时间较长，治愈后可能留有严重残废。如严重休克、内脏伤、大面积Ⅲ度烧伤、呼吸道阻塞以及开放性气胸等。

4. 极重度伤　伤员伤情危重，生命垂危，存活希望极小。如心脏和主动脉破裂。

（张宇君）

第二节　创伤救治原则

对创伤患者实施快速有效和合理的急救处理，不仅可以最大限度地挽救伤员生命，而且可以减轻伤残，更有利于恢复受伤机体的生理机能。最好的创伤的救治是从现场急救开始的，但由于创伤发生突然，可涉及机体任何部位，形式多样，复杂多变，严重度不一，给救治带来困难。面对创伤，如何在第一时间给予合理救治，需要掌握基本的急救处理原则。

一、察看现场脱离险境

创伤现场时常处于危险状态，给救援人员和伤员的生命构成危险。不注意事发现场的安全程度，盲目救援，就有可能造成不必要的伤亡。因此，救援人员到达现场后，要首先查看和分析救治场所的安全状况。如果没有危险因素，应就地抢救伤员，稳定其病情；如果现场安全性差，应想法将伤员移至安全场所，再实施救治。救治中应注意自身和伤员的安全。

二、迅速评估病情、分清轻重缓急

开始急救时，首先观察伤员的生命体征，如神志、呼吸、气道通畅程度、脉搏、肢体活动状况等；重点察看威胁生命的创伤，如大出血、活动性出血、开放性头胸腹部创伤等；只要情况许可，就应作全面的体检，以发现隐含的危及生命的创伤，如腹腔盆腔内大出血等，力争在最短时间内分清病情的轻重缓急。

为了避免创伤查体时发生疏漏，急诊急救（创伤）医师应牢记美国Freeland等建议的“CRASHPLAN”。

C：Cardiac（心脏）。

R：Respiratory（呼吸）。

A：Abdomen（腹部）。

S：Spine（脊柱）。

H：Head（头部）。

P：Pelvis（骨盆）。

L：Limb（四肢）。

A：Arteries（动脉）。

N：Nerves（神经）。

三、急救与呼救并重

现场救援者应根据伤员的数量和创伤的严重程度，在实施急救的同时，迅速与创伤急救中心或相关医疗机构发出求救，以得到更多的医护人员参与急救，使更多伤员在第一时间获得有效救治。

四、先救命后治伤

救治创伤的第一目的是挽救伤员的生命，因此应优先抢救危及伤员生命的心脏呼吸骤停、窒息、大出血、开放性或张力性气胸等。急救早期不忘ABC，即开放气道、人工呼吸、循环支持。待伤员生命稳定后，再处理其他创伤，以利恢复其生理功能。

五、先重伤后轻伤

在创伤急救的实践中证明，先处理危及生命，或有可能危及生命的创伤，先救重伤员，能最大限度地挽救更多伤员的生命。在处理完严重创伤和重伤员后，再处理轻伤和病情轻的伤员。

六、先止血后包扎

出血能致命，未给伤口进行有效地止血就先包扎伤口，常达不到止血的目的，尤其是较大血管或动脉的出血更难。不适当的包扎还会掩盖伤口的出血状态，从而延误救治。另外，当对头部、胸部、腹部等部位的开放性伤口应通过适当包扎使之成为闭合性伤口；有多处伤口时，包扎依次为头部、胸部、腹部、四肢。

七、急救操作迅速平稳有效

现场救治伤员时，时间就是生命，要求各种抢救操作快速到位，尤其翻转体位、开放气道，人工呼吸，电击除颤等。由于伤员病情的复杂性、严重性和不确定性，不平稳的操作会导致伤情加重或造成新的创伤，因此，无论抢救环境条件多么差，救治难度多么大，各种抢救操作必须平稳有效。

八、先抢救后固定再搬运

有些伤员需要搬运转入医院进一步救治，对这类伤员应先通过急救稳定病情，再对受伤的肢体或躯干（特别是颈部和脊柱脊髓损伤）进行适当固定，最大限度地避免搬运中发生呼吸循环衰竭和创伤加重的可能。

九、快速转运重伤员

研究表明，快速将重伤员转运到条件较好的医院实施进一步救治可明显提高存活率，降低伤残率。因此，只要条件许可，应采用最快速的转运方案将伤员送到高水平医院救治。在复杂地形和偏远地区，直升机空中转运被认为是最佳转运方案。

十、医护与转运同行

重伤员在搬运或转运途中，需医护人员时刻关注病情变化，进行必要的救治。

（张宇君）

第三节　创伤严重程度的评估

创伤严重程度的评估是采用客观指标，对受伤伤员的伤情进行评价，使临床医生在处理创伤时，能对创伤的程度作出统一的评定，它有利于对创伤严重程度进行分类、治疗以及预测伤员的预后。

由于引起创伤的因素千差万别，加之受伤者本身机体反应的个体差异，因此，目前尚没有一种评估方法能够对不同原因、不同致伤部位以及不同致伤阶段的伤情进行全面的评估。20 世纪 60 年代末 70 年代初，一种称为“创伤评分系统”（scoring systems fortrauma）的概念在国外兴起，并得以迅速发展。它是以分数来表示，可对伤员的预后和治疗效果进行定量评价，以及对群体伤员进行可靠的比较。他们的理论基础有的是来源于解剖学，有些则是根据伤员的生理紊乱来表示预后。先后曾采用的评分系统有“创伤简明定级标准（AIS）”“创伤严重程度记分法（ISS）”“创伤指数（TI）”“改良创伤评分系统（RTS）”“损伤严重特征系统（ASCOT）”以及 CRAMS 记分法等。其中 AIS 与 ISS 主要在急诊室和医院使用，而 TI 与 CRAMS 等主要用于抢救现场和救护车上。本节概略介绍 AIS、ISS 以及 CRAMS 评分法。

一、创伤简明定级标准

此标准由美国医学会（AMA）、汽车医学安全委员会（AAAM）以及汽车工程师协会（SAE）等共同组织制定。它是以解剖学损伤为基础的损伤严重程度评级方法，自 1969 年制定以来已几易其稿，使其更加完善而符合实际伤情评定的要求。前一段时间它的最新版本 AIS－90 已出版发行。尽管按其标准创伤严重程度可分为 9 级，但在具体评价时主要还是采用 0～5 个定级标准，因 AIS 的 6～9 级已属于致死性创伤范围（24h 内死亡），再详细的评定实属不必要。以腹部创伤为例：0 级，没有损伤；1 级，轻伤（如腹壁撕裂伤）；2 级，中度损伤（如肾挫伤）；3 级，严重而无生命危险的损伤（如中度脾撕裂伤）；4 级，严重而有生命危险的损伤（如十二指肠破裂伤）；5 级，极严重损伤（如广泛的肝破裂）。

AIS 的优点在于它的原则性与实用性。第一，它以解剖学损伤为依据，这样伤员的每一种损伤便只有一个 AIS 评分，而在以生理学参数为依据的评价中，由于伤员生理状况的变化，可以使伤员出现多个不同的损伤等级；第二，AIS 只评定伤情本身而不评定损伤造成的后果，其目的是使 AIS 成为评价损伤本身严重程度的方法，而不是用来评价损伤造成的功能障碍或残废；第三，AIS 也不是一个单纯预测伤员死亡的分级方法。当然，随着认识的深入，AIS 也需要不断地改进与完善。

二、创伤严重程度记分法

1974 年，Backer 参考 AIS 设计而制定出 ISS 评分系统，目前应用非常广泛。它是在 AIS 的基础上将 AIS 分值最高的 3 个解剖损伤部位的评分值的平方相加。其优点是客观，易于计算。它一律按伤情分类定级，把最严重的损伤，即 5～9 级一律定为第 5 级，而不管其后果如何。另外，它把颌面伤与头颈部伤分开来评价，更为精确与符合实际。因此，这一方法更确切地应称为 AIS－ISS 法。

记分方法是：先根据 AIS 按身体部位给伤员所有损伤逐一定级：1 级为轻度；2 级为中度；3 级为重度（无生命危险）；4 级为极重度（有生命危险）；5 级为危重（存活未定）。从中取 3 个最严重的伤，其级别的平方数相加所得的和就是该伤员创伤严重度的总分数。这一记分法的缺点是只适用于钝性损伤，另外，还可能忽略了同一解剖部位的多处损伤。

根据英国 Bull 的经验，伤员的年龄与 AIS－ISS 法测定出的 LD_{50}（半数致死分值）的关系见（表 6－2）。

表 6－2　伤员年龄与 LD_{50} 关系年龄（岁）

年龄（岁）	LD_{50}
15～44	40
45～64	29
≥65	20

一般认为，当ISS大于50时伤员很难存活。当然，也有ISS大于66的伤员被救活的报道。

三、CRAMS法

CRAMS法是Clemmer在综合RPM法（呼吸、脉率、运动）和RSM法（呼吸、血压、运动）评定伤情基础上改进的一种采用循环、呼吸、腹部情况、运动、语言为评判标准的评分方法，适合于院前和急诊科。它用生理指标、创伤机制、受伤部位、创伤类型和年龄等综合评定伤情，其结果是更加符合院前伤员伤情的实际（表6-3）。

表6-3 综合评定伤情的方法

分值指标	2	1	0
循环（C）	返白试验正常和收缩压>100mmHg	返白试验>2s和收缩压为85~99mmHg	返白试验消失或收缩压<85mmHg
呼吸（R）	正常	异常（浅、费劲或>35/min）	无
胸腹部（A）	胸腹部无压痛	胸或腹有压痛	腹紧张、胸壁浮动和胸腹有贯通伤
运动（M）	服从命令正常	仅对疼痛有反应	固定体位或无反应
语言（S）	正常（自发）	语无伦次、答非所问	不能或发出无法理解的声音

具体方法是评价伤员循环状况（C）、呼吸状况（R）、腹部（包括胸部）状况（A）、运动状况（M）以及语言能力（S）5项内容，每项内容分0~23个分值。以上5项的得分之和即为伤员的CRAMS分值。一般认为，以CRAMS的分值小于或等于8为重伤标准。

（吴 琼）

第四节 创伤的早期救治

创伤又称机械性损伤，创伤引起人体组织或器官的破坏。严重创伤还可能有致命的大出血、休克、窒息及意识障碍直至死亡。创伤是当今人类一大公害，约占全球病死率的7%。据统计，创伤是美国45周岁以下人群死亡的首要原因，是65岁以下人群死亡的第4位病因。目前，我国每年死于各类创伤的总人数已超过70万，在人口死因构成中占第4位，已经被纳入国家疾病控制计划。

一、创伤基本概念和分类

（一）按致伤原因分类

1. 刺伤　因锐器所致的组织损伤，如刺刀、剪刀、铁钉、竹片或钢丝等所致组织损伤。刺伤的特点是伤口小而深，可刺到深部体腔，而只有很小的皮肤损伤。刺伤内脏，可引起体腔内大量出血、穿孔；刺伤心脏，可立即致死。平时常见斗殴、歹徒行凶刺伤或自杀，战时多见于白刃战伤。刺伤一般污染轻，如不伤及重要血管和内脏，治愈较快。

2. 火器伤　由枪、炮、火箭等用火药做动力的武器发射投射物（枪弹丸、炮弹等）所致的损伤，包括弹丸伤和弹片伤。

（1）弹丸伤：弹丸伤亦称“枪弹伤”，是枪弹击中人体所产生的损伤。现代战伤中，炸伤发生率低，占战伤的20%~30%。按枪弹出入口情况，致伤形态分为4种。

1）贯通伤（pelforation wound）：亦称“穿通伤”。投射物击中人体后，产生既有入口又有出口的伤道。按出入口大小分3种情况：

A. 入口与出口同大，多见于高速、稳定的枪弹正位击中人体较薄弱的部位而又未破坏组织的回缩力时。在伤道较长、枪弹的功能已大部分消耗于伤道内的情况下，即使入口和出口都较小，组织的破坏亦会很严重。

B. 出口大于入口，见于多数枪弹伤。投射物击中人体后，因受阻而失去稳定性，甚至发生翻滚，增加了投射物与组织接触面积。如果投射物发生破碎或造成粉碎性骨折，则可能因继发性投射物产生很大冲击力，引起组织更严重的破坏，导致出口很大。

C. 入口大于出口，多发生在近距离射击时，枪弹的初起和撞击速度几乎完全一致，产生的冲击力很大，与破坏入口皮肤的回缩力，造成入口处的皮肤崩裂，从而形成较大入口。

2）盲管伤（blind wound）：投射物击中人体时，只有入口而无出口的伤道，多由射击距离较远、能量不大的投射物造成。由于投射物停留在体内，其能量也全部消耗在体内，因而造成的组织损伤有时较贯通伤更严重。

3）切线伤（tangential wound）：高速投射物从切线方向撞击人体表面组织所引起的沟槽状损伤，其伤情取决于弹头或弹片等投射物侧击力的大小。如高能投射物在近距离内切线位击中体表，传给体内的能量很大，亦可造成深层组织或脏器损伤。故发生切线伤时，应注意观察深部组织的情况。

4）反跳伤（ricochet wound）：当高速投射物的动能已接近耗尽时击中人体某一坚硬部位，因无力穿入深层，而从入口处反跳弹出所形成的组织损伤。其入口与出口为同一点。被击中的部位常有轻微出血和组织撕裂，但偶可伤及深部。如头部反跳伤，在其相应部位的脑组织也能发生出血等损伤。

（2）弹片伤：炮弹、炸弹、手榴弹等爆炸后的弹片击中人体后引起的损伤，占现代战争中战伤的70%～80%。大弹片致伤时，常呈“面杀伤”，伤口较小、较浅，但数量不多。

（3）高速小弹片（珠）伤（high－speed small fragment pellet injury）：初速＞762m/s、自重＜5g的弹片或钢珠击中人体后所致的损伤。多为飞机投放的集束型子母弹致伤。一次投放爆炸后可飞散出数十万个钢珠或碎弹片，呈“面杀伤”，一人可同时被多个钢珠或碎弹片击中而发生多处伤。

（4）钢珠弹伤（steel pellet wound）：飞散的钢珠击中人体所造成的损伤，是高速小弹片（珠）伤的主要组成部分，其伤情特点和防治同高速小弹片（珠）伤。

（5）炸伤（explosive wound）：各种爆炸性武器，如航弹、炮弹、水雷、地雷、手榴弹等爆炸后对人体所产生的损伤，包括弹片伤及高压气浪所致的损伤。弹片可造成人体任何部位的外伤，重者可立即死亡。高压气浪可造成肢体缺损、断离或其他部位体表撕裂伤。在有些战伤统计中，把“炸伤”作为“弹片伤”的同义词。

（6）地雷伤（mine injury）：由地雷爆炸所致的人体损伤，是炸伤的一种。直接致伤因素是冲击波和弹片。

（7）冲击伤（blasttinjury）：冲击伤亦称“爆震伤”。核武器及炮弹等爆炸时产生的强冲击波作用于人体而引起的损伤。空气冲击波的致伤因素主要有超压和动压两种。超压可引起内脏出血、骨膜破裂和听小骨骨折等病变，其中以含气的肺组织损伤最重。

3. 挤压伤　人体肌肉丰富的肢体，受重物长时间挤压（一般＞1～6h）造成一种以肌肉为主的软组织创伤。受挤压的肌肉因缺血坏死，有的因肌肉坏死逐渐由结缔组织代替而发生挛缩。在受到严重挤压的伤员中，除局部病变外，还可发生挤压综合征，即以肌红蛋白尿和高血钾为体征的急性肾功能衰竭及休克。挤压伤和挤压综合征是同一种伤，严重程度不同而表现不同。

4. 玻璃碎片伤（glass fragment injury）　简称“玻片伤”。因飞散的碎玻璃击中人体而造成的损伤。核爆炸或大型炸弹爆炸时，在相当广阔的地域，建筑物上门窗玻璃会被冲击波击碎，并向四周飞散，击中人体后可造成切割伤，甚至可穿透体腔，形成穿透伤。其伤情和发生率与玻璃片质量、撞击速度和撞击部位有关。

5. 钝挫伤（contusion）　因钝性暴力作用而引起的软组织闭合性损伤。当钝器作用于体表的面积较大时，其力的强度不足以造成皮肤破裂，但却能使其下的皮下组织、肌肉和小血管甚至内脏损伤，表现为伤部肿胀、疼痛和皮下瘀血，严重者可发生肌纤维撕裂和深部血肿。如致伤暴力旋转方向，则引起捻挫伤，其损伤程度更重些。

（二）按创伤有无伤口分类

1. 闭合伤　皮肤保持完整性，表面并无伤口。其伤情并不一定很轻，其难点在于确定有无体腔脏器损伤。如腹部闭合伤，可能引起腹内空腔或实质性脏器伤。闭合性胸部伤，可引起胸内器官损伤，造成肺破裂、血胸、气胸。闭合性颅脑伤，可发生脑挫裂伤，颅内血肿。

2. 开放伤　皮肤完整性遭到破坏，甚至可引起深部器官损伤，有外出血，受伤时细菌侵入，感染机会增多，如刺伤、火器伤等。按有无穿透体腔分以下几种：

（1）非穿透伤（nonperforating wound）：投射物穿入体壁而未穿透体腔的损伤。多较表浅，伤情较轻。但在少数情况下，体腔虽未破坏，体腔内的组织也可因投射物通过体表时能量传向深部内脏而损伤。治疗时应确诊有无内脏损伤，如有应先处理内脏的损伤。

（2）穿透伤（perforating wound）：投射物穿透体腔（颅腔、胸腔、腹腔、盆腔、脊髓腔、关节腔等）而造成的脏器和组织损伤，多为重伤。发生穿透伤时，被穿透的体腔与外界直接相通，细菌易于侵入而发生严重感染。处理方法因致伤部位而异。

（三）按受伤部位分类

损伤的解剖部位可分为头部伤、颌面部伤、颈部伤、胸部伤、骨盆部（或泌尿生殖系）伤、上肢伤和下肢伤。

（四）按伤情轻重和需要紧急救治先后分类

1. 重伤　严重休克，内脏伤而有生命危险者。

2. 中等伤　四肢长骨骨折、广泛软组织损伤。

3. 轻伤　一般轻微的撕裂伤和扭伤，不影响生命，无须住院治疗者。

（五）创伤中常用的分类名词概念

1. 多发伤（multiple injury）　由单一因素所造成的多部位、多脏器严重损伤。常伴有大出血、休克和严重的生理功能紊乱，从而危及生命。诊断时必须做全面检查，以免漏诊。治疗上，首先是保全生命，其次是保全肢体。手术指征是收缩压在 12.0kPa（90mmHg）以上、脉率在 120 次/min 以下、手足转暖。如内出血无法控制时，可在积极抗休克的同时施行手术。如复苏效果不佳，需查明有无隐蔽的创伤。凡有危及生命的损伤应优先手术。当数处创伤均有优先手术指征时，可同时多组手术进行。

2. 多处伤　同一部位或同一脏器的多处损伤，包括腹部肝、脾损伤，小肠多处穿孔，上肢多处弹片伤，体表多处裂伤等。多处伤伤情不一，轻者不需特殊治疗（如体表多处擦伤），重者可致死（如肝脏多处挫裂伤）。战伤统计时，常将多发伤与多处伤合称为多处伤。此时主要指某伤员同时有两处以上部位受伤。

3. 多系统伤（multi－systemic injuries）　多个重要生命系统（如神经、呼吸、循环、消化、泌尿、内分泌等）同时发生损伤。严重创伤，特别是多发伤，常表现为多系统伤，如严重肺损伤并发大血管伤，创伤分类统计时，一般不作为专门的分类词应用。

4. 并发伤（assoclated injuries）　两处以上损伤时，除主要较重损伤外的其他部位较轻损伤。如严重颅脑伤并发肋骨骨折，肋骨骨折为并发伤；肝破裂并发脾脏被膜下血肿，脾脏被膜下血肿为并发伤等。通常不作为分类词应用。

5. 复合伤（combined injuries）　两种以上致伤因素同时或相继作用于人体所造成的损伤。多见于核爆炸时，以及常规战争和意外爆炸时。

6. 混合性（mixed injuries）　由两种以上的致伤因素（如弹片、枪弹、刃器等）所引起的损伤。如某一伤员既有弹片伤，又有枪弹伤，则称此伤员发生混合伤。

7. 联合伤（united injuries）　指同一致伤因素所引起两个相邻部位的连续性损伤，常见的有胸腹联合伤、眶颅联合伤等。胸腹联合伤占全部伤员数的 0.029 9%，其死亡率约为 13.3%。战时多由弹片及枪弹所致，但跳伞着地膝部猛烈屈曲挤压上腹亦可发生胸腹联合伤。诊断要注意伤道的位置、临床表现、伤口流出物性质和 X 线检查，如从胸、腹部 X 线检查看到有腹内脏器进入胸腹即可确诊。

（六）创伤的系统检查程序

对出诊的医生来说除了通过检查对创伤做出评估之外，对危重患者还需做创伤范围以外的系统检查，以明确是否存在威胁生命的伤情，并安排及时抢救治疗。因为创伤患者的伤情一般比较危重，要求检查快速、准确、不发生漏诊。通常按如下顺序检查：

1. 头面部　检查重点为判断有无颅脑损伤。

（1）意识状态。

（2）观察有无头皮裂伤、出血。触摸有无头皮血肿及颅骨凹陷。

（3）观察有无面部裂伤、出血。头皮和面部裂伤的出血量常常很大。面部肿胀者需除外上下颌骨骨折。

（4）观察有无眼球损伤，注意瞳孔大小及对光反应。眼窝周围皮下血肿（黑眼圈）提示可能有前颅凹骨折。

（5）鼻腔、外耳道出血及脑脊液外漏提示有颅底骨折。

（6）注意有无发绀，有无口腔内损伤及积血，昏迷者要防止误吸。

2. 颈部　检查重点为判断有无颈椎骨折及高位截瘫。

（1）观察颈部有无畸形及活动障碍，触摸颈椎棘突有无压痛及顺列改变。

（2）判断有无脊髓及臂丛神经损伤。

（3）注意气管位置是否正中。

3. 胸部　检查重点为判断有无肋骨骨折及其并发症。

（1）观察有无胸廓畸形及反向呼吸，注意呼吸次数、样式及胸廓起伏状态。

（2）检查有无胸廓挤压痛，叩诊浊音，呼吸音减弱或消失。检查心界大小、心律心音变化。怀疑肋骨骨折及其并发症存在者需拍摄胸部X线片，必要时需做血气分析及心电图。胸部外伤是较常见的，造成危重伤势的外伤，常常严重扰乱心肺功能，应特别重视。多段肋骨骨折可导致反向呼吸及肺挫伤，严重影响通气换气功能。少见的严重损伤如气管支气管断裂、纵隔损伤、心脏压塞等。一旦发现或怀疑，应立即呼请胸外科会诊，采取紧急处理。

4. 腹部　检查重点为判断有无肝脾等内脏破裂及内出血。

（1）腹壁若有损伤，常提示内脏也有损伤。

（2）注意有无腹部膨胀，肝浊音界消失或缩小，腹肌紧张、压痛、反跳痛，肠鸣音减弱或消失，有移动性浊音等。

（3）检查肝区、脾区、肾区有无肿胀、压痛、叩痛等。肝脾破裂常并发大量内出血，导致休克，威胁生命。肾损伤常伴尿外溢，局部反应常较严重。腹壁损伤肠管损伤也是常见的，常有内容物漏出，腹膜刺激明显。

5. 胸腰椎和骨盆　检查重点为判断有无骨折及其并发症。

（1）观察胸腰椎有无畸形、血肿，检查有无压痛、叩痛。

（2）判断有无脊髓或神经损伤。

（3）注意骨盆有无变形、肿胀（局部）、压痛及下肢拒动等。

（4）观察男性患者尿道外口有无滴血及排尿困难等。

6. 四肢　检查重点为有无骨折及严重并发症。在外伤中四肢外伤是发生率最高的，对院外医生来说诊断各种软组织损伤、骨折和关节脱位等是不难的，重要的是要估量这些损伤及其并发症带来的严重后果。以下情况需注意：

（1）在四肢骨折应特别重视有无并发血管、神经损伤，检查肢体远端的血循状况、感觉、运动等。

（2）开放骨折在检查后应予包扎，适当外固定，以减少出血和疼痛。

（3）断肢应视为重度创伤，应立即开放静脉输液、通知有条件医院手术室准备断肢再植术。

（4）对肢体肿胀严重，尤其是前臂和小腿者需警惕骨筋膜间隙综合征的可能性。注意有无5P表现：①由疼痛转为无痛（painless）。②苍白（pallor）或发绀、大理石花纹。③感觉异常（paresthesia）。④肌肉麻痹（paralysia）。⑤无脉（pulselessness）。一旦确诊应立即行筋膜切开减压术。

（5）股骨或多发骨折者，若伴有呼吸窘迫和颅脑症状需考虑脂肪栓塞综合征的可能性。体检中要特别注意肩颈和胸腋部皮肤有无出血点。

（6）伤口较深、软组织损伤严重、疼痛剧烈、伤部肿胀范围迅速扩大、加剧，并出现全身中毒症状者需警惕气性坏疽的可能。气性坏疽的潜伏期可短至6h，故凡怀疑其发生可能性时，必须尽快送到医院进行以下三项重要检查：①伤口周围有无捻发音。②伤口内渗出液涂片检查有无大量革兰阳性杆菌。③X线片观察肌内、肌间有无气体。

二、创伤的早期自救互救

据流行病学的统计资料表明，创伤患者的死亡呈现三个峰值分布。第一个峰值一般出现在伤后数秒至数分钟内，称为即刻死亡，约占创伤总死亡率的50%。死因多为严重的颅脑损伤，高位脊髓损伤，心脏、主动脉或其他大血管破裂，呼吸道阻塞等，这类患者基本都死于事故现场，只有其中的极少数患者可能被救活。第二个峰值一般出现在伤后2～3h内，称为早期死亡，约占创伤总死亡率的30%。死亡原因多为脑、胸或腹内血管或实质性脏器破裂，严重多发伤、严重骨折等引起大量失血。这类患者是创伤救治的重点对象，因此，这段时间又在临床上被称为“黄金时刻”。第三个峰值一般出现在伤后数周之内，称为后期死亡，约占创伤总死亡率的20%。死因多为严重感染、毒血症和多器官功能衰竭。由此可见，通过建立完善的创伤救治系统，争取在伤后早期按创伤救治程序对患者实施确定性的抢救是减少创伤死亡率的重要措施。现代创伤应急救援中自救与互救是两种重要形式。

（一）自救

自救指伤情发生后，专业医疗急救人员到达前，现场人员自身采取的保护防御措施，包括受伤者自己实施的救援行为，迅速远离危险地区，对伤口进行简单的压迫止血包扎处理等。自救行为主体是伤者本身，要求伤者熟悉受伤后可能发生的进一步的危险，而采取及时必要的自我保护和自我救治措施。

（二）互救

指伤情发生后，专业医疗急救人员到达前，现场受害人员之间相互的救护，以及其他人员（包括社会救援力量）实施的救援行动。重大伤害事故发生时，往往自身救援力量显得十分有限，所以互救在这时显得尤为重要。轻伤人员可以救助重伤者，在最短时间内给予必要的救助措施，减少更大危险的发生。同时争取他人救助和社会力量的救援也相当重要。

（三）一般应急救治原则

1. 重视和加强早期救治　创伤与失血性休克是创伤伤员常见而严重的并发症，如果不及时有效地治疗，将会导致一系列严重后果，如败血症、急性呼吸窘迫综合征、多脏器功能衰竭综合征，甚至死亡。重视和加强早期救治，对创伤与失血性休克的预后有重大影响。早期救治是以救命为主，采取先救治后诊断或边救治边检查诊断的方式进行抗休克治疗。

2. 科学的抢救程序是抢救成功的关键　外界各种暴力作用于机体时可引起组织器官的解剖结构破坏和不同程度的功能损害。当影响到心血管、呼吸或中枢神经等生命支持系统功能时，机体的生命就受到严重的威胁；而当创伤仅作用于体表、空腔脏器或肌肉骨骼时，虽然不会危及生命，但也可产生明显的伤残作用。临床上容易识别判断和处理机体主要的或明显的创伤，然而对于许多相对次要或隐匿的创伤则不易早期识别和处理。值得注意的是，这种创伤往往还是致命的。创伤对机体造成复杂和多方面的损害作用，增加了临床检查和处理的困难，甚至有时会产生各方面的矛盾。创伤救治程序是对创伤患者进行评估和优先处理的方案，在快速、简捷判断伤情的基础上，进行及时、合理、有效的确定性抢救。

创伤救治程序可分为三个不同阶段的优先方案，即第一优先、第二优先和第三优先。第一优先的目的是维持和（或）恢复患者生命支持系统的功能，包括一系列基本的创伤复苏措施和生命支持系统功能检查。重点是：①判断循环和呼吸系统的稳定性，并及时提供处理，以减轻组织器官的缺氧。②判断颅脑外伤的严重程度，并及时提供处理。③预防脊髓的进一步损伤。第二优先的目的是迅速明确并控制生命支持系统的一系列病理生理性改变，包括实施各种确定性的救治措施和有针对性的检查。第三优先的目的是及时确定并处理一些隐匿的病理生理性变化。

3. 有效的安全及急救教育是重要的预防措施　创伤所引起的社会问题已越来越受到人们的关注。和平时期，交通事故和各种工伤事故是创伤的主要原因。就交通事故而言，增强公民的广泛参与和防范意识对减少此类创伤发生具有重大的现实意义。而通过建立健全交通法规和管理体制，改善道路运输条件，以及提高行人、驾驶员和警察等道路使用者的素质等，可以最大限度地减少交通事故伤的发生。而在厂矿企业中，重视安全生产教育，严格各项规章制度，加强防范意识和安全措施等对于减少工伤事故的发生具有重要的作用。另外，全民急救知识的普及教育和院前急救技术的提高，对提高创伤早期急救复苏水平，减少创伤急救中的二次损伤作用（如在搬运患者时防止脊髓损伤等），有效预防创伤并发症等均具有重要作用。

创伤死亡有三个高峰。因多发创伤、骨折、脏器破裂、血管损伤引起的难以控制的大出血，多在伤后 1 ~ 2h 内死亡。掌握“黄金 1h”，这个阶段现场急救、途中转运和急诊救治直接决定着创伤患者的救治结果，目前临床创伤复苏主要集中在这个阶段，应做到迅速、准确、及时而有效。危重的多发伤、严重的创伤性和失血性休克患者的伤后“黄金 1h”内，前 10min 又是决定性的时间，此被称为“白金 10min”，比“黄金 1h”更宝贵。这段时间内如果伤员的出血被控制和处置，预防了窒息的发生，即可避免患者死亡。“白金 10min”期间是以减少或避免心脏停跳发生为处置目标，为后续的抢救赢得时间。护理人员一定要明确将患者从致命危险中抢救出来，才能争分夺秒在“黄金时机”挽救患者的生命。故着眼于通过伤情评估 - 紧急救治 - 明确诊断 - 进一步救治才是科学的创伤患者抢救程序。因此，健全一整套较为科学的急诊抢救机制以及有效的抢救预案，努力提高院前急救能力是十分必要的。文献指出，如能在伤后 5min 内给予救命性措施，伤后 30min 内给予医疗急救，则18% ~ 32% 伤员的生命会因此而得到挽救或避免致残。特别是呼吸、心跳停止的伤员，如能及早进行正确的心肺复苏，存活率可达 25%，每延长 1min 病死率增加 3%。

4. 建立完备的创伤救治系统　现代创伤救治系统主要由三个部分构成：院前急救、院内救治和康复医疗，并通过通讯联络系统、患者转运系统和抢救治疗系统三个重要环节，相互密切地连接成为完整体系。现代创伤救治系统的建立是确保创伤患者早期接受确定性救治的关键因素。

三、创伤的现场处理程序

（一）应急实施程序

现场处理以保证和维持患者的生命为主要目的。

（1）迅速脱离致伤区，使伤员免受致伤因子的继续损害。

（2）保持呼吸道通畅，吸氧，必要时做环甲膜（气管）造口术或气管插管，人工呼吸。若心跳呼吸骤停，立即施行心肺复苏术。

（3）体腔开放伤口的处理：开放性气胸立即用大块棉垫填塞、包扎固定，并予闭式引流。颅脑开放伤脑膨出、腹部开放伤脏器脱出，外露的脏器不要回纳，用湿无菌纱布包扎。

（4）控制可见出血：采取伤口内填塞加压包扎，非重要血管可钳扎止血，四肢大血管出血上止血带，但要标明时间。

（5）疑有颈椎损伤者应予以颈托固定，胸腰椎损伤者可用胸腹带外固定或真空夹板固定，应用平板或铲式担架搬运，避免脊柱的任何扭曲。肢体骨折者需用夹板固定。

（6）建立静脉通道，有休克者予以适当液体复苏等处理。对疑有骨盆骨折或腹部损伤者应在上肢静脉置管。

（7）离断指（肢）体、耳廓等宜用干净敷料包裹，有条件者可外置冰袋降温。

（8）刺入性异物应固定后搬运，过长者应设法锯断，不能在现场拔出。

（9）严重多发伤应首先处理危及生命的损伤。

对于群体患者，具体应急程序应首先进行患者分类。就是说医护人员在有大量患者存在，而又无法及时全部处理的情况下，按照伤病情的轻重，将患者分别归类处理的方法，即以需要同类医疗救护和医疗转送措施为标准，将患者分成相应的组别。通过分类，能有计划地在短时间内很快地让患者得到救治，并可以迅速、及时地疏散大量患者。只有将患者疏散到各个不同的专科医院，或尽可能多的医院中去，才能挽救患者的生命。

医疗分类的前提：①由熟练的医师负责承担医疗分类任务。②为医疗分类准备相应的医药器材。③拥有医疗分类的职能单位和机构。医疗分类是在诊断及对损伤发展的预后估计基础上进行的，同时也应考虑必要的预防措施。

医疗分类内容可分成治疗分类和后送分类。治疗分类就是将患者分组，以便实施各种不同性质的医疗救护措施。后送分类是将患者按一定标准分组，以便继续后送治疗，后送分类必须决定：到哪里去，即医疗后送的目标；按什么顺序，即是第一批后送还是第二批后送；用什么运输工具；后送患者采取什么体位，即患者是坐位还是必须卧位。

医疗分类标准分为危害标准、治疗标准和后送标准。

医疗分类的首要任务就是将危害环境和他人的患者与其他患者分开。第二个任务就是分别将轻、中、重患者分开。第三个任务就是判定患者耐受能力和后送的紧急性。后送分类时误判或错判，都会导致患者的误诊，损害患者的健康，或在医疗后送的过程中耽误有效的医疗救护。

当患者数量剧增，以致投入所有的急诊医护力量仍不能满足要求时，即应采取批量患者分类法。鉴于所有批量患者的涌现都是突然的，而且，轻患者总是最先到达，所以只有组织严密，才能有条不紊地完成有目的的分类工作。要防止患者擅自进入抢救区，必须让他们集中在周围较宽阔的区域中，并在此分类。有时需纠察人员维持秩序。患者大批到达时，必须放弃一般原则，以便尽快和尽可能多地救护患者。不要在轻患者和长时间复苏或费时费事的手术上耗费时间。因此，不可避免地要用另一些分类标准，使用与一般情况下不同的另一些治疗原则。总体上讲还是应将患者分成四大组，即立即治疗组、可推迟治疗组，最简单治疗组和观望治疗组。

（二）应急处理注意事项

1. 保证急救物品的齐备　院前急救药品、物品要做到全面，准备到位，急救设备必须随时处于完好状态，由专人检查，专人管理，使用后及时补充，急救人员必须熟练掌握抢救药品的用法、用量、适应证和禁忌证。必须重视院前急救药品的齐全、急救设备的完好，避免因急救器材准备不足、药品不全及使用不当引发相关的法律问题。

2. 严格按照急救工作流程进行　参与急救的医务人员，应在规定时间出车到达患者家中或急救现场；应态度和蔼，仔细询问病史，认真进行体格检查，并做必需的辅助检查，根据病史及体格检查做出疾病诊断；依据诊断进行相应治疗，做到病史、体检、诊断、治疗四个相符合，且转运途中密切观察患者病情变化，并及时给予相应处理；到达医院后详细向接诊医生交代病情及用药情况，办理各种交接手续。

3. 提高院前急救质量　强化急救意识，提高急救业务技术水平，加强技术练兵和严格的组织管理是院前急救成功的关键。医护人员必须树立“时间就是生命”的急救意识，随时处于应急状态，具备较高急救水平，掌握全面的医疗护理知识，具有全科医生的知识水平。在具体技能上，每个急救医护人员必须熟练掌握各种急救仪器的规范操作，如心电监护仪、除颤仪、心电图机、呼吸机等的使用。掌握各种急救技术，如徒手心肺复苏（CPR），气管插管术，电除颤术，呼吸机呼吸支持治疗，止血、包扎，固定与搬运等，且在考核管理上也应将此作为重要内容来体现。

4. 注意全身和局部的关系　造成创伤的原因和伤势的情况有时十分复杂，如果在现场急救中只将注意力集中在处理局部损伤，而忽视了危及生命的并发伤或并发症，有时会导致无法挽回的失误。此失误的出现，主要是抢救者经验不足，在抢救患者时因慌乱和疏忽所致。主要表现在：①忽视询问必要的病史，如致伤原因、受伤时的体位、受伤时间、致伤物的性质及伤后的意识等。②忽视了是否存在创伤性休克及其他损伤，而只忙于处理骨折。忘记骨折本身往往不是致命的原因，而骨折并发症（如股骨干骨折、骨盆骨折往往失血在 800mL 以上，容易致失血性休克或大血管损伤），并发内脏损伤（如颅脑损伤，气胸，肝、脾、肾损伤等）也易造成休克。所以在抢救患者时，应首先了解生命体征是否平稳，有无其他损伤及并发症，在抢救患者生命的前提下，处理局部损伤。

5. 强化法律意识，加强自我保护　院前急救对象均为急、危、重症患者，或随时出现的各类灾害事故，成批伤员可造成紧张甚至恐怖的现场抢救环境，以及酗酒、吸毒、自杀、他杀等现场，抢救时本身带有的法律纠纷。目前，患者不仅对医疗护理质量、服务质量的要求高，而且对医疗消费和自我利益保护观念日益增强，这就要求管理者及院前急救人员增强法律意识，学习有关法律知识，如《中华人民共和国执业医师法》《医疗事故处理条例》等法律法规，依法办事，将法制教育纳入继续教育的规范化培训中，加强工作的责任心，在工作中应用法律知识保护患者和自身的合法权益，提高遵照法律程序处理医患矛盾的能力。

6. 尊重患者及家属知情权，完善院前急救各项记录　院前急救记录要详细、完整、规范，使用医学术语，执行口头医嘱后及时补充医嘱记录，完善出诊登记和院前急救病情告知书及医嘱记录，详细记录院前急救过程。医护人员向家属交代病情，病情的严重性及可能发生的后果和治疗方案，并签字表示知情。对病情危重，拒绝救治，不配合检查、治疗者，应让其在病历中签字，拒绝签字者急救医生应在急救病历中注明，做到有据可查。急救病历的书写应认真、及时、规范、准确，字迹清楚，所有院前急救的各种记录均应装订交病案室归档保存。

（吴　琼）

第七章

儿童心血管系统疾病危重症的监护

第一节　儿童心血管系统解剖生理病理特点

一、心血管系统解剖

心血管系统是一个封闭的管道系统，由心脏和血管所组成。心脏是动力器官，血管是运输血液的管道。心脏位于胸腔内，两肺之间，大小与本人的拳头相似。心脏的内腔被房间隔和室间隔分隔为左右不相通的两半，可分为左心房、左心室，右心房、右心室四个部分。左心房和左心室借左房室口相通，右心房和右心室借右房室口相通，同时在左房室口周围附有二尖瓣，右房室口周围附有三尖瓣，其主要作用是防止血液从心室倒流回心房。右心房有上、下腔静脉和冠状窦的开口，左心房上有肺静脉的开口。右心室发出肺动脉，左心室发出主动脉。在主动脉和肺动脉的起始处分别有主动脉瓣和肺动脉瓣，能防止血液从动脉逆流入心室。营养心脏本身的血管为左右冠状动脉（图 7－1）。

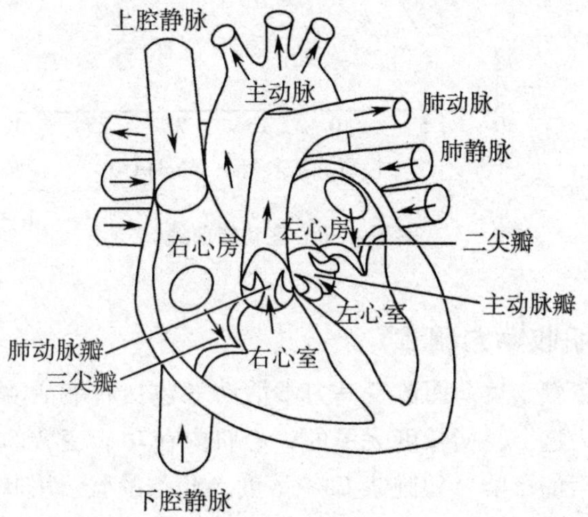

图 7－1　心血管系统解剖结构图

二、心血管系统病理生理

心脏是由心肌组成的动力器官。心肌具有自动节律性，即心肌本身具有产生节律性兴奋与收缩的功能，不受中枢神经所支配。心脏有节律的收缩或舒张活动称为心搏，每分钟心搏的次数叫心率。儿童的心率随年龄大小不同，15～16 岁以后才接近成人。心脏在收缩和舒张的过程中，每一次心室收缩所射出的血量称为每搏输出量；每分钟所射出的血量称为每分输出量，是每搏输出量与心率的乘积，是衡量心脏工作能力的一项重要指标。

心脏舒缩的主要目的是泵血，其泵血功能的评价主要通过每分输出量来衡量。每分心输出量取决于心率和每搏输出量，机体通过对心率和每搏输出量两方面的调节来调节心输出量。每搏输出量主要与心脏前负荷（心室收缩前所承受的负荷，通常用心室舒张末期压力或容积来反映）、心肌收缩力和心脏后负荷（心室在收缩过程中所承受的负荷，通常用动脉血压来反映）有关。

（一）异长调节（前负荷调节）

心肌的初长度（前负荷）是控制心输出量的重要因素，两者的关系可以用心室功能曲线解释（图7－2）。心室功能曲线大致可分为三段：①充盈压12～15mmHg，是人体心室最适前负荷，位于其左侧的一段为功能曲线升支，表明当前负荷未达最适水平之前，搏功或等容峰压随初长度的增加而增加，通常情况下，左室充压约5～6mmHg，可见正常心室是在功能曲线的升支段工作，前负荷（初长度）尚远离其适水平。这一特征表明心室具有较大程度的初长度贮备，心室通过前负荷的增加即异长调节机制使泵血功能增强的容许范围很宽。②充盈压15～20mmHg范围内，曲线逐渐平坦，说明前负荷在上限范围内变动时对泵血功能的影响不大。③随后的曲线呈平坦状，或轻度下倾，并不出现明显的降支，说明正常心室充盈压即使超过20mmHg，心搏功不变或仅轻度减少，只有在发生严重病理变化的心室，功能曲线才出现降支。

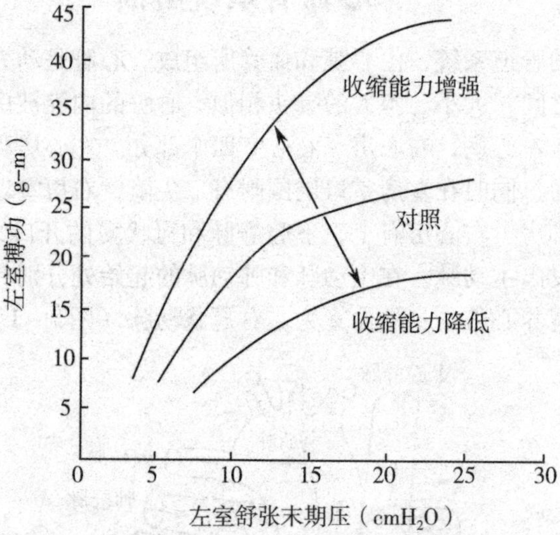

图7－2　心室功能曲线

（二）等长调节（心肌收缩力调节）

心肌收缩能力指心肌不依赖于负荷而改变其力学活动（包括收缩活动的强度和速度）的一种内在特性。心排出量通过收缩能力这个与初长度无关的、心肌内在功能变数的改变而实现的调节称等长调节。心肌收缩能力受多种因素的影响，如胞浆Ca^{2+}浓度、儿茶酚胺、甲状腺激素水平等。目前对收缩能力的具体度量还比较困难，衡量泵血功能的指标（如搏出量、搏功等）受前、后负荷影响，并不能直接反映收缩能力的水平，只有根据心室功能曲线的移位来判断收缩能力的变化（左上移位提示收缩能力增强，右下移位表明收缩能力减弱）。目前临床上常用的方法是采用一系列速度指标来定量评定收缩能力。

（三）后负荷对心输出量的影响

对心室而言，动脉压起着后负荷的作用，因此，动脉压的变化将影响心室肌的收缩过程，影响搏出量。在心率、心肌初长度和收缩能力不变的情况下，如果动脉压增高，等容收缩相室内压峰值必然增高，从而使等容收缩相延长而射血相缩短，同时，射血相心室肌纤维缩短的程度和速度均减小，射血速度减慢，搏出量因此减少，这是后负荷对心肌收缩活动的单纯机械效应。但搏出量减少将造成心室内剩余血量增加，充盈量增加，后者再引起异长调节机制的调节，搏出量可以恢复正常水平。同时通过神经体液调节，心肌收缩能力增强，心输出量增加。总之，心室后负荷本身可以通过单纯机械效应影响搏出量，随后通过异长和等长调节机制，使前负荷和心肌收缩能力与后负荷相匹配，从而使机体得以在动脉压增高的情况下，能够维持适当的心输出量。这种情况对于机体是有重要生理意义的。但由于此时搏出量的维持是心肌加强收缩的结果，如果动脉压持续增高，心室肌将因处于收缩增强状态而逐渐肥厚，即发生了病理性改变，随后将导致泵血功能减退。

（四）心率对心输出量的影响

心输出量是搏出量与心率的乘积，心率增快，心输出量增加；但如果心率增加过快，超过每分钟170～180次，心室充盈时间明显缩短，充盈量减少，搏出量可减少到仅有正常时的一半左右，心输出量亦开始下降。当心率增快但尚未超过此限度时，尽管此时心室充盈时间有所缩短，但由于回心血量中的绝大部分是在快速充盈期内进入心室的，因此，心室充盈量以及搏出量不至于减少或过分减少，而由于心率增加，每分钟的输出量增加。反之，如心率太慢，低于每分钟40次，心输出量亦减少。这是因为心室舒张期过长，心室充盈早已接近限度，再延长心舒时间也不能相应增加充盈量和搏出量。可见，心跳频率最适宜时，心输出量最大，心率过快或过慢，心输出量都会减少。

心率受自主神经的控制，交感神经活动增强时，心率增快；迷走神经活动增强时，心率减慢。影响心率的体液因素主要有循环血液中的肾上腺和去甲肾上腺素，以及甲状腺素。此外，心率受体温的影响，体温升高1℃，心率将增加12～18次。

心脏的泵血功能能够广泛适应机体不同生理条件下的代谢需要，表现为心输出量可随机体代谢增长而增加。这种心输出量随机体代谢需要而增加的能力，称为泵功能贮备，或心力贮备。在平时，心输出量不是最大的，但能够在需要时成倍地增长，表明健康人心脏泵血功能有一定的贮备力量。而某些心脏疾患的患儿，静息时心输出量与健康人没明显差别，尚能够满足静息状态下代谢的需要，但在代谢活动增强时，输出量却不相应增加，最大输出量较正常人低。所以心脏病患儿在剧烈活动后可引起心输出量不能满足活动后代谢的需要，产生相应病理表现。

三、不同年龄段儿童的心率正常值

新生儿新陈代谢旺盛和交感神经兴奋性较高，故心率较快。随着年龄增长心率逐渐减慢，见表7－1。

表7－1 不同年龄儿童的心率正常值

年龄	心率（次/min）
新生儿	120～140
≤1岁	110～130
2～3岁	100～120
4～7岁	80～100
8～14岁	70～90
≥14岁	成人水平

（邬宜君）

第二节 循环系统血流动力学监测概述

血流动力学是依据物理学的定律，结合生理和病理生理学概念，对循环系统中血液运动的规律性进行定量的、动态的、连续的测量和分析。它可以早期、动态/连续监测循环系统，也可以用于治疗效果观察，治疗方案反馈与调整，还可以用于判断预后。随着科学技术的进步，血流动力学监测技术现已广泛应用于临床，为医护人员诊断、治疗、护理和抢救提供了可靠的依据。

一、常见血流动力学监测

（一）有创动脉压监测

是将动脉导管置入动脉内直接测量动脉内血压的方法。正常情况下有创动脉血压比无创血压高。

（二）中心静脉压监测

1. 定义　中心静脉压（central venous pressure，CVP）是指右心房及上、下腔静脉胸腔段的压力。通过上、下腔静脉或右心房内置管测得；它反映右房压，是临床观察血流动力学的主要指标之一；它受右心泵血功能、循环血容量及体循环静脉系统血管紧张度 3 个因素影响。测定 CVP 对了解有效循环血容量和右心功能有重要意义。

2. 正常值　正常值为 0.49～1.18kPa（5～12cmH_2O）。

3. 适应证

（1）严重创伤、各种休克及急性循环功能衰竭等危重患儿。

（2）各类大、中手术，尤其是心血管、脑和腹部大手术的循环监测。

（3）需长期输液或完全胃肠外营养治疗的患儿。

（4）需大量、快速输血、补液的患儿。

4. 并发症　有感染、出血、血肿、气胸、空气栓塞、静脉撕裂、心包填塞及神经损伤等并发症。

（三）肺动脉气囊漂浮导管（Swan－Ganz 导管）

通过前端带气囊的漂浮导管，经较大的外周静脉置入右心系统和肺动脉，依靠位于导管尖端的电极来感知温度的改变，通过温度稀释法的原理描绘温度稀释曲线，间接推算出右心室每分钟搏出量，再根据欧姆定律推算出体、肺循环阻力等，同时通过导管可以直接测得右房压（right atrial pressure，RAP）、右室压（right ventricular pressure，RVP）、肺动脉收缩压（pulmonar arter systolic pressure，PASP）、肺动脉楔压（pulmonary arter wedge pressure，PAWP）或肺毛细血管楔压（pulmonary capillary wedge pressure，PCWP）等。肺动脉气囊漂浮导管的出现在血流动力学监测方面具有划时代的意义，三十余年来一直被看作血流动力学监测的金标准。但因为其并发症较多（包括感染、出血、心律失常等），操作复杂（需要专业心血管医师操作），而且不能应用于年龄较小的患儿等因素，实际上临床应用并不普遍。

（四）经食管（或胸廓）超声多普勒法心输出量监测

技术原理：根据物体（红细胞）移动的速度和已知频率与超声波的反射频率成正比的原理设计。首先超声多普勒探头可以通过测定红细胞移动的速度来推算降主动脉的血流量，同时用 M 型超声探头直接测量降主动脉直径或根据身高等参数来间接推算主动脉直径。由于降主动脉的血流量是心输出量（CO）的 70%（降主动脉血流与 CO 的相关系数是 0.92），故 CO 计算公式为：CO＝降主动脉血流量×降主动脉的横截面积/70%。再根据欧姆定律可以推算出体、肺循环阻力等。超声多普勒法心输出量监测是近年来发展很快，应用逐渐广泛的无创血流动力学监测手段，多项研究已证实它与温度稀释法所测的 CO 高度相关。其优点为：连续、无创、费用低廉，可以应用于儿童甚至新生儿，但对超声技术的熟练度及准确度有一定要求。

二、功能性血流动力学监测

功能性血流动力学监测是指应用血流动力学监测各项指标，结合患儿生理状态，采用一定的治疗措施动态观察机体血流动力学现有和储备情况，从而指导治疗的动态监测措施，它是常规血流动力学监测技术的重要补充。

（一）容量负荷试验

容量负荷试验是通过短时间内快速给予一定量的液体，观察血压、脉搏、心排出量、中心静脉压等血流动力学变化。在容量负荷试验中出现心率下降、血压升高时，提示目前的循环状态可以通过增加前负荷改善；反之，则增加前负荷不能改善目前的循环状态，反而可能带来肺水肿，心功能不全等副作用。容量负荷试验与中心静脉压的动态变化相结合也是临床工作中评价容量负荷反应的一种重要方法。当给予一定的容量负荷后 CVP 上升≤2mmHg 时，提示心脏对容量反应良好，可继续扩容；如 CVP 上升 >5mmHg，停止扩容；CVP 上升在 2～5mmHg，可再尝试少量扩容，但需密切观察患儿反应，一旦出现容量过负荷表现，立即停止扩容。

（二）正压通气时左室心排出量改变

正压通气过程中随着胸腔内压力周期性变化，左室每搏量（stroke volume，SV）也发生周期性改变。每搏量变异度（stroke volume variation，SVV）、脉搏压力变异度（pulse pressure variability，PPV）及收缩压变异度（systolic blood pressure variability，SPV）正是指通过这种心肺相互作用机制来评价容量状态、预测液体反应性的功能性指标。SVV 是在机械通气期间，最高的每搏输出量（SV_{max}）与最低的每搏输出量（SV_{min}）的差值与每搏输出量平均值（SV_{mean}）相比获得的，计算公式 SVV =（SV_{max} - SV_{min}）/SV_{mean}。根据 Frank - Starling 定律，SV 仅在一定范围内（曲线陡峭上升部分）随心室充盈末容积（前负荷）的增加而增加，而在曲线平坦部分，随着前负荷进一步增加，SV 变化不大。因此，可以根据每搏量的变异度即 SVV 来判断心脏功能，预测液体治疗的反应性。同理，可以得出另外两个由 SVV 衍生的常用动态前负荷指标：脉搏压力变异度（PPIV）、收缩压变异度（SPV）。SVV 和 PPV 的数值越大，给予容量负荷后 CO 增加得越多，表明有效血容量不足就越明显。如果 SVV 小于 15%，那么给予容量负荷后 CO 就很难增加，应避免输入过多液体。SVV 和 PPV 等功能性血流动力学参数是预测循环系统对液体治疗反应的良好指标，优于心脏前负荷的静态参数。但作为心肺相关性动态指标，SVV 的预测价值受到机械通气的潮气量、通气模式及压力等多方面的影响。因此，用 SVV 进行功能性监测时必须考虑这一因素，把两者结合进行综合分析才能得到可靠的结论。

（邬宜君）

第三节 心力衰竭患儿的救护

一、基本概念

心力衰竭是指在静脉回流适量情况下，由于心脏前、后负荷增加或心肌本身病变所引起的搏血功能不全，从而导致心排血量明显下降，受累心室的后向静脉急性瘀血，以致氧气和能量不能满足组织代谢需要，造成神经、激素过度激活，心脏、血管、心肌细胞、基因、分子、旁分泌、自分泌异常所致血流动力学改变所引起的综合征。重症病例可发生急性肺水肿及心源性休克。心力衰竭是小儿时期常见的心血管系统危重症之一，不及时诊治，可危及患儿生命。

二、病因及诱因

（一）前负荷增加

如室间隔缺损、动脉导管未闭等左向右分流型先天性心脏病可导致心脏前负荷增加而出现心力衰竭。

（二）后负荷增加

如主动脉瓣狭窄、肺动脉瓣狭窄、主动脉缩窄等先天性心脏病，以及高血压等可导致心脏后负荷增加而出现心力衰竭。

（三）心肌收缩力下降

如心肌炎、扩张性心肌病、营养不良、心脏局部缺血等疾病可导致心肌收缩力下降而出现心力衰竭。

（四）心室舒张期充盈障碍

如肥厚性心肌病、限制性心肌病、心包填塞等疾病可导致心室舒张期充盈障碍而使患儿出现心力衰竭。

（五）常见诱因

包括贫血、营养不良、电解质紊乱、严重感染、心律失常和活动过度、剧烈哭闹、大量快速静脉输液或输血从而导致心脏负荷过重等病理情况。

三、病理生理基础

心力衰竭时，心排出量减低，可引起动脉系统供血不足，同时心室舒张末压显著增高，回心血受阻，可引起肺及（或）体循环静脉瘀血。在心力衰竭的病程中，心脏动员其储备力代偿，以期恢复心排血量；代偿不全时，则会出现心力衰竭的临床征象。

心排血量减低后最早代偿机制是神经体液机制，主要表现为交感－肾上腺能系统和肾素－血管紧张素－醛固酮系统的过度激活，出现反射性心率增快，小动脉及小静脉收缩及水钠潴留，以保证心排出量。但过分的血管收缩及水钠潴留，反而增加心脏前后负荷，加重心功能损害。心力衰竭时由于水钠潴留及心室舒张末容量和压力增加，可致心腔扩大，心肌纤维被牵张，可增加每搏输出量。若心室进一步扩张，则心搏量反而下降。另一种缓慢而有效的代偿机制是通过心肌肥厚以增加心肌收缩力和心排出量，但长期代偿，终可致心肌劳损及心肌收缩力下降，而心排出量降低。

四、临床表现

心力衰竭的表现缺乏特异性，包括原发病和体、肺循环瘀血及心肌功能障碍表现。肺瘀血表现：气促、呼吸困难与发绀、吃奶中断，肺部湿啰音及哮鸣音，咯泡沫血痰；体循环瘀血表现：肝脏肿大（尤其短时间内增大）伴触痛，颈外静脉膨胀，肝颈回流征阳性，头皮静脉怒张，眼睑水肿，体重增加；心肌功能障碍表现：烦躁多汗，心脏扩大，心动过速，第一心音低钝，严重者可出现舒张期奔马律。若伴四肢末端发凉、外周脉搏消失、中央脉搏减弱、血压降低，则考虑同时伴心源性休克。

五、治疗措施

（一）一般治疗

镇静，半卧位，给氧，必要时机械辅助通气（但对于主动脉闭锁、主动脉缩窄、主动脉弓离断、大动脉转位、左心发育不良综合征、三尖瓣闭锁等的新生儿，动脉导管开放是生存所必需的，而血氧增高可促使动脉导管关闭，应慎重给氧）。

（二）原发病治疗

小儿心力衰竭的主要病因之一为先天性心脏畸形，尤其是左向右分流型先天性心脏病，应于适当时机手术根治。其他病因如严重贫血、感染、心律失常等可分别通过输红细胞、抗生素治疗、药物或电学治疗等方法纠正和控制。

（三）洋地黄制剂

洋地黄制剂除了可以通过抑制心肌细胞膜 Na^+/K^+ ATP 酶发挥正性肌力作用外，还能抑制副交感神经传入神经 Na^+/K^+ ATP 酶，使中枢神经下达的交感兴奋性减弱，并通过影响肾脏上皮细胞膜 Na^+/K^+ ATP 酶排钠、排水、利尿。适用于慢性心功能不全和心室负荷加重引起的心力衰竭（左心瓣膜反流、心内膜弹力纤维增生症、扩张型心肌病和某些先天性心脏病等）；合并心率增快、房扑、房颤者更有效；贫血、心肌炎引起者疗效较差。原发性肥厚性主动脉瓣下狭窄、缩窄性心包炎、原发性舒张功能障碍（如肥厚性心肌病、限制性心肌病、主动脉瓣狭窄、肺动脉瓣狭窄等）禁用洋地黄制剂。

常用药物为毛花苷丙，负荷量为：新生儿 20μg/kg，<2 岁 30μg/kg，>2 岁 40μg/kg，首次用负荷量的1/2～1/3，余量分2～3次，每次间隔6～8h。负荷后口服地高辛维持，剂量：未成熟儿10～20μg/（kg·d），足月新生儿20～30μg/（kg·d），婴幼儿30～40μg/（kg·d），年长儿25～30μg/（kg·d）。每次用1/2，每天2次，间隔12h。

洋地黄的治疗剂量与中毒量非常接近，容易发生中毒，因此用药期间应严密观察。洋地黄中毒常见症状为心律失常、胃肠道反应及嗜睡、色视等神经系统症状。

（四）血管活性药物

适用于病因不明心力衰竭，洋地黄使用禁忌，难治性心力衰竭。包括：多巴胺5～10μg/（kg·min），多巴酚丁胺5～10μg/（kg·min）持续静脉泵注。多巴胺在提高血压方面效果优于多巴酚丁胺，但引起心动过速和心律失常方面重于多巴酚丁胺；磷酸二酯酶抑制剂米力农：通过提高细胞内cAMP水平而增加心肌收缩力，且兼有外周血管扩张作用，短期应用有良好血流动力学效应，长期应用不仅不能改善临床情况，反能增加死亡率，因而不适用于治疗慢性心力衰竭。小儿静脉注射负荷量每次25～75μg/kg，间隔10min后重复1次，重复3次后静脉滴注0.5～μg/（kg·d）。

（五）利尿剂

可以减少水钠潴留，减轻心脏的前负荷，使用洋地黄类药而心力衰竭仍未完全控制，或伴有显著水肿者，宜加用利尿剂。常用利尿剂有：呋塞米（速尿）：利尿作用快，维持时间短，静脉或肌内注射，剂量为每次0.5～1mg/kg，每天2～4次。小婴儿可予呋塞米0.1～0.4mg/（kg·h）持续泵入。

（六）血管扩张药物

主要用于难治性心力衰竭，心脏后负荷或前后负荷均增加者，使用时须注意血容量是否足够，密切注意疗效和血压，及时调整剂量。常用药物有：硝普钠：开始剂量为0.5～1μg/（kg·min）静滴，根据疗效可逐渐增加至3～5μg/（kg·min）。

（七）改善心肌营养及代谢

磷酸肌酸是参与细胞能量代谢的重要物质之一，对心肌细胞膜有保护作用，并能促进心肌微循环，治疗心力衰竭有良好疗效。剂量为静脉注射每天1～2g。二磷酸果糖是细胞内糖代谢的中间产物，能促进细胞内糖酵解过程，提供能量，对小婴儿静脉注射疼痛较重，可改用口服制剂，剂量为每次100～250mg/kg，每日1～2次。

（八）急性左心衰竭肺水肿的治疗

半坐位或坐位；吗啡镇静；吸氧：氧气水封瓶中加20%～30%乙醇，严重病例可用呼吸机正压通气；呋塞米利尿；静脉应用地高辛或毛花苷丙；静脉滴注硝普钠扩张血管；肾上腺皮质激素短期使用，有强心、利尿、抗醛固酮及解除支气管痉挛的作用。

（九）非药物治疗

包括心室辅助装置、体外膜肺、主动脉内球囊反搏及心脏移植等，适用于药物不能控制的严重心力衰竭、心脏病术后心肌损害等待恢复、严重肺高压及严重缺氧发绀发作等。由于操作复杂，价格昂贵，并发症多，目前只在国内外少数医学中心开展。

六、护理措施

（一）一般护理

1. 环境　保持房间整洁干净，维持温度在18～20℃，湿度50%～60%，病房勤通风，以保持室内空气新鲜，保持环境安静，避免大声喧哗刺激患儿。

2. 休息　心力衰竭时，心输出量不能满足身体组织需要，而休息可减少组织对氧的需要，减轻心脏负担。同时，应采取各种办法避免患儿烦躁，对于轻度心力衰竭患儿可病室内适量活动，重者应绝对卧床休息，大小便由护士专门协助，到心力衰竭症状完全缓解方可下床。

3. 体位　年长儿取半卧位，婴幼儿取20°～30°的半斜坡位，可减少静脉回流，减轻心脏负担。

4. 吸氧吸痰　根据病情需要遵医嘱吸氧，一般采用低流量给氧，保持氧气导管的通畅，根据病情及时调整氧流量；保持呼吸道通畅，按需吸痰，避免过多刺激导致缺氧发作。

5. 饮食　食物选择应以高维生素、高热量、高蛋白并且容易消化吸收的流食或半流食为主，少量多餐；记录出入量，保持出入平衡。

（二）用药的护理

1. 洋地黄制剂　①遵医嘱准确抽取药物剂量，用药前数患儿心率，若婴儿心率 <120 次/min，幼儿 <100 次/min，儿童 <80 次/min，应停药并报告医生。②观察洋地黄用药疗效，使用洋地黄后面色红润，口唇淡红，心率减慢，肝脏缩小，呼吸困难明显减轻，水肿减轻，食欲可，说明洋地黄类已发生疗效，心力衰竭控制良好；密切观察洋地黄中毒现象，患儿出现恶心、呕吐、食欲减退、体乏无力、头晕眼花、心律失常等，考虑洋地黄中毒反应，及早发现及时处理。

2. 血管活性和血管扩张药物　此类药物均尽量使用微量泵经中心静脉通路持续给药，保证药物剂量浓度准确，静脉管路通畅。药物标签醒目，严格执行查对制度和交接班制度，并在注射器上注明药物名称、浓度及配制时间，在用完前均要及时更换，更换前后观察血压有无波动，对药物敏感者应采用泵换泵的方式，现配现用。扩血管药物和缩血管药物不能共用一个静脉通道，避免影响药物的调节。多种药物联合应用时，应密切观察用药效果及不良反应，并注意有无药物的相互干扰而影响疗效。

3. 利尿剂　应用利尿剂后，观察利尿效果，记录24h尿量，注意药物副作用。呋塞米可引起脱水、低钾、低氯血症及碱中毒。故在尿量增加时，须注意观察水、电解质平衡情况。呋塞米易与其他药物发生反应，持续泵入呋塞米时最好单通道输入。

（三）心理护理

针对不同的对象做好解释、安慰及鼓励工作。告诉患儿及家属疾病的相关知识，要让患者知道重要性并配合，教会良好的饮食习惯，少吃多餐，增强对疾病的认识，树立战胜疾病的信心。

（邬宜君）

第四节　先天性心脏病患儿术后监护

一、概述

儿童先天性心脏病（congenital heart disease，CHD）术后监护不同于成人患儿。根据患儿的年龄、原发心脏缺损、术前状况，以及手术纠治程度的不同，患儿术后可能会出现各种不同的表现。一个专业的监护团队应用特殊的监护技术可使患儿平稳度过术后恢复期，在这个专业的团队中，护士担当着非常重要的工作。

二、相关仪器介绍

先天性心脏病患儿术后需转运至ICU进行监护，ICU中呼吸机、心电监护仪、血气分析仪、微量泵、输液泵和变温毯等都将发挥巨大的作用。

三、术后监护要点

（一）一般监护

1. 进入ICU的及时处理　由于体位变动使循环尚不稳定的患儿可能出现危险情况，因此患儿从手术室转入ICU是较危险的过程。所以当患儿进入ICU后就需要医护人员迅速有序的完成以下工作。

（1）置患儿于监护床上，给予纯氧皮囊辅助呼吸，听诊检查运送过程中气管插管位置有无移位，接呼吸机，保证其运转正常。

（2）接心电监护仪导线，观察心率、心律。

(3) 接各种测压管道，校零并开通微量冲洗液，从监护仪上获得各压力数值及动态压力曲线。

(4) 连接各种输液管道，核算正性肌力药物或血管扩张剂剂量。

(5) 连接胸腔或心包引流管，并接低负压吸引器；开放导尿管。

(6) 听取麻醉医生、手术医生和手术室护士交班，了解术中情况和手术方法。

(7) 患儿安置完毕立即记录各种监护数据，完善相应监护记录。

2. 体温监测　小儿体温中枢发育不全，极易受环境温度影响。低体温时，患儿心率减慢，外周血管阻力上升，影响心排血量，分钟通气量下降，药物的生物转化亦降低，使患儿处于危急状况。高体温时，心率增快，心肌耗氧量增加，加重患儿心脏负荷。因此，低温时给予患儿保暖，高温时可采用物理降温、药物降温，必要时可使用变温毯进行降温。

3. 管道监测

(1) 测压管道与静脉管道：动脉、静脉测压管道均用2U/ml肝素化生理盐水持续微泵冲洗，速率为2ml/h，凝血功能差的患儿可采用生理盐水，以防管道堵塞。测压管的传感器置于右心房水平，定时校零。

(2) 胸部引流管：术后根据患儿病情安置心包、纵隔或胸腔引流管。引流管连接引流瓶后与低负压吸引器连接，持续低负压吸引（-2kPa压力）。引流管需经常挤压以保持通畅，每小时记录引流量。如每小时出血量多，应怀疑有活动性出血，如引流量突然减少或终止，则警惕引流管堵塞和心包填塞。通常术后48h，引流量<5ml/h可以考虑拔管。若术后数日引流量呈乳白色浆液性或“牛奶”状，需做乳糜试验。

(3) 导尿管：术后患儿必须留置导尿管，精确记录每小时尿量。如尿色深呈“茶色”，可能为血色素尿；尿色鲜红，则可能是膀胱、尿道受损出现血尿。若尿少而比重高，则提示血容量不足，尿多而比重低可能存在肾功能不全。术后监测尿排出量对维持体液平衡至关重要。一般于术后24h拔管，遇到低心排或肾衰竭，可保留数天至1周以上。

(4) 胃管：术后常规置胃管，其原因是：①术后患儿存在胃肠功能麻痹（术后24h）。②长时间手术和体外循环可致胃肠道出血。③应用呼吸机时可能会使胃肠道充气。④作为鼻饲药物和营养液管道。术后1天肠鸣音恢复，或撤离呼吸机后可以拔管。

（二）循环监测

体外循环心脏直视术后患儿血流动力学产生很大变化，因此术后ICU护理最主要的目标是维持血流动力学稳定。

1. 心率、节律的监测

(1) 术后要选择R波向上，P波显示清楚，QRS波幅大的导联监测，通常为Ⅱ导联，便于观察心率、节律。

(2) 术后心率增快的常见原因：血容量不足、疼痛、低心排、儿茶酚胺类药物的作用、体温>38℃、缺氧、肺不张、躁动、胃肠胀气、心包填塞、电解质紊乱。术后心率减慢的常见原因：房室传导阻滞、酸中毒、洋地黄等药物作用、大量镇静药、迷走神经兴奋。

(3) 心率过快过慢均影响心排出量，因此必须查找原因，根据原因采取相应的措施。不同年龄小儿心率的正常值范围，见表7-2。

2. 血压监测

(1) 有创动脉血压（IBP）：可以连续监测患儿的收缩压、舒张压、平均压，并能从动脉采血进行血气分析，测定电解质、血糖等。小儿动脉采血常选择的部位是桡动脉（首选）、股动脉或足背动脉等。某些特殊心脏病如先天性主动脉缩窄则常规右侧上下肢动脉插管，有利于监测上下肢血压阶差。为维持管道通畅，常用含肝素的生理盐水（2U/ml），以2ml/h微泵持续冲洗。如频繁冲洗动脉插管，推注压力过大，或采血时抽吸压力过大，均可造成动脉内膜损伤。注意压力传感器位置正确（右心房水平），定期校零，管内不允许气泡和血块。动脉插管常见的并发症是血栓形成、局部出血、血肿和感染等，这与插管质量、放置时间的长短有关。注意局部皮肤感染，通常在术后48~72h后血流动力学稳定，呼吸机已撤离即可拔管。

表7-2 不同年龄小儿心率正常值

年龄	清醒时心率（次/min）	安睡时心率（次/min）
新生	100~180	80~160
婴儿	100~160	75~160
幼儿	80~110	60~90
学龄前儿童	70~110	80~90
学龄儿童	65~110	60~90
青少年	60~90	50~90

（2）无创血压（NBP）：合适的宽度（上臂长度的1/2~2/3），合适的位置（袖带边缘距肘窝2~3cm），与右心房处于同一水平，松紧合适，连续测压2h要松解袖带或更换另侧上肢进行测压。心率增快、外周循环差等均可影响到NBP的测量。不同年龄段血压正常值，见表7-3。

表7-3 不同年龄段血压正常值

年龄（岁）	收缩压*（mmHg）	舒张压*（mmHg）
新生儿	60~90	20~60
婴儿	87~105	53~66
幼儿	95~105	53~66
学龄儿童	97~112	57~71
青少年	112~128	66~80

注：*1mmHg=0.133kPa

小儿上肢血压估算：

收缩压（mmHg）：<1岁 月龄×2+68，≥1岁 月龄×2+80；

舒张压（mmHg）：收缩压×2/3，平均动脉压（mmHg）=（收缩压+2×舒张压）/3；

下肢比上肢血压约高20~40mmHg；脉压为30~40mmHg。

3. 中心静脉压（CVP）监测　通常穿刺部位是颈内静脉（常选）、锁骨下静脉、大隐静脉等，通过静脉插管不仅能监测CVP，还可以输液、给药、采血、静脉营养。CVP部分反映全身有效血容量及右心功能，其值高低取决于血容量、血管张力、心功能及腔静脉有无梗阻，正常值为8~12cmH_2O（0.8~1.2kPa）。该值受各种因素影响，观察其动态变化意义较大。注意必须定期校零（平卧位、腋中线处），患儿需安静状态。影响CVP因素：胸内压增高、导管本身、补液速度过快、心功能不全、有效血容量不足或过多等。

术后监测CVP时，应结合BP的改变，能提示如下的一些循环及心功能变化，CVP和BP同时下降提示循环血量不足，需补充血容量；CVP正常而BP下降，则可能为循环血量不足或低心排，需使用强心或升压药，适当的输血输液；CVP升高而BP正常，则提示血容量超负荷或右心衰竭，则需强心利尿；CVP和BP均升高，则提示周围血管阻力增加，循环血量增多，需使用血管扩张剂和利尿剂，控制输血输液；CVP进行性升高而BP下降，则可能为急性心包填塞或严重心功能不全，需强心利尿，心包引流，开胸探查。

4. 心房测压管　手术结束后，可以在直视下放置左、右心房测压管，即可监测左房压和中心静脉压，还是可靠的静脉通道。但此类管道并发症严重，现已逐步放弃使用。

5. 心排出量（CO）监测　某些复杂先天性心脏病术后，血流动力学发生很大变化，监测心排出量十分重要，它是反映心泵功能的主要指标。现多采用二维及多普勒超声心动图监测心排出量，对评估心室功能，指导临床治疗有很大价值。

（三）呼吸监测

体外循环心内直视术后，患儿受术前心肺功能、开胸、体外循环和术后心功能不全等影响，可能会发生不同程度的呼吸功能不全，尤其是复杂手术后。因此，术后正确评估呼吸功能，施行良好的呼吸道管理是提高手术成功率，减少死亡率的关键因素之一。呼吸系统监测和呼吸道管理会在相应章节进行介绍，这里就不详细描述。需着重提示的是单心室、肺血流依赖分流的病例，机械通气的策略是不同的，此类患儿 SPO_2 应维持在75%～80%，$PaCO_2$ 维持在45～50mmHg，这可轻度增加肺血管阻力，防止肺循环超负荷，增加体循环血流。双向Glenn术后，过度通气会减少脑血流，使从上腔静脉到肺动脉的血流减少，因此轻度通气不良（$PaCO_2$ 48～52mmHg）可控制肺血流量在最适宜水平。Fontan术后，肺血流是被动的，应尽量减少用呼气末正压，维持气道峰压在最低水平，尽早拔管（术后12～24h内），此措施可减少被动肺血流的阻力。

（四）液体和电解质监测

心脏术后由于体外循环血液稀释和机体对创伤及手术的反应，出现水钠潴留和钾排出增加，在新生儿和小婴儿可能会产生“毛细血管渗漏综合征”，致组织间隙水肿。因此术后液体和电解质管理以水、钠平衡和补钾为前提。

1. 液体和容量　术后每天入量包括：静脉入量、动脉冲洗液和胃管或经口进食量；出量包括：尿量、各种引流管出量、伤口渗出量和不显示失水量。心脏术后患儿维持出入量平衡尤为重要，术日为维持容量稳定，一般不使用利尿剂，但水负荷过重和少尿者另作考虑。不同体重患儿生理需要量简易计算，见表7－4；不同年龄儿童不显性失水量，见表7－5。

表7－4　不同体重患儿生理需要量简易计算

体重（kg）	每天生理需要量（ml）
0～10	100ml/kg
11～20	1 000＋超过10kg体重数×50ml/kg
＞20	1 500＋超过20kg体重数×20ml/kg

表7－5　不同年龄儿童不显性失水量

年龄或体重（kg）	每天不显性失水量（ml/kg）
＞1 500g	26
婴儿	19～24
幼儿	14～17
年长儿	12～14

2. 电解质监测

（1）钾：术后电解质紊乱中以钾变化最大，低血钾较高血钾更易出现，低血钾会引起心室兴奋性增高，尤其是服用地高辛的患儿，因此术后因根据血清钾制定和调整钾入量，补钾时注意输液速度，尤其是补高浓度钾时。

（2）钙：术后低血钙多见于新生儿和小婴儿，补钙可选用10%葡萄糖酸钙和氯化钙，氯化钙刺激性强，需从中心静脉输注。由于钙离子与洋地黄制剂有相辅性，易增加毒性反应，所以钙剂不能与毛花苷丙、地戈辛同时使用。

（五）重要脏器功能监测

1. 肾功能监测

（1）尿量：术后尿量除反映肾脏本身灌注和功能外，还是反映CO和组织灌注是否良好的指标。

1）少尿：术后每小时尿量≤1ml/kg，可能存在以下情况：①容量不足。②低心排出量。③肾功能受损。④导尿管梗阻。需根据相应原因尽快处理。

2）多尿：术后部分患儿每小时尿量＞3ml/kg，但存在难以纠正的低钙和电解质紊乱，提示可能存在肾小管功能障碍性肾功能不全。

3）血色素尿：因红细胞破坏过多而产生，易阻塞肾小球致肾衰竭，紧急处理：①碱化尿液。②补充晶体溶液。③渗透性利尿。④提高血压。经处理后每小时尿量≥2ml/kg，8～12h 尿色转清。

（2）生化指标：术后患儿抽血常规检测肾功能。

（3）尿常规：肾衰竭患儿尿比重偏低，蛋白呈阳性，镜检可见红细胞，甚至有管型。

2. 肝功能监测　术后患儿肝功能损害原因有：低心排出量、梗阻瘀血、微血栓、药物损害及感染，部分患儿术前已存在肝功能异常。患儿易出现黄疸和凝血功能障碍。

3. 脑功能监测　术后由于体外循环时间过长，血栓或空气栓塞出现，患儿有可能出现脑功能损害，因此术后应注重观察瞳孔变化和神经系统体征，必要时做相应检查。脑功能保护应贯穿于整个手术过程，关键是预防，力争将脑损害降至最低。

（六）营养

术后营养支持十分重要，患儿因术前营养不良，术中创伤，术后心功能不全等因素，易造成代谢紊乱，影响全身功能恢复。为改善心功能，增加呼吸储备力，提高抗感染能力，必须加强营养。术后因受麻醉、镇静、肌松剂等药物影响，患儿肠道功能出现不同程度障碍，需禁食 24h 左右，待肠道功能恢复后逐步开始进食。不能经过胃管或口腔喂养的患儿还应尽早使用静脉营养。

（七）镇痛镇静

术后为减轻患儿疼痛，保持患儿安静，减少心肺功能负担，常规使用镇痛镇静治疗，选用的药物为咪达唑仑和舒芬太尼。使用镇痛镇静治疗应观察患儿效果，避免过深或过浅，停用机械通气患儿可适当减少镇痛镇静药物使用，避免影响自主呼吸，尤其是新生儿和小婴儿。

（八）术后常见并发症及处理

1. 低心排出量综合征（简称低心排）　是术后早期死亡的主要原因，与患儿年龄无关，与原有心脏畸形有关。临床表现为：低血压、脉压窄、脉搏细弱、心率快、少尿、外周血管灌注不足（充盈时间延长、苍白、湿冷等）。低心排的治疗主要是明确原因，并给予纠正。通过增加充盈（前负荷），正性肌力药物改善心肌收缩功能，降低外周血管及肺血管阻力（后负荷），维持适宜的心率和正常的节律。

2. 心律失常　是术后常见并发症之一，可分为心动过速和心动过缓两大类。心动过速者根据不同类型选择不同的抗心律失常药物，或者采用电复律和除颤。心动过缓者也可使用药物加强心率，或使用临时起搏器，必要时安置永久性埋藏式起搏器。

3. 术后出血　术后正常情况下，创面毛细血管出血量较少，年长儿出血量约 100～200ml/24h。术后初 6h 尤其在 1～2h 内出血稍多，随后逐步减少稳定在 5～10ml/h。若术后每小时出血量≥总血容量的5%，并持续 3～4h，即认为有异常出血。如每小时出血量大于总血容量的 10%，持续 2～3h 无减少趋势，则高度警惕活动性出血。按出血原因不同可大致分为活动性出血和弥漫性渗血两大类（表 7－6）。处理方式有改善凝血功能、输红细胞悬液和开胸止血。为减少出血，术后可常规使用止血药物，但某些特殊手术如：Fontan、双向 Glenn 等，由于存在血管之间的吻合口，术后常规不使用止血药而是加用抗凝剂，对于这一类患儿，术后凝血功能和出血倾向观察尤为重要。

表 7－6　出血和渗血鉴别

	出血	渗血
出血速度	快	稍快
血凝块	（+）	（－）
凝血功能	正常	异常
鱼精蛋白	无效	有效
止血药物	无效	有效
开胸探查	有活动性出血点	创面渗血

4. 心包填塞　持续过多的外科性出血且引流不畅会造成心包填塞。当先前出血量多的患儿引流量

突然减少或停止时，需高度怀疑心包填塞。心包填塞的患儿心脏舒张期充盈受损、静脉压增高、颈静脉怒张、体动脉压力下降及脉压缩小。需紧急开胸处理。对一些心肌肿胀、心腔扩大的病例，为避免其血流动力学不稳定，出现心包填塞，可采用延迟关闭胸腔的方式。一旦心肌肿胀消退、心肺功能稳定，在48～72h 可选择性关闭胸腔。

5. 肺动脉高压危象　表现为肺动脉压力急剧升高，心输出量和氧饱和度明显下降。这种综合征多见于左向右分流合并肺动脉高压纠治术后的患儿。这种情况常发生在气管导管吸痰后。因此，处理措施有镇静镇痛、松弛肌肉、避免刺激、适当延长呼吸机辅助时间、给以血管扩张剂（硝普钠、硝酸甘油）、吸入一氧化氮等。

6. 肾衰竭　术中低温、低血流量或停循环，术后低血压会造成肾衰竭。排除低容量血症后，大剂量使用利尿剂仍少尿时需怀疑肾衰竭。肾衰竭患儿容易出现体内液体超负荷和高血钾症，因此需严格限制入量，积极处理高血钾。持续或渐进性高血钾，则需进行腹膜透析和血液透析。

（崔　萍）

第五节　有创血压监护技术

一、概述

有创血压（invasive blood pressure，IBP）监测技术是指将动脉导管置人动脉内直接监测动脉血压的方法，正常情况下其值略高于无创血压（non－invasive blood pressure，NBP）。与无创血压相比，有创血压可以通过连续、可靠、准确的数值，且不受袖带宽度、松紧度，以及患儿脉搏强弱和快慢的影响。

二、有创血压监测方法

（一）动脉的选择

桡动脉为首选，此外股动脉、肱动脉、颞浅动脉、足背动脉、腋动脉和尺动脉均可，但选择前提是不会使其血供远端出现缺血性损害。有创血压数值会根据穿刺部位距离心脏位置的远近而发生变化，越远收缩压越高而舒张压越低。在选择桡动脉置管前应采用 Allen's 试验或改良 Allen's 试验评估尺、桡动脉循环情况。

1. Allen's 试验　①术者用双手同时按压桡动脉和尺动脉。②嘱患儿反复用力握拳和张开手指 5～7 次至手掌变白。③松开对尺动脉的压迫，继续保持压迫桡动脉，观察手掌颜色变化。若手掌颜色 10s 之内迅速变红或恢复正常，表明尺动脉和桡动脉间存在良好的侧支循环，即 Allen 试验阴性；相反，若10s 手掌颜色仍为苍白，Allen 试验阳性，这表明手掌侧支循环不良。

2. 改良 Allen's 试验　可用于昏迷患儿和不合作的婴幼儿，利用监护仪上脉搏血氧饱和度（SpO_2）数值和波形进行判断，高举患儿一侧上肢，同时压迫尺、桡动脉，待动脉血氧饱和度数值为零和波形变平，放低手，松开尺动脉，若屏幕上出现数值和波形则为正常，说明尺动脉供血良好，反之则为异常。

（二）原理

首先将导管通过穿刺，置于被测部位的血管内，导管的外端直接与压力传感器相连接，由于流体具有压力传递作用，血管内的压力将通过导管内的液体传递到外部的压力传感器上，从而可获得血管内实时压力变化的动态波形，通过特定的计算方法，可获得被测部位血管的收缩压、舒张压和平均动脉压。为保证测压管道通畅，用含肝素的生理盐水（2U/ml）或生理盐水（凝血功能差的患儿）以每小时 2ml 持续冲管，为保证数值准确整套管路内应无气泡和血块。

（三）测量取值

取值前先校零，方法：压力传感器平右心房水平；各管道连接紧密，无漏液、漏气；关闭动脉通道，使传感器通道与大气相通，按监护仪上校零键，当显示屏上压力线为零时表示校正完毕。当传感器位置高于右心房水平时血压数值降低，位置低于右心房水平时血压数值升高。

三、有创血压监测的临床意义

（一）适应证

（1）各类大手术，如体外循环下心脏直视手术、器官移植术等术中和术后监护。

（2）严重低血压、休克和血流动力学不稳定的疾病，或无创血压难以监测的患儿。

（3）需反复抽取动脉血气分析的患儿。

（二）临床意义

（1）准确可靠，随时取值，持续观察动态变化。

（2）可根据波形判断心肌的收缩能力。

（3）可根据动脉数值使用和调整血管活性药物。

（4）反复采取动脉血气分析时减少患儿痛苦，对于婴幼儿患儿也可减少采集标本的难度。

（三）常见并发症的预防及护理

1. 出血、血肿　主要是由于穿刺损伤出血或拔出导管时压迫时间不够或方法不当所致，压迫时间应在5min以上，用宽胶布加压覆盖，必要时用绷带加压包扎；若血肿已形成，早期6h内冷敷，24h后热敷或理疗促进血肿吸收。

2. 感染　有创血压监测通道是一个良好的感染途径，因此在护理时必须加强无菌操作，加强观察，及时更换敷料，尽早拔管是预防感染的关键，血肿也可增加感染机会。

3. 血栓　导管越粗，留置时间越长，血栓发生几率越大，持续肝素生理盐水冲洗可防止血栓形成；对于使用有创血压监测的患儿一定要加强置管处远端血供情况的观察。

（崔　萍）

第六节　脉搏指示持续心输出量血流动力学监测

脉搏指示持续心输出量（pulse indexcontinuous cardiac output，PiCCO）监测是德国PULSION公司推出的一种容量检测仪，是脉波轮廓连续心排血量和肺热稀释心排血量两者联合的应用技术。用于监测和计算血流动力学参数。PiCCO脉波轮廓心排量法以心排量与主动脉压力曲线的收缩面积成正比，与顺应性及系统阻力成反比为依据来测定心输出量；以热稀释法测量单次的心输出量，同时通过分析动脉压力波形曲线下面积而获取连续的PiCCO并可同时监测容量指标和血管阻力变化。该检测仪仅需中心静脉（常用颈内静脉）及动脉导管（常用股动脉）置管，不需置入肺动脉导管，创伤小，更加直观，能够较全面地反映血流动力学参数及心脏舒缩功能的变化。其测得的各项参数与Swan－ganz导管测得的数值具有良好的相关性。

一、适应证

各种原因引起的患儿血流动力学不稳定，或存在可能引起这些改变的危险因素；任何原因引起的血管外肺水增加或存在可能引起血管外肺水增加的危险因素；PiCCO导管不经过心脏，尤其适用于肺动脉漂浮导管禁忌的危重患儿。

二、禁忌证

无绝对禁忌证，对于下列情况应谨慎使用：肝素过敏；穿刺局部疑有感染或已有感染；严重出血性疾病，或溶栓和应用大剂量肝素抗凝；接受主动脉内球囊反搏治疗（IABP）患儿，不能使用本设备的脉搏轮廓分析方式进行监测。

三、器材

穿刺针；PiCCO 监护仪；PiCCO 配套导管；PiCCO 导管有 5F、4F、3F 等三种型号可供选择，可置于股动脉或腋动脉，一般多选择股动脉；3F 导管用于儿科患儿，置于股动脉。导管尖端不能进入主动脉。

四、穿刺部位

一般选择颈内静脉或锁骨下静脉；动脉可选择股动脉或腋下动脉，儿科多选择股动脉。

五、操作方法

（1）应用 Seldinger 法插入上腔静脉导管，导管头端位于上腔静脉入右房口，胸片确认。

（2）应用 Seldinger 法股动脉插入 PiCCO 动脉导管。

（3）温度探头与中心静脉导管连接。准备好 PULSION 压力传感器套装，并将其与 PiCCO 机器连接。

（4）连接动脉压力电线。

（5）打开机器电源开关。首先输入患儿参数：体重，身高，中心静脉压；动脉校零。

（6）设置注水量和温度。换能器压力调零，并将换能器参考点置于腋中线第 4 肋间心房水平。

（7）预先把生理盐水放入冰箱。二位医护人员配合，采用 5～10ml 注射器，连接好三通的注射口，一位医护人员按“STA”进行一次测量，首先基线测量，等出现“STABLE”另一位即可注射，注射速度应快速、均匀，以 5s 为宜，从中心静脉导管注射，PiCCO 监测仪通过热稀释法测量心输出量（建议测量 3 次），取平均值。

（8）应每 6～8h 进行校正一次，每次校正时注射 3 次冰盐水。当患儿病情变化时（如休克液体复苏、心搏量变化、全身血管阻力变化时），可能需要每小时校正一次。

六、主要参数

可对心脏容量负荷、心脏收缩功能以及主/肺动脉血管阻力进行连续测量。屏幕可以转换显示数值。常用参数如下：

（一）心脏搏出指标

1. 心指数（CI） 3.0～5.0L/（min·m^2），反映心脏前负荷。
2. 心功能指数（CFI） 4.5～6.5L/min，反映心脏肌力情况的变量。
3. 全心射血分数（GEF） 25%～35%，反映心脏前负荷的射出比例。
4. 每搏输出量指数（SVI） 40～60ml/m^2。
5. 左心室收缩力指数（dPmx） 1 200～2 000mmHg/s，反映左心的最大收缩力。

（二）血管外肺水指标

1. 血管外肺水指数（ELWI） 3.0～7.0ml/kg，反映肺部状态和肺通透性损伤的容量指标。
2. 全心舒张末期容积指数（GEDI） 680～800ml/m^2，直接反映心脏前负荷容积。
3. 胸腔内血容量指数（ITBI） 850～1 000ml/m^2，反映心脏前负荷的敏感指标。
4. 每搏变异量（SVV） ≤10%，每搏输出量的变化情况。
5. 每搏输出量变异率（SVVI） ≤10%，代表每搏输出量的变化情况。

（三）血管舒缩指标

全身血管阻力指数（SVRI）：1 200～2 000（dyn·s·cm^{-5}·m^2）。临床上可通过此常用参数对监测患儿进行血流动力学状态评估。

监测心脏前负荷：GEDI 和 ITBI 反映容量状态，可直接反映心脏前负荷；而 SVV 和脉压变异

(pulse pressure variation, PPV)可以预测容量反应。临床上多以中心静脉压(CVP)、肺动脉楔压(PCWP)等间接反映前负荷，但其会受到血管充盈、胸腔内压力、血管顺应性和心脏收缩力的影响，不如GEDI和ITBI准确。

监测心脏后负荷：SVRI可对全身血管阻力进行评判，判断心脏后负荷；结合心输出量可判断患儿休克是高排低阻，还是低排高阻。

检测心功能：心输出量(CO)、每搏量(SV)、全心射血分数(GEF)、心功能指数(CFI)等可以反映即刻心功能情况。

监测肺水：血管外肺水指数(ELWI)反映肺部状态和肺通透性损伤的参数。比肺动脉楔压及肺部影像学检查间接反映肺水情况更加准确，特别是当肺水肿由肺血管通透性增加引起时。

七、并发症

导管相关感染；穿刺部位出血；尤其凝血功能障碍的患儿可发生血肿；血栓或空气栓塞；低血压；心律失常。

八、护理要点

(一) 评估和观察要点

1. 评估　评估患儿病情、意识状态及合作程度。

2. 观察

(1) 密切观察置管操作过程中患儿面色、神志、生命体征的变化。

(2) 观察监测过程中的异常情况，及时通知医生处理。

(二) 操作要点

(1) 选择大而粗的动脉置管，首选股动脉穿刺。

(2) 置管成功后，将患儿置于平卧位，校正零点，校正后即可开始测量动脉压力。

(3) 测量心输出量之前，暂停中心静脉输液30s以上。

(4) 使用PiCCO专用动脉导管和配套的压力套装。正确连接压力测量导线于中心静脉上，从中心静脉内注入冰盐水(<8℃)，重复进行3次热稀释测量进行定标；在测量界面基线稳定状态下匀速注入冰盐水，注入量根据患儿的体重和胸腔内液体量进行选择。换能器压力"调零"，并将换能器参考点置于腋中线第4肋间心房水平，一般每1~2h进行一次"调零"。

(5) 注射完成后关闭连接旋阀，测量结果出现后方可触摸或移动患儿导管。

(6) 病情稳定后每8h用热稀释法校正1次；病情变化或测量参数变异较大时需重新校正。测压、取血、校正零点等操作过程防止空气进入测压系统。

(7) 更换敷料时避免将导管拔出。观察留置导管穿刺处有无出血、血肿等并发症。

(8) 注意选择合适的注射液温度和容积，注射液体容量必须与心输出量仪器预设液体容积一致，注射时间在5s以内。

(9) 动脉导管留置一般不超过10天，如出现导管相关性感染征象，应及时将导管拔除并且留取血标本进行培养。长时间留置动脉导管，注意肢体局部缺血和栓塞。

(10) 每次校正需要以CVP为基准。

(11) 静脉连接导管不能回抽血液。否则极易导致静脉传感器发生堵塞。

(崔　萍)

第七节 危重症患儿异常心电图的识别

一、心电图概述

（一）心电图的定义

心脏在机械性收缩之前，心肌先产生电激动。这种电流通过组织和体液传导至体表，在身体不同部位的表面形成电位差，将这种变动着的电位差用心电图机记录下来，即称心电图。

（二）心电图的原理

（1）心脏是由两种不同的心肌纤维组成：①具有自律性的特殊分化肌纤维。②具有应激性普通心肌纤维。静止状态时，心脏细胞是极化的，细胞内部是带负电的，当细胞受刺激收缩时变为正电，这些特殊的肌细胞的电刺激叫做除极，并导致它们收缩。在复极期间每个心肌细胞内重新获得负电荷。心脏的电活动可借敏感的监测装置从体表记录下来，心电图由放在皮肤上的探查电极获得心脏的电活动。

（2）根据电生理学的原理，心肌电激动的过程，即是心肌纤维进行除极和复极的过程。心脏收缩前的电激动称为“除极”，心脏舒张前的电激动称为“复极”。心脏每搏动一次就是心房和心室进行一次“除极”和“复极”。

（3）窦房结位于右心房上腔静脉入口处，是心脏激动的最高起搏点。它能自动有节律地发出一定频率的激动，通过传导系统传至普通心肌纤维，引起心肌的机械性收缩反应，即心房与心室的收缩与舒张活动。先有电激动，后才发生心脏机械性活动，两者之间相差约有0.07s。

从心脏传导系统示意图（图7－3）中可见窦房结形成起搏后，迅速将冲动通过传导系统传至心脏各部形成心肌整体的电活动，然后心肌形成机械性收缩。

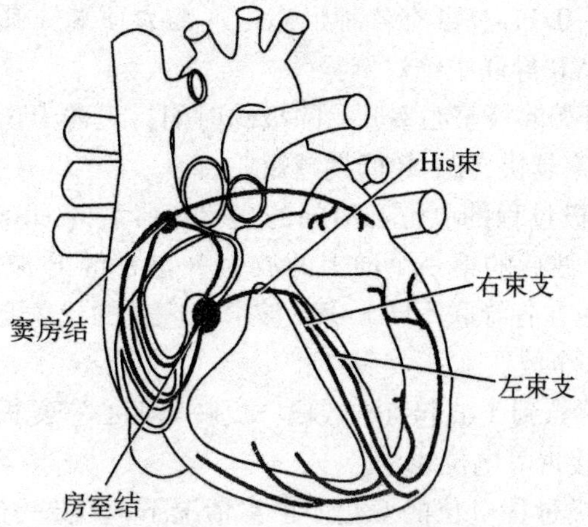

图7－3 心脏传导系统示意图

（4）来自窦房结的激动，首先传至心房，心房受激动时产生的除极电位称为P波。在右心房除极开始后0.04～0.06s，激动由窦房结经结间束到达房室结，然后，激动通过房室结，希氏束、束支、浦肯野纤维传至心室，使心室受激动，心室激动时产生的除极电位，称为QRS波群。心房和心室除极完成后，随即进行复极，在复极过程中，心房先复极，心室后复极。心房在复极过程中产生的电位极其微小，在心电图中难以观察，心室在复极过程中产生的电位称为T波，因此，心电图是由P波、QRS波群、T波及各波之间的间期所组成。每一个心动周期在心电图上均出现这样相应的一组波群（图7－4）。

心脏除极、复极顺序：窦房结→结间束→房室结→希氏束（His束）→左右束支→浦肯野纤维→心室。

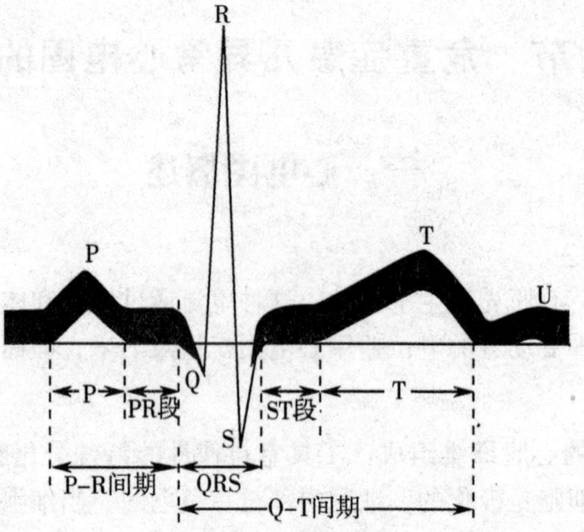

图 7-4　心电图各波段示意

二、常心电图

（一）正常心电图及导联

每一个心动周期中，心脏在机械收缩之前总是先有心肌细胞的电激动，产生有规律的电位变化。正常心电图有很大的变异范围，不同年龄、体型、不同体位对它都可能有影响，典型的心电图由下列各波段构成。

1. P 波　反映心房除极过程电位和时间的变化。右心房激动在先，左心房较迟。正常 P 波电压小于 0.22～0.25mV，时间为 0.06～0.11s、可有各种形态，一般为顶端钝圆平滑，在Ⅰ、Ⅱ、aVF 导联及 V4～V6 导联中 P 波应直立，aVR 导联中绝对倒置。

2. P－R 间期　代表心房开始除极至心室开始除极的时间，正常为 0.12～0.20s。P－R 间期可随年龄及心率而异，年龄越小或心率越快，P－R 间期越短。

3. QRS 波群　代表心室除极过程的电位和时间的变化。典型的 QRS 波群是指三个紧密相连的波，第一个向下的波为 Q 波，继 Q 波后的第一个向上的波为 R 波，继 R 波后向下的波为 S 波。正常成人 QRS 波群为 0.06～0.10s，电压在各导联不同。QRS 波群是广义的代表心室肌的除极波，并不一定是每一个 QRS 波群，都具有 QRS 3 个波。

4. S－T 段　从 QRS 波群终点到 T 波起点的线段，反映早期心室复极过程电位和时间的变化，时间在 0.06～0.12s 以内，正常时接近等电位线。

5. T 波　反映晚期心室复极过程电位的变化。正常情况下，T 波一般应与 QRS 波群的主波方向一致。在 R 波为主的导联中，T 波不应低于同导联 R 波的 1/10。

6. Q－T 间期　代表心室除极开始至复极完毕的总时间。

7. U 波　在 T 波后面，有时看到一个矮小波，称为 U 波，其发生机制学说有以下两点：

（1）U 波代表心肌的激后电位。

（2）U 波代表乳头肌的复极。

（二）心电图的测量

（1）纵轴代表电压幅度，每小格相当于 0.1mW；横轴代表时间，如果记录纸的移动速度为 25mm/s，则每小格相当于 0.04s，每大格相当于 0.2s。心电图各波段测量，见图 7－5。

（2）快速心率判定　心率 =300/大格个数，若大格为 3，则心率 =300/3 =100。

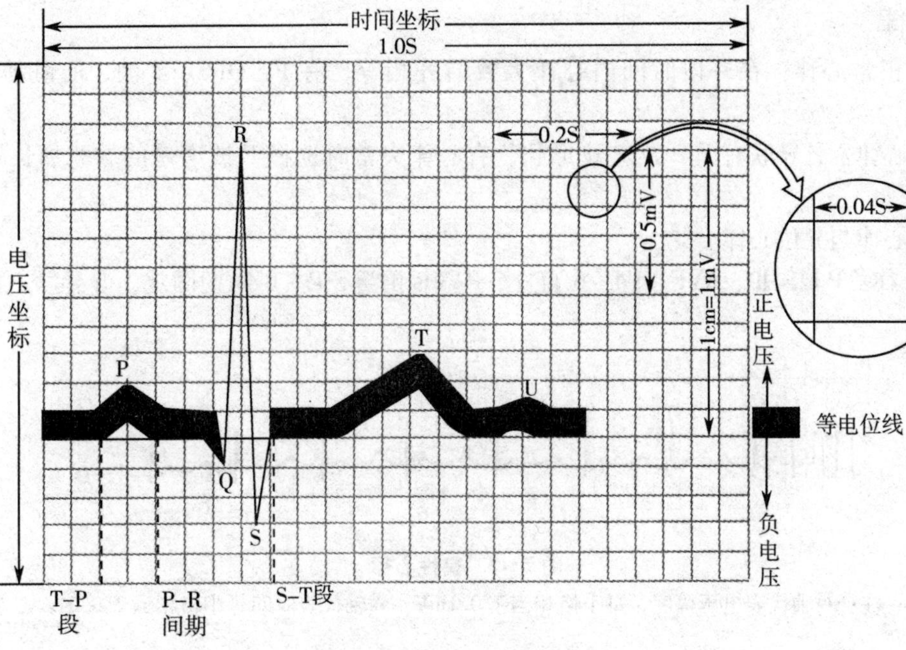

图 7－5　心电图各波段测量

三、初步判定异常心电图

（一）心率

（1）成人心率超过 100 次/min 为窦性心动过速，心率低于 60 次/min 为窦性心动过缓。新生儿：心率超过 170 次/min 为窦性心动过速，心率低于 100 次/min 为窦性心动过缓。

（2）注意有无心房率和心室率的分离（P 波与 QRS 波无固定关系）。

（3）固有节律点异位起搏点，见图 7－6。

急症或其他病理情况下，可在心房、房室结或心室形成异位兴奋灶，引起心动过速，速率 150 ~ 250 次/min。

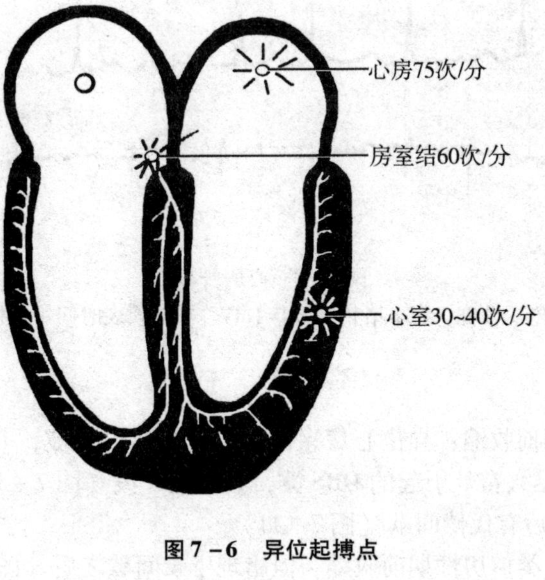

图 7－6　异位起搏点

（二）心律

1. 总述　正常心律：在一段时间内心律大致匀齐相等，有 P、QRS、T 波，心脏搏动由窦房结控制。

（1）主导心律：各导联有无 P 及 P 波形状，有心律失常时选择 P 波清楚的导联加长描记（如Ⅰ、Ⅱ、V1 导联）。

（2）窦性心律与异位心律

1）窦性心律：PⅠ、Ⅱ、AVF、V4～6 直立，PAVR 倒置，P－R 间期固定。Ⅱ导联上的窦性心律，见图 7－7。

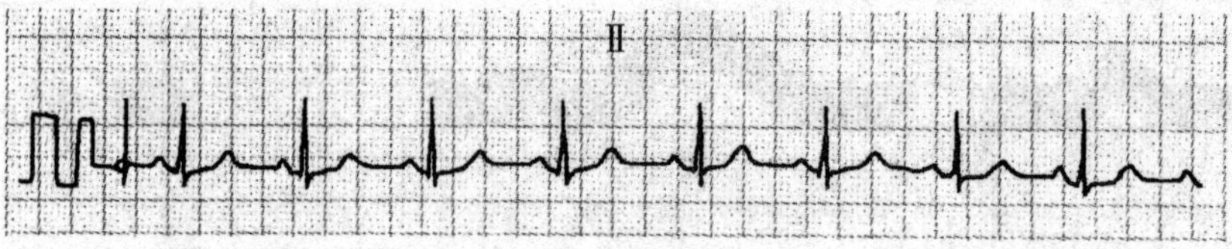

图 7－7　窦性心律

注：纵轴代表电压幅度，每小格相当于 0.1mV，横轴代表时间每小格相当于 0.04s

2）房性心律：P’－R 间期正常；房上部：P’波与窦性 P 波方向相同，形状有差别；房中部：P’波正负双向；房下部：P’波与窦性 P 波方向相反。

3）交界区心律：P’－R 间期短于正常，P’波可直立、倒置或无 P’波，P’波可在 QRS 波之前或之后，QRS 波为室上性。

4）室性心律：P 波与 QRS 波无关，QRS 波宽大畸形。

2. 分述

（1）无规律心律

1）无规则窦性心律：心律不规则，同样的 P 波。

2）游走起搏点：心律不规则，起搏点改变时 P 波形态改变。

3）心房纤颤：心律不规则，没有 P 波，而是多个异位心房小波。心房颤动，P 波消失，代以不规则的 f 波，频率 350～600 次/min，心室波完全无规律，也就是 P－R 间隔不等。心房纤颤，见图 7－8。

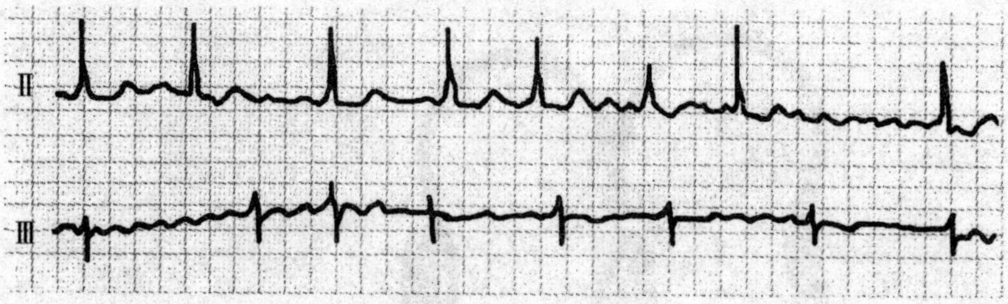

图 7－8　心房纤颤

注：纵轴代表电压幅度，每小格相当于 0.1mV，横轴代表时间每小格相当于 0.04s

（2）额外搏动及间歇

1）期前收缩：①房性期前收缩：异位心房兴奋灶引起提前的 P 波，其后 QRS 波正常（图 7－9）。②结性期前收缩：异位房室结兴奋灶引起的 QRS 波，其前无 P 波（图 7－10）。③室性期前收缩：大而宽的 QRS 波，提前出现，其后有代偿间歇（图 7－11）。

2）逸搏：①房性逸搏：类似房性期前收缩，但出现于长间歇之后（图 7－12）。②结性逸搏：类似结性期前收缩，但出现于长间歇之后。③室性逸搏：类似室性期前收缩，但出现于长间歇之后。

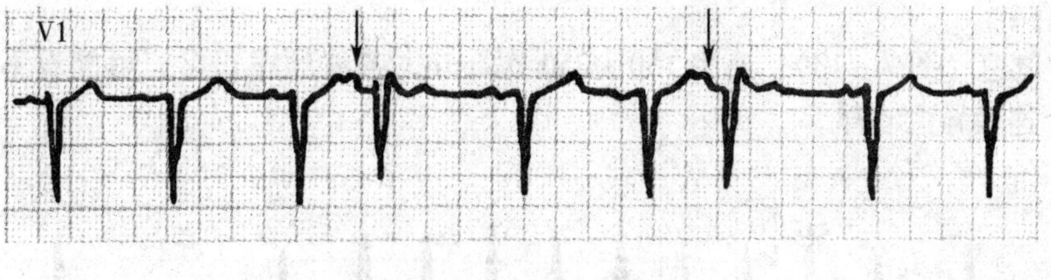

图 7-9 房性期前收缩

注：纵轴代表电压幅度，每小格相当于 0.1mV，横轴代表时间每小格相当于 0.04s

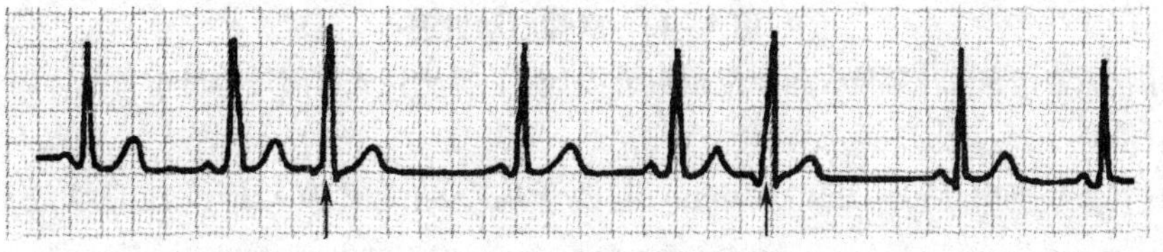

图 7-10 结性期前收缩

注：纵轴代表电压幅度，每小格相当于 0.1mV，横轴代表时间每小格相当于 0.04s

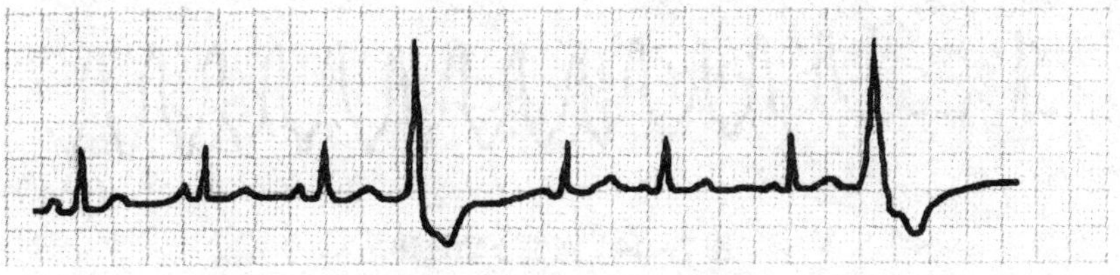

图 7-11 室性期前收缩

注：纵轴代表电压幅度，每小格相当于 0.1mV，横轴代表时间每小格相当于 0.04s

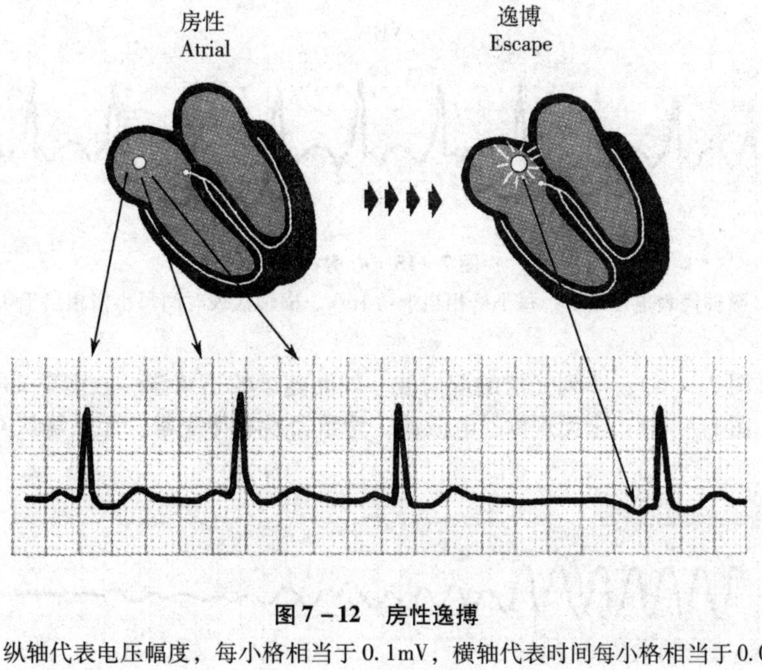

图 7-12 房性逸搏

注：纵轴代表电压幅度，每小格相当于 0.1mV，横轴代表时间每小格相当于 0.04s

3）窦性静止：正常心律中出现一段间歇，但该间歇不是正常周期的整倍数。

(3) 快速心律

1) 房性心动过速(图 7-13):速率 150~250 次/min,各波顺序正常,可能看不到 P 波。阵发性心动过速:≥3 个连续异位心律。

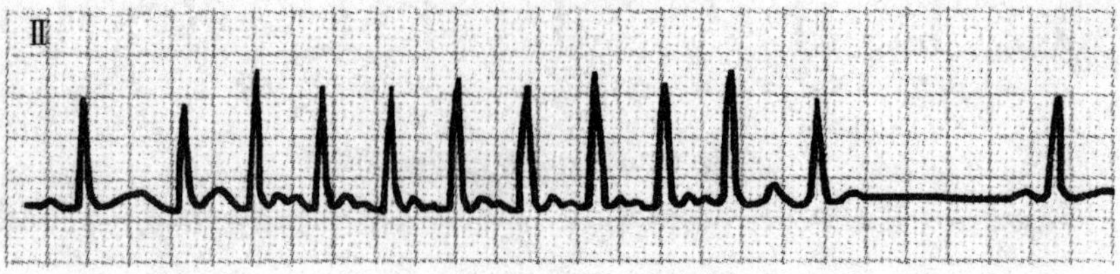

图 7-13　房性心动过速

注:纵轴代表电压幅度,每小格相当于 0.1mV,横轴代表时间每小格相当于 0.04s

2) 结性心动过速:速率 150~250 次/min,起源于房室结无 P 波。阵发性心动过速:≥3 个连续异位心律。

3) 室性心动过速(图 7-14):速率 150~250 次/min,如同一列快速的室性期前收缩。阵发性心动过速:≥3 个连续异位心律。

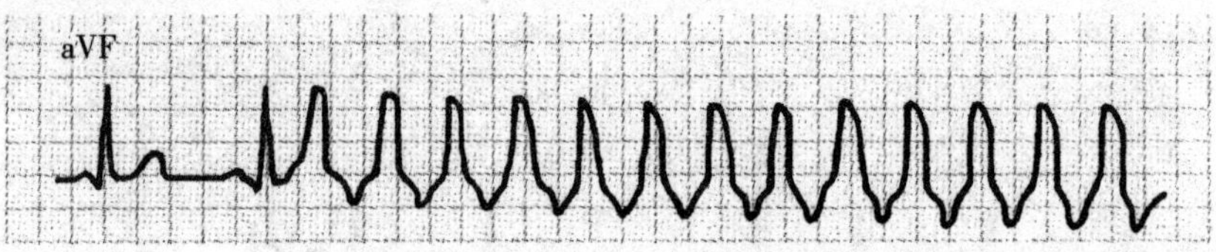

图 7-14　室性心动过速

注:纵轴代表电压幅度,每小格相当于 0.1mV,横轴代表时间每小格相当于 0.04s

4) 心房扑动(图 7-15):一列连续、快速的 P 波。心房扑动,P 波消失代以形状相同的 F 波,可呈锯齿形。频率 250~350 次/min,可见心房扑动呈 2 : 1 传导。

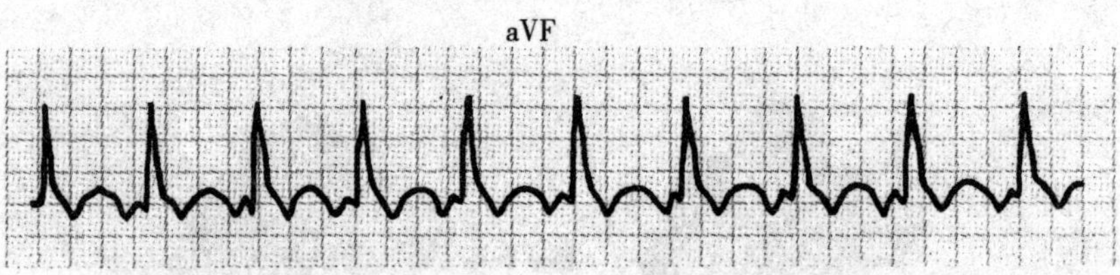

图 7-15　心房扑动

注:纵轴代表电压幅度,每小格相当于 0.1mV,横轴代表时间每小格相当于 0.04s

5) 心室扑动(图 7-16):一列光滑的双向波,如同连续的正弦波。心室率 200~250 次/min。

6) 心室纤颤(图 7-16):全无规律的电激动,为致命性心律失常。无法辨认 QRS-T,频率 200~500 次/min。

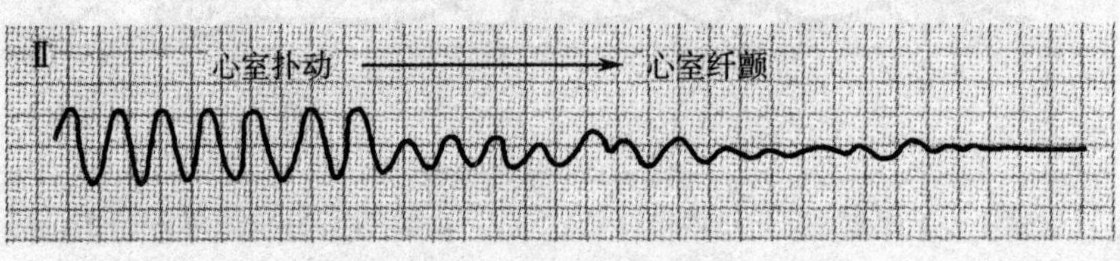

图 7-16　心室扑动、心室纤颤

注:纵轴代表电压幅度,每小格相当于 0.1mV,横轴代表时间每小格相当于 0.04s

（4）心脏阻滞

1）窦房阻滞：间歇长度为正常周期的两倍或更多倍。

2）房室阻滞：①Ⅰ度阻滞：P－R 间期 >0.20s（儿童需按年龄折算）（图 7－17）。②Ⅱ度阻滞：2∶1，3∶1，4∶1 等；或呈文氏型（P－R 延长，最后 QRS 波脱落）（图 7－18，图 7－19）。③Ⅲ度阻滞："完全性"房室阻滞，心房率与心室率各自独立，心室率常为 20～40 次/min。

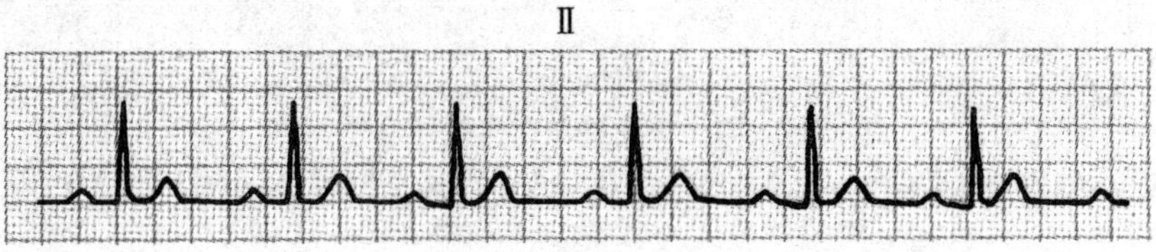

图 7－17　Ⅰ度房室传导阻滞

注：纵轴代表电压幅度，每小格相当于 0.1mV，横轴代表时间每小格相当于 0.04s

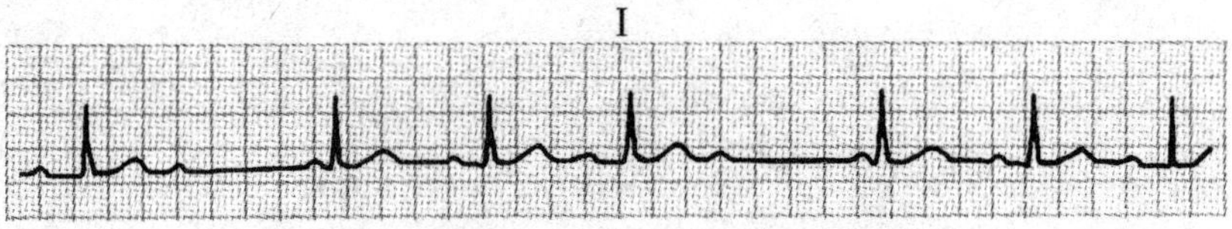

图 7－18　Ⅱ度Ⅰ型房室传导阻滞

注：纵轴代表电压幅度，每小格相当于 0.1mV，横轴代表时间每小格相当于 0.04s

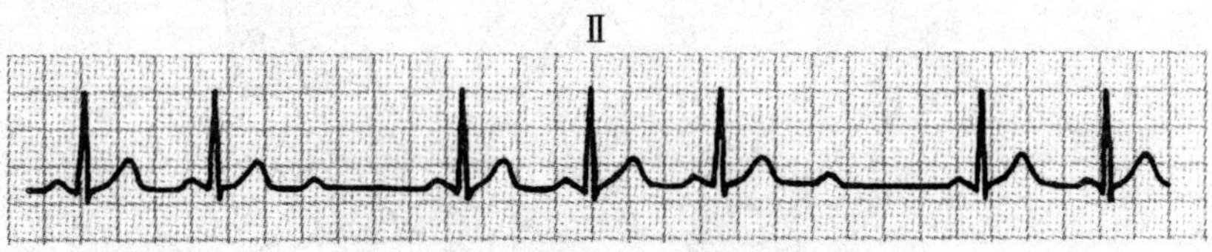

图 7－19　Ⅱ度Ⅱ型房室传导阻滞

注：纵轴代表电压幅度，每小格相当于 0.1mV，横轴代表时间每小格相当于 0.04s

3）束支阻滞：正常儿童出现束支传导阻滞比较少见，最多见的是先天性心脏病房间隔缺损的患儿，出现不完全性右束支传导阻滞，偶尔也会出现完全性右束支传导阻滞。完全性左束支传导阻滞在儿童心电图中几乎见不到，左前分支传导阻滞比较少见。①右束支阻滞：V1、V2 呈 rSR' 型或 M 型，V5、6 有深宽、粗钝、切迹的 S 波，QRS 波时间≥0.12s（完全性右束支阻滞，见图 7－20），QRS <0.12s（不全性右束支传导阻滞），T 波与 QRS 波方向相反。②左束支阻滞：V5、6 呈宽大、顶部有切迹的 R，其前无 q，V1 呈 QS 型或有深宽 S 波，QRS 波时间≥0.12s（完全性左束支传导阻滞，见图 7－21），QRS <0.12s（不全性左束支传导阻滞），T 波与 QRS 波方向相反。

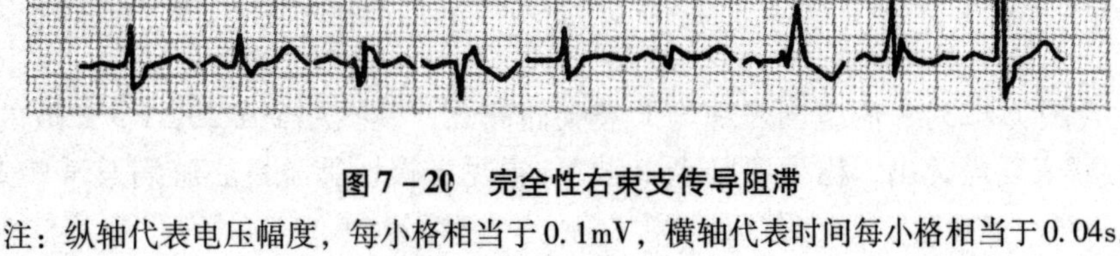

图 7－20　完全性右束支传导阻滞

注：纵轴代表电压幅度，每小格相当于 0.1mV，横轴代表时间每小格相当于 0.04s。

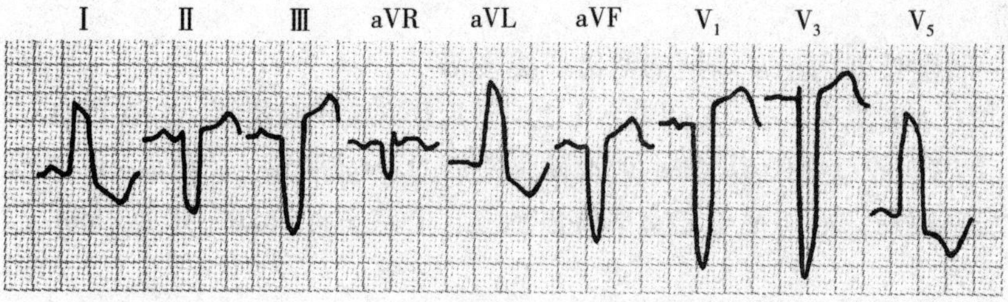

图7-21　完全性左束支传导阻滞

注：纵轴代表电压幅度，每小格相当于0.1mV，横轴代表时间每小格相当于0.04s。

（三）电轴

心电图学中平均心电轴指投影在前额面上的心电轴（图7-22）。通常采用Ⅰ和Ⅲ导联QRS波群电压（振幅）或面积测量平均心电轴，也可用同样方法测量P波和T波电轴。

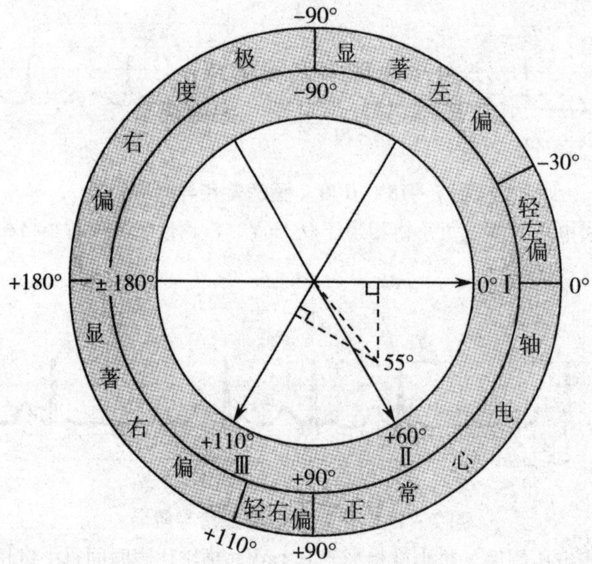

图7-22　正常心电轴及其偏移

平均电轴目测法：记忆口诀：尖对尖，向右偏，口对口，向左走。平均电轴目测法，见表7-7。

表7-7　平均电轴目测法

心电图形＼电轴		不偏	右偏	左偏
QRS主波方向	Ⅰ	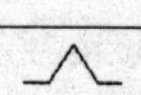	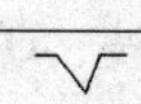	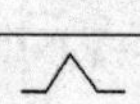
	Ⅲ	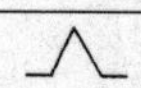	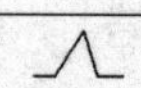	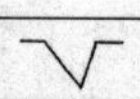

（四）肥大

1. 心房肥大

1）右房肥大（图7-23）：心电图表现为P波尖而高耸，其振幅≥0.25mV，P波的宽度并不增加，在Ⅱ、Ⅲ、aVF导联表现最突出，称为“肺型P波”，常见于慢性肺源性心脏病及某些先天性心脏病。

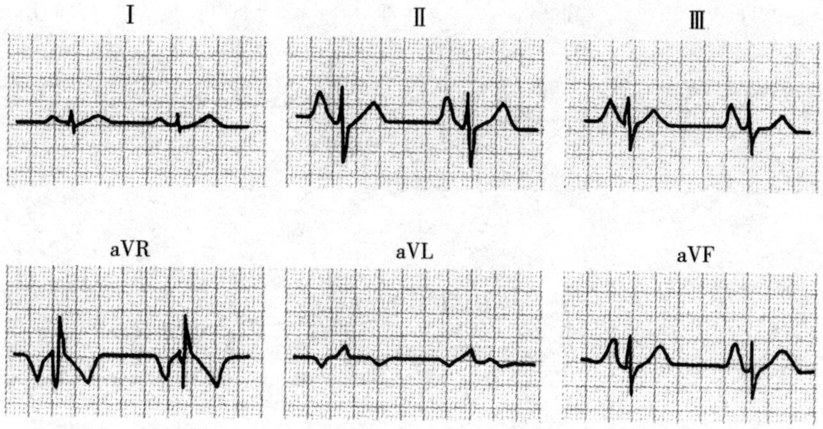

图7-23 右房肥大

注：纵轴代表电压幅度，每小格相当于0.1mV，横轴代表时间每小格相当于0.04s

2）左房肥大（图7-24）：心电图表现为P波增宽≥0.11s，常呈双峰型，双峰间期≥0.04s，以在V1导联上最为显著，典型者多见于二尖瓣狭窄，故称为“二尖瓣型P波”。

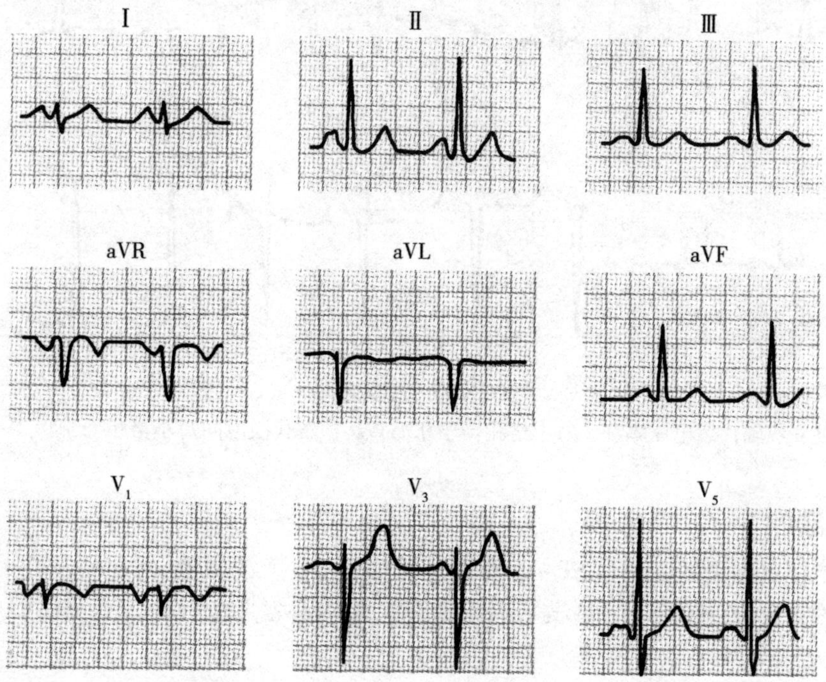

图7-24 左房肥大

注：纵轴代表电压幅度，每小格相当于0.1mV，横轴代表时间每小格相当于0.04s

2. 心室肥大

1）右室肥大（图7-25）：V1（或V3R）导联R/S≥1；V1的R波+V5的S波>1.05mV（重症可>1.2mV）；电轴右偏，额面平均电轴≥90°（重症可>110°）；aVR导联R/S或R/q≥1（或R>0.5mV）；少数病例可见V1导联呈QS、qR型（除外心肌梗死）。

2）左室肥大（图7-26）：V5或V6的R波>2.5mV或V5的R波+V1的S波>4.0mV（男性）或>3.5mV（女性）；额面心电轴左偏，但一般不超过-30°；QRS总时间>0.10s（一般不超过0.11s）；并存在ST-T改变。

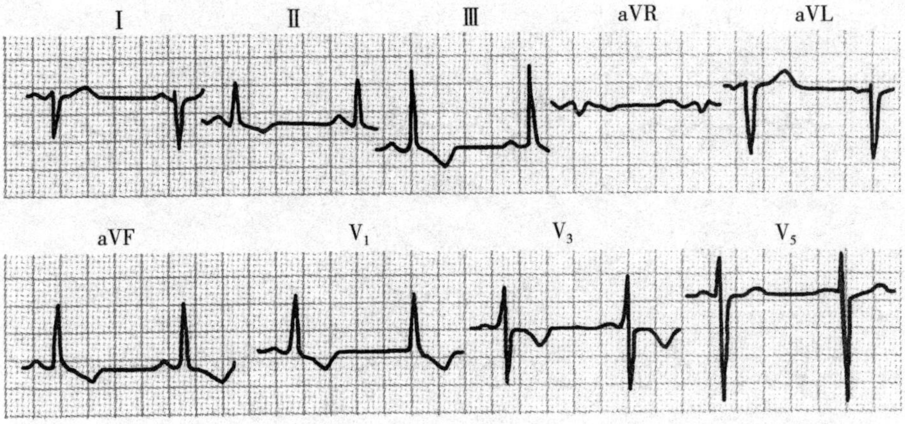

图 7-25　右室肥大

注：纵轴代表电压幅度，每小格相当于 0.1mV，横轴代表时间每小格相当于 0.04s

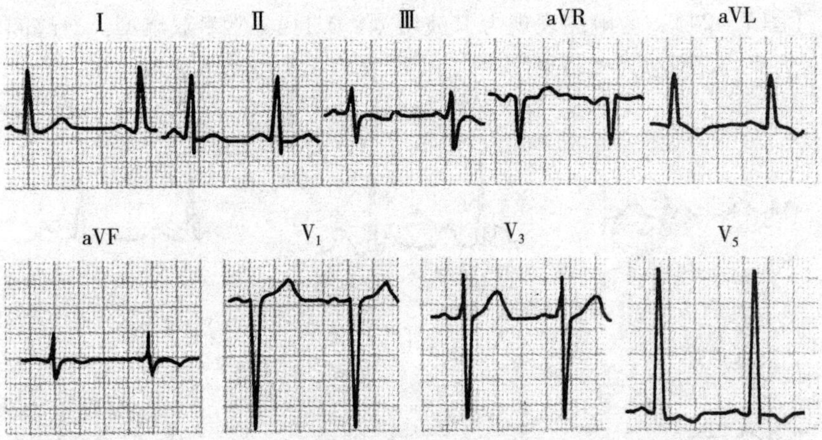

图 7-26　左室肥大

注：纵轴代表电压幅度，每小格相当于 0.1mV，横轴代表时间每小格相当于 0.04s

（五）心肌缺血

心肌缺血心电图最常见的表现是 ST-T 改变。ST 段压低，T 波倒置（图 7-27）。小儿严重的心肌缺血比较少见，临床常见的原因为：①先天性心脏病，左右心室肥大伴继发性 ST-T 改变。②病毒性心肌炎。

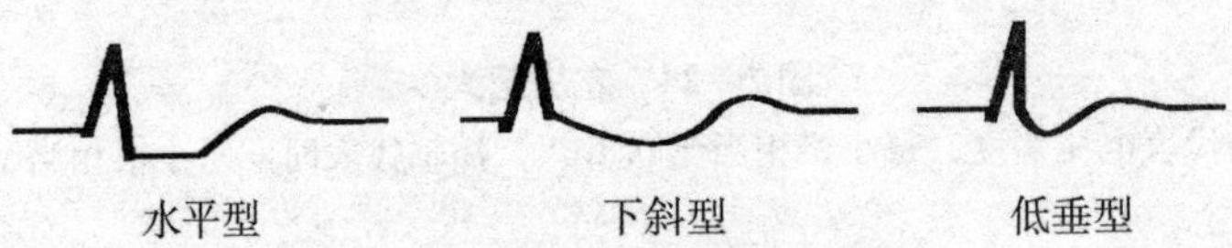

图 7-27　心肌缺血 ST 段的形态

（六）预激综合征

当室上性激动沿正常途径下传至心室时，该激动同时经附加旁道下传，抢先到达心室使一部分心室肌提前激动就叫预激综合征（图 7-28）。

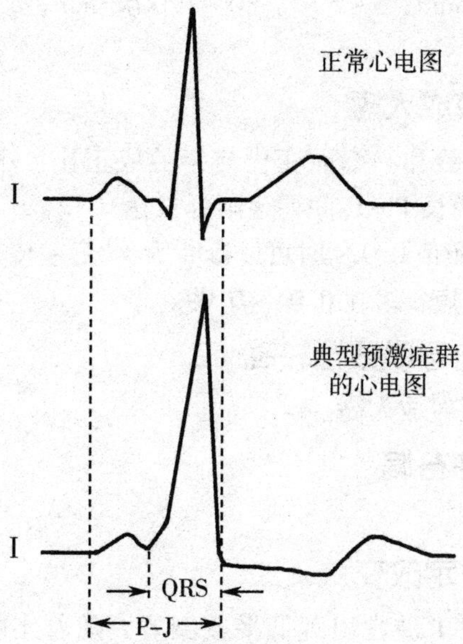

图 7－28 预激综合征

(七) 电解质紊乱 (图 7－29)

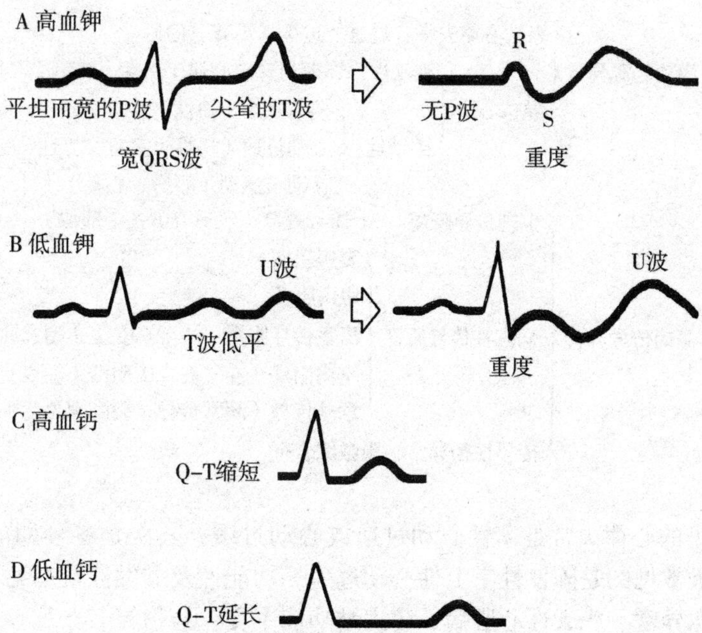

图 7－29 电解质紊乱的心电图

低血钾心电图出现 ST 段压低，T 波低平或倒置，U 波增高或 T－U 融合，QT－U 间期延长，U 波大于 T 波。高血钾的特征改变是 T 波高尖、基底部狭窄如帐篷状改变，严重的高血钾可引起室性心动过速，心室扑动或颤动，甚至心脏停搏。低血钙时主要是 ST 段平坦延长。

四、小儿心电图特点

(一) 心率较成人快

小儿心率与年龄成反比。年龄越小心率越快，新生儿心率可快达 160～170 次/min。0～12 月：100～

150 次/min；1 ~3 岁：90 ~130 次/min；3 ~5 岁：80 ~120 次/min；5 ~10 岁：70 ~110 次/min；10 ~14 岁：60 ~100 次/min。

（二）各间期及各波时间较成人短

1. P－R 间期　P－R 间期随年龄和心率而变化与年龄成正比：小儿 P－R 间期较短，一般新生儿 P－R间期 0.08 ~0.09ms，随年龄增长 P－R 间期逐渐延长达 0.12ms；与心率成反比：心率越快P－R间期越短。小儿 P－R 间期 > 正常对照值 0.02s 时可以诊断为Ⅰ°房室传导阻滞。

2. QRS 波群　QRS 时限较成人短，多在 0.04 ~0.09s。

（三）各波振幅尤其是心前导联振幅较高

小儿 Q 波较成人深。RV5 电压较成人高。

（四）右室占优势，心电轴右偏

V1 导联 R/S > 1。心电轴 > 90°。

（五）T 波不同年龄段有一定改变

新生儿期肢体导联及右胸导联 T 波常出现低平或倒置，随着年龄的增长 T 波直立（TV1 5d 内直立）。

五、ICU 常见异常心电图与临床

（一）心律失常与临床

- 心律失常
  - 激动起源异常
    - 窦性心律失常：过速、过缓、不齐、停搏
    - 异位心律
      - 被动性：逸搏与逸搏心律（房性、房室交界性、室性）
      - 主动性：
        - 期前收缩（房性、房室交界性、室性）
        - 心动过速（房性、房室交界性、室性）
        - 扑动与颤动（心房、心室）
  - 激动传导异常
    - 生理传导障碍　干扰与脱节（包括心脏各个部位）
    - 病理性传导阻滞
      - 窦房阻滞
      - 房内阻滞
      - 房室传导阻滞（Ⅰ度、Ⅱ度Ⅰ型和Ⅱ型、Ⅲ度）
      - 室内阻滞（左、右束支阻滞、左束支分支阻滞）
      - 意外传导（超常传导、裂隙现象、维登斯基现象）
    - 传导途径异常：预激综合征

小儿 ICU 内最常见的心律失常是窦性心动过速或心动过缓，其次是各种期前收缩，以房性期前收缩最多见。心动过速最常见的是阵发性室上性心动过速，功能性及继发性较多见，通常继发于感染、窒息、电解质紊乱、代谢异常、先天性心脏病、窦房结功能不良、药物等，严重心律失常较少见。护士在心电监测中要了解心率计数的动态变化情况，因心率可灵敏反映出心血管功能状态，对危重患儿每小时要记录心率 1 次，以估计病情。注意心房及心室节律是否规整，即 PP 间期或 RR 间期是否规则；每一心动周期中是否有 P 波，形态是否一致；PR 间期是否正常，QRS 波群形态及时限是否正常。注意 P 波与 QRS 波的关系，P 波在 QRS 波之前、后或完全无关，确定起搏点部位以及早期发现及识别心律失常。根据心电图诊断标准，明确分析诊断各种心律失常如期前收缩、心动过速、扑动、颤动及传导阻滞等，由于监护导联不易正确判断心室复极之 ST－T 改变。

（二）房室肥大、电解质紊乱等与临床

多见于先天性心脏病、肾功损害、内分泌疾病、禁食、摄入不足等疾病。先天性心脏病可引起房室肥大，从而表现在心电图上。部分肾病的儿童会出现左心室肥厚。水电解质和酸碱平衡是维持正常人体

代谢的重要因素，疾病和药物的影响都可以引起水电解质及酸碱平衡的紊乱，使心电图发生变化。护士要掌握电解质紊乱时表现在心电图上的主要特征。低血钾时心电图 ST－T 段变化，T 波由直立变低平、倒置，ST 段相应下垂。U 波显著，血钾降至 3mmol/L 时，出现高大 U 波，高度可大于 1/2T 波，甚至超过 T 波等。高血钾时心电图 T 波高耸，血钾 6～8mmol/L 时，T 波尖耸，两侧对称呈帐篷状等。因而心电图检查对电解质紊乱的诊断，特别是对于高血钾、低血钾、高血钙、低血钙的诊断帮助较大。当发现可疑异常，如 ST 段上抬或降低、T 波高耸或低平等变化应及时做 12 导联心电图以助分析诊断，及早发现需紧急处理的急危重症，如严重电解质紊乱等，发现异常情况及时向医生报告。

总之，对危急患儿生命的心电图变化，护士都应会识别判断，才能在各种急重症患儿集中的重症监护病房中，最大限度地保证患儿生命安全，有效提高危重症患儿的治愈率，降低病残率和死亡率。因此，护士熟悉常见心电图的诊断，对危重患儿的抢救十分重要。

六、心电图的分析和诊断程序

（一）心电图的分析应掌握下列程序

（1）了解申请单上所记录的临床资料：性别、年龄、临床诊断（或初步印象）等，作为诊断的参考。

（2）浏览心电图全貌，对心电图描记的质量有一个初步了解，注意有伪差，尚须注意导联是否接错，各导联定准电压曲线是否正确，个别导联有无减半电压等。

（3）心电图具体项目的测量，应包括心律、心率、P－R 间期、Q－T 间期、额面平均心电轴。

（二）经过上述心电图分析，系统重点地写出 ECG 特征

若心电图正常者需作简单特征的描写，如果心电图可疑及不正常者要进行具体特征的描写（肢导联→胸导联或 P 波→QRS 波→ST－T），特征描写要掌握以下规律：

（1）心律和心率的分析。

（2）P 波。

（3）QRS 波群。

（4）ST 段、T 波及 U 波。

特征之描写要力求简明扼要、排列有序、重点突出，做到从特征引出诊断，以特征解释诊断。

（三）进一步结合临床资料考虑 ECG 诊断

（1）ECG 仅反映心房、心室的除极与复极程序，很少直接反映心脏病的性质（心肌梗死、急性心包积液、右位心等可确诊），因此不应作过多地推测，应恰如其分地联系，一方面不应依据少量、不够确切的 ECG 特征做出过多的推测性诊断；另一方面也必须恰如其分地把 ECG 中一切可提供临床医生参考的意见在 ECG 诊断中表达出来，供其参考。

（2）与过去的 ECG 资料进行联系，提出更准确、更有意义的诊断。

（四）心电图按正常与否分类

（1）正常心电图。

（2）大致正常心电图：个别（1～2 个）导联上出现轻微异常，如 ST 段轻微下降，以 R 波为主的导联 T 波较平坦等。

（3）可疑心电图：少数（3 个或以上）导联有异常改变，但不能明确构成一项诊断。

（4）不正常心电图：心电图的异常改变已经明确构成一项或多项心电图诊断，或在心电图的某些导联上已呈现显著的异常改变，但尚不能做出明确诊断，亦应属不正常心电图。

（杨文典）

第八节　心电监测及除颤技术

一、心电监测

（一）基本概念

多功能监护仪能对患儿进行连续的监测，及时发现医务人员来不及察觉的危急情况，使患儿得到及时抢救，在降低死亡率、减少并发症、提高医疗护理质量上发挥了确切的功效。

（二）实施方法

（1）评估患儿病情、皮肤，仪器性能是否完好。

（2）确认患儿身份，根据实际情况解释目的。

（3）着装整洁，操作前洗手，戴口罩。

（4）皮肤准备：清洁皮肤。

（5）打开心电监护仪电源

1）正确粘贴电极：先把导线与电极片相连接，再把电极片贴在患儿身上。粘贴电极片的部位（5导联）：

左臂电极（LA）：左锁骨中线锁骨下或左上肢连接躯干的部位。

右臂电极（RA）：右锁骨中线锁骨下或右上肢连接躯干的部位。

左腿电极（LL）：左锁骨中线第6、7肋间或左髋部。

右腿电极（RL）：右锁骨中线第6、7肋骨或右髋部。

胸部电极（V）：心电图胸导联的某一位置。

粘贴电极片的部位（3导联）：

左臂电极（LA）：左锁骨中线锁骨下或左上肢连接躯干的部位。

右臂电极（RA）：右锁骨中线锁骨下或右上肢连接躯干的部位。

左腿电极（LL）：左锁骨中线第6、7肋间或左髋部。

注意事项：最常用的是2导联心电图。5导联心电监护可以获得Ⅰ、Ⅱ、Ⅲ、AVR、AVF、AVL、V导联心电图。3导联心电监护可以获得Ⅰ、Ⅱ、Ⅲ导联心电图。左下和右上的电极片是呼吸的感应电极片。如果患儿以腹式呼吸为主，可以把左下的电极片放在左侧腹部起伏最明显处。

2）正确放置氧饱和度探头。氧饱和度的监测，红外线光源对准指甲，选用指套应松紧适宜，避免造成局部压疮。定时更换氧饱和度探头的位置，避免压疮发生。如果波幅很小，说明读数可信度很低。

3）正确放置袖带：把袖带绑在肘关节上2～3cm处，袖带宽度以上臂长度的1/2～1/3，松紧度以能容纳1指为宜。

（6）报警设置

1）监护仪报警设定的原则：①患儿的安全。报警范围的设定不是正常范围，而应是安全范围。②尽量减少噪音干扰，但报警音量必须保证护士在工作范围之内能够听到。③不允许关闭报警功能，除非在抢救时才可以暂时关闭。④报警范围应根据情况随时调整，至少每班检查一次设置是否合理。

2）报警参数设置

HR：一般在基础心率的±20%～30%，必要时根据患儿实际情况。

Bp：一般在基础血压的±20%～30%，必要时根据患儿实际情况。

SPO_2：一般设置为90%～100%，必要时根据患儿实际情况。

R：一般设置为10～30次/min。

（7）用物处置

1）清水擦拭监护仪屏幕。

2）先用 84 消毒液，再用清水擦拭监护仪导联线。

二、电除颤

（一）基本概念

在某些严重快速异位性心律失常例如室颤（心室颤动）时，用外加的高能量电脉冲通过心脏，使全部心肌细胞在瞬间同时除极，造成心脏电活动暂时停止，然后由最高自律性起搏点（窦房结）发出冲动，重新主导心脏节律。这种治疗方法称为电除颤，亦称电复律。

（二）电除颤适应证

1. 紧急适应证　心室颤动及扑动，首选非同步电击。

2. 选择性适应证　心房纤颤，心房扑动，预激综合征伴心动过速，均用同步电复律。

（三）电除颤禁忌证

（1）洋地黄过量。

（2）电解质紊乱，特别是低钾血症。

（3）伴有病态窦房结综合征或高度房室传导阻滞者。

（4）甲亢引起的心律失常，原发病尚未控制或伴有急性感染。

（四）除颤的方法

（1）患儿病情发生变化，立即呼救。

（2）检查除颤器是否完好。

（3）患儿平卧于硬板床。

（4）将电极板涂好导电膏或将盐水纱布放于患儿胸壁上。

（5）根据医嘱选择能量，能量的选择

1）成人：单相波形电除颤：360J；双相波形电除颤：200J。

2）儿童：首次：2J/kg；后续：4J/kg；最大不超过 10J/kg。

（6）将电极板放于患儿的胸壁上，再次确认心电监护是室颤。

标准放置：①胸骨电极板：置于右锁骨下方心底部。②心尖电极板：置于左乳头左侧心尖部。

（7）按下充电按钮，此时会听到连续的充电声而不是蜂鸣声。

（8）嘱其他人离开患儿床边，清楚响亮的喊一声“离床”。术者两臂伸直，固定电极板，使自己的身体离开床缘，然后双手同时按下放电按钮，进行除颤。

（五）除颤效果评价

如果 1 次电击不能消除心室颤动，再进行一次电击的递增优势很小，与马上再进行一次电击相比，恢复心肺复苏可能更有价值。根据“1 次放电 +5 组 CPR”方案，医生在实施体外非同步电除颤之后，不要立即检查心律和脉搏，检查应在继续进行 5 组 CPR 之后进行。

（六）使用除颤仪的注意事项

（1）患儿皮肤清洁，保持干燥。在行电除颤治疗时，去除患儿身上所有金属物品，确定除颤部位无潮湿、无敷料。

（2）电极板应涂导电糊，紧贴皮肤，以减少胸部阻抗；涂导电糊时，应掌握合适的量，导电糊太少将导致胸壁烧伤，太多则可使电流分散而导致除颤无效。理想状况是导电糊均匀的涂满电极板，放在胸壁时没有溢出。两块电极板之间的距离不能小于 10cm。

（3）如患儿有植入性起搏器，应注意避开起搏部位至少 10cm。

（4）放电之前提醒所有人离开床单位。

（5）除颤完毕，应将两个电极板上的导电糊擦净，防止其干涸后电极板表面不平造成皮肤烧伤。

（6）利用机器自检功能每日定时检查故障，按提示排除故障并做好登记。

（杨文典）

第九节　心脏起搏技术与监护

心脏起搏技术是通过人工心脏起搏器（简称起搏器）发放一定频率的脉冲电流，通过导线和电极传输到心房或心室的心肌处，造成一个人造的兴奋灶，代替正常的心脏起搏点，引起心脏搏动的一种治疗和诊断方法。该技术于1930年问世，1952年Zoll采用体外电起搏治疗2例重度房室传导阻滞（AVB）病例获得成功，1958年Elmqvist和Senning发明了埋藏式起搏器拯救了许多心律失常患儿生命。

随着生物医学工程、电子技术、集成电路、微机等相关技术的发展，第五代埋藏式起搏器应运而生，其性能更可靠，更符合生理要求，由程控器控制工作参数，起搏器寿命更长，可达8～10年，最小起搏器厚度仅6mm，重量17g。根据起搏时间和方法分为临时心脏起搏和永久心脏起搏。其中临时心脏起搏与护理关系密切。

本节重点介绍临时心脏起搏：临时心脏起搏为非永久性植入起搏导管的一种方法，脉冲发放器置于体外，达到诊断和治疗目的后即撤除起搏导管，导管放置时间一般在1～2周，最长不超过1个月。其工作原理在于起搏器通过导线和电极将特定频率的电脉冲传递到心房和心室的心肌，使局部心肌受到刺激而兴奋，并向其周围心肌扩散传播，导致整个心房或心室的兴奋和收缩，使心脏按此特定的频率搏动。对于兴奋和收缩功能丧失的心脏，人工心脏起搏则不起作用。有应激性的心肌只有在起搏电脉冲达到一定强度时，才能兴奋，这种能引起心肌有效兴奋的最低起搏强度（最小的电能量）称为起搏阈值（简称阈值）。阈值的高低取决于心肌的状况、电极部位的电流密度、起搏脉冲的宽度（通电时间）及起搏系统的阻抗、心肌缺血、缺氧、电解质紊乱、某些药物作用以及睡眠、饮食等生理情况的影响。当患儿自身心率缓慢或间歇出现心搏暂停时，起搏器发放的阈上脉冲夺获心脏而维持稳定心率，达到治疗各种形式的缓慢心律的目的。对心动过速的患儿，可安排起搏器发放高于心动过速的频率的脉冲，一旦夺获心脏，可使原心动过速的兴奋灶产生输出阻滞而终止心动过速的发放（超速抑制），亦可安排起搏器发放与原心动配对适应的一个、两个或一串期前脉冲，以期打断引起心动过速的折返途径（单脉冲、双脉冲、成串脉冲、正常速率竞争刺激），从而消除心动过速。

一、临时心脏起搏器的适应证

（1）症状性二度或三度AVB伴逸搏、心率缓慢、特别是急性心肌缺血、急性心肌炎时，随着病程的演变或病因的去除，绝大多数房室传导阻滞可恢复正常传导。

（2）药物（如洋地黄过量、抗心律失常药物）、电解质紊乱（如高钾血症）等引起的症状性窦性心动过缓、窦性停搏及三度AVB者。

（3）心脏手术后的三度AVB，多数为手术中部分损伤或缝线牵拉、局部水肿与压迫房室传导组织所致。

（4）导管射频消融或介入性检查、治疗所致症状性二度或三度AVB，有可能发展为更严重的心动过缓，也可能逐渐恢复正常传导者。

（5）药物治疗无效或不宜用药物或电复律的快速心律失常，如心动过缓或药物诱发的尖端扭转性室性心动过速；反复发作的持续性室性心动过速及室上性心动过速、房性心动过速、心房扑动等给予起搏或超速起搏（overdrive pacing）终止心律失常，达到治疗目的。

（6）植入永久性起搏器之前，反复发作Adams－Stokes Syndrom的过渡治疗。

（7）植入的永久性起搏器失灵，或需要更换起搏器而对起搏器依赖的患儿。

二、临时性心脏起搏器的禁忌证

（一）绝对禁忌证

（1）超低温状态（如严重冻伤患儿）。

（2）心脏停搏时间超过20min。

（二）相对禁忌证

（1）三尖瓣修补或置换术后导管无法通过。

（2）伴有反复室性心动过速的洋地黄中毒。

（3）出血性体质。

三、临时心脏起搏器的类型

（一）单腔起搏（心房或心室起搏）

通过感知灵敏度旋钮的选择可做按需频率起搏及固定频率起搏。起搏频率范围：30～180次/min，可用于超速抑制终止快速心律失常。心室起搏是最快捷而易行的起搏方式，是急救抢救中最常用和最有效的措施，也是最常用的保护性起搏方式。但使心房、心室的同步收缩功能丧失，因此进行这种起搏方式时，患儿临床症状如无改善或进入休克状态时，要考虑心房起搏或双腔起搏。

（二）心房起搏

选择性应用于窦房结功能不全而无房室传导障碍的患儿，可用于治疗症状性心动过缓或用短阵超速起搏治疗心动过速。对药物引起的症状性心动过缓若因病情需要而必须使用该药时，可同时采取心房起搏保护，直至停药。对某些QT延长综合征（自发性或获得性）或反复发作的室性心动过速患儿采用临时心房起搏，通过缩短QT间期和抑制心室异位起搏灶可有助于心律失常的控制。

（三）双腔起搏（房室顺序起搏）

主要用于心脏手术所引起的暂时性AVB，既起搏心脏又能使心房和心室顺序收缩以维持心功能正常。

四、心脏临时起搏器的安装

心脏起搏系统由脉冲发生器（起搏器）、电池、导线电极3部分组成，由起搏器发出起搏冲动，心脏感知起搏脉冲后引起心脏搏动。

（一）起搏电极导管

临床常用起搏电极导管有双极导管、在临床上最常用球囊漂浮起搏导管和心房J型导管，最常用为双极导管。

（二）导引钢丝

使用于心房起搏或心室起搏，心房导管常规放置于右心耳部。

（三）临时起搏器（体外脉冲发生器）

临时起搏器型号较多，均可调节输出电压、起搏频率及感知灵敏度等参数。最常用的是单腔VVI（AAI）起搏方式，还有临时房室顺序起搏DVI以及最新的DDD型起搏器。如需治疗心动过速，尚可作为程序刺激器，既可做短阵快速起搏，也能发放单个或多个期前刺激。

（四）经静脉临时起搏的步骤

1. 电极导管放置　电极导管的放置主要包括导管通过静脉鞘管和静脉系统送达右心的稳定起搏部位。

（1）右心室电极导管：经股静脉途径、经锁骨下静脉或颈静脉到达右心室。右室心尖部是最稳固的部位，通常起搏与感知阈值较为满意。在深呼吸和咳嗽时顶端位置固定不变。

（2）右心房电极导管：心房导管一般需放置在右心耳，其他部位难于固定。目前常用的J型临时导管经锁骨下或颈静脉或股静脉均能顺利插入。导管从上腔静脉送入右心房，需同时向左旋转，使导管顶端成J型。如经股静脉，导管可直接抵达右心房，而后朝脊柱方向旋转，操纵导管需缓慢推送并向左旋转常可顺利插入右心耳。导管插入右心耳时，在透视观察导管头端位于前方中部或稍偏左，随每次收缩向中、外方向摆动。

（3）双腔起搏电极：一般需分别放置两根导管，也可选用单根房室起搏的特殊导管，为一种6极专用导管，送入后能同时接触右心室壁和右心房外侧壁。另一种为单管导管，内含J型心房电极和心室球囊电极，先将心室球囊电极气囊随血流放置至右室心尖部，再推送J型心房电极并旋转至合适角度，使J型心房电极插入右心房耳部。

2. 起搏阈值测试　这是非常重要的一步，把电极导管的正、负极与起搏器相应的插孔连接，以略高于自身心率的频率起搏，调节输出电压旋钮，变动输出强度，测出起搏阈值，心室起搏要求小于1V（或2mA），心房起搏要求小于1.5V（3mA），但在紧急情况下也可以略高，调节感知旋钮，使之能满意感知P波或QRS波，即达满意要求。然后让患儿做深呼吸、咳嗽、翻身等动作，保持满意起搏表示电极安置妥当。

3. 电极导管的固定　测试结果满意后，将导管用缝线固定在穿刺部位的皮肤处。如果鞘管的侧管要用于给药时，也需将侧管缝合固定。酒精消毒后局部覆盖无菌纱布包扎。临时起搏电极导管连接后即可起搏。起搏电压通常为阈值的2～3倍，起搏频率则依据临床情况选择与调整。

术后应常规拍X线胸片，证实导管部位，并排除可能出现的并发症如气胸等。

五、起搏器放置后的护理

（一）临时起搏器放置后的护理

保证安全可靠的连续起搏，术后的监护与护理是非常重要的，特别是对起搏器依赖的患儿。通常临时起搏时间越长，产生并发症的危险性越大。临时起搏术后患儿均需进行连续的心电监测，观察起搏与感知功能是否正常，有无新的心律失常。如果患儿自身心率超过起搏频率，则需增加起搏频率（通常大于自身心率10bpm以上），借此判断起搏功能情况。起搏阈值增高常为导管脱位的早期征兆，有怀疑时需拍X线胸片证实。如停用临时起搏或临时起搏中暂停使用或永久起搏埋藏术前，一定要事先判断清楚患儿有无起搏器依赖情况，以防不测，对有临时起搏依赖者，可通过逐渐减慢起搏频率常可使自身心律恢复，对自身心律不能恢复或自身心率慢者，应保留临时起搏至永久起搏器植入并开始工作。对经静脉临时起搏患儿的护理应注意以下几方面：

（1）体外脉冲发生器应固定在床上或患儿身上，以防止滑脱并牵拉导管脱位。儿童以固定在大腿上为好。

（2）每天应检查接头连接处，确保起搏安全。

（3）穿刺入口处应每天更换敷料。小孩应注意防止小便污染敷料。

（4）酒精清洗暴露的导管，也可敷以抗生素软膏。

（5）外露的导管盘绕成环，用敷料保护固定。

（6）加强局部护理可使感染率明显降低。

（7）可预防性使用抗生素（静脉或肌内注射）。

（8）放置临时起搏导管期间，应尽量避免抗凝剂治疗。

（9）经股静脉放置导管者一般需使肢体固定。采用颈静脉或锁骨下途径者则限制较少，可以允许患儿下床走动。若已使用抗凝剂而需临时起搏者，应首选股静脉或肱静脉途径，因易于压迫止血。在临时起搏术后，若有抗凝指征，可以谨慎使用，但应密切观察静脉穿刺部位的出血迹象。

（二）永久心脏起搏与护理

对于植入永久起搏器的患儿，一般起搏器埋藏在左侧胸大肌下面，伤口有缝合，有一定张力。因此，术后可致伤口剧烈疼痛，可酌情给予镇痛治疗；起搏器植入后应严格消毒，注意防止伤口感染，每天更换伤口敷料；可预防性使用抗生素（静脉或肌内注射）；观察有无出血，术后1周避免使用抗凝剂。

（杨文典）

第十节　体外膜肺氧合技术的监护

一、定义及概述

体外膜肺氧合（extracorporeal membrane oxygenation，ECMO）技术是一种持续体外生命支持疗法，其核心部分是膜肺和血泵，分别起到人工肺和人工心的作用，可为危重患儿提供一定的氧供及稳定的循环血量，有效维持心、脑等重要脏器的血供和氧供，为患儿后续治疗获得宝贵时间。ECMO有静脉－静脉（V－V）ECMO和静脉－动脉（V－A）ECMO两种转流方式。V－V ECMO主要用于严重的呼吸衰竭而不需循环支持的患儿；V－A ECMO可用于严重呼吸衰竭和循环衰竭的患儿。V－A管路采用股动静脉插管，转流途径为：股静脉→离心泵→膜肺→股动脉；V－V管路采用股静脉－颈内静脉插管，转流途径为：股静脉→离心泵→膜肺→颈内静脉。

二、适应证

（一）新生儿入选的条件

（1）OI≥40的心肺衰竭。

（2）没有严重的心脏缺陷。

（3）没有致命的染色体异常。

（4）可逆的肺脏或心脏疾病。

（5）胎龄>33周。

（6）脑室内出血≤Ⅱ级。

（7）没有严重的出血或难治的凝血性疾病。

（二）儿科患儿入选的条件

（1）儿科各种年龄（新生儿胎龄>33周，体重>2kg）。

（2）严重心肺功能衰竭，经其他所有支持治疗无效。

（3）氧合指标：OI>25～40，P/F<150，PA－aO_2>500。

（4）气漏综合征，肺出血。

（5）PIP持续>35～40cmH_2O或MAP>20cmH_2O。

（三）气道－肺术前生命支持

三、护理措施

（一）人员配备

ECMO要求看护者与使用ECMO患儿的比例为2∶1，即一个注册护士看护患儿，一个ECMO技术人员管理泵。技术人员可以是护士、呼吸理疗师或是灌注师。

（二）ECMO流量的观察与护理

根据患儿体重计算ECMO流量，范围调节在120～150ml/（kg·min）。离心泵运转期间，保持血流速稳定，发现流量异常时报告医生或灌注师。同时严密进行血流动力学监测，如有创动脉血压/中心静脉压、肺楔嵌压、左房压等，监测心率、心律：V－A患儿由于没有规律的ECMO泵的流动，心脏收缩或舒张的波形会变得低平。脉压非常窄或缺如提示心室收缩力减弱；V-A 患儿在最初的 24~48h 内高血压常见，V-V 患儿则常见低血压。

（三）ECMO 插管及回路的管理

（1）颈部伤口是最常见的出血部位，且易在插管周围形成凝块，切忌破除凝块，因它会导致新的出血。妥善固定插管位置并做好标记，且每小时评估其是否移位。

（2）每小时检查管道连接是否良好，环路中所有的连接口是否完整、稳固、紧密，使用手电筒检查 ECMO 环路中有无渗血、凝固、气泡；氧合器和管道有无异常震动；氧合器有无冒泡等；管道尽量避免不必要的接头，以减少血细胞的破坏；严禁在管道上加药、输液、输血及抽取血标本等，严防空气进入 ECMO 环路内发生空气栓塞。

（3）每小时检查管路内所有的报警系统，调整报警上下限，规律地监测氧合器前后压力。以泵前负压压力不超过 -30mmHg 为原则，氧合器后正压不超过 300mmHg，如果压力过高，检查氧合器是否有血凝块，必要时要更换氧合器。

（4）备好泵的手动曲柄、电池、管道夹。

（四）呼吸机的参数调整与护理

（1）ECMO 转流期间采用保护性通气策略，呼吸机应用 P-SIMV 模式，低氧流量、低潮气量、低气道压设置。

（2）一般采用 FiO_2 为 30%，潮气量 3~5ml/kg，PEEP 为 3~5cmH_2O，呼吸频率为 10 次/min。

（3）密切观察患儿的呼吸、血氧饱和度，根据血气分析的结果调整呼吸机的参数，持续监测动静脉饱和度，维持动脉血氧饱和度 >97%，静脉血氧饱和度应 >55%。在使用呼吸机期间，观察气道压、气道峰压、平台压等，以免发生气压伤。注意吸痰、加强湿化及翻身叩背，以利痰液排除。

（4）定期复查胸部 X 线，了解肺部情况。

（5）胸部物理治疗必须动作轻柔，气管插管内吸痰避免负压过大并使用头端圆钝的吸痰管，禁忌鼻腔内吸引。

（五）出血的防止与观察

1. 常规进行出凝血时间监测　ECMO 期间，由于 ECMO 环路中需持续滴注肝素抗凝，既要避免出血，又要防止血栓或栓塞形成，应常规密切进行（activated clotting time，ACT）监测，ECMO 循环刚开始时，监测 ACT 每小时一次，稳定后每 30min 一次，转流期间常规每 60min 一次，并通过调整肝素用量使 ACT 维持在 160~180s，血小板 $>100\times10^9$/L，血细胞比容（HCT）>40%，必要时补充全血或输成分血。

2. 出血预防

（1）观察伤口、穿刺针眼、引流液、大便、全身皮肤黏膜等有无出血。

（2）观察插管端的活动性出血、IV 和其他的管道端，以及胸腔导管和外伤。新生儿患儿注意观察有无头皮血肿。

（3）尽量避免额外的动脉或静脉穿刺，延长注射部位按压时间。

（4）避免使用坚硬的直肠测温探头。

（5）最低限度地使用各类约束工具。

（六）体位

1. 下肢制动　由于 ECMO 导管置入股静脉，因此要求下肢制动，防止导管脱出。同时注意观察下肢血运情况：下肢有无僵硬、苍白、肿胀；足背动脉搏动；足部温度。如有异常及时报告医生。

2. 颈部制动　带颈部插管的 ECMO 患儿必须保持枕中位，以保证血液回流。使用沙袋或约束带来保持头部稳定，以防止插管导管移动和 ECMO 导管缠绕。每 2h 变换体位一次，一定要使患儿和管道一起移动，特别对于经胸置 ECMO 管道的患儿。

（七）液体与营养

（1）ECMO 循环中的开口可用于注射液体、药物和输血。所有的药物和灌注都可以通过 ECMO 管道给予，脂质和纤维蛋白原除外；宜通过压力低的静脉端给药，肝素必须从远端注入，以便 ACT 采样。

（2）ECMO 患儿不适宜应用脂肪乳剂，因脂质通过静脉给予会黏附于氧合器薄膜。

（3）输血：ECMO 患儿需要使用大量血制品，成分血可经静脉通路或直接加到 ECMO 管道内使用；血小板、冷沉淀以及纤维蛋白原宜通过患儿的外周血管给药，避免阻塞 ECMO 氧合器以及管道。

（八）皮肤

由于接受 ECMO 治疗的患儿往往末梢灌注不良、体位制动，极易发生难免压疮。需经常观察，特别是头枕部和放置导管的颈部。应用水床和水枕以防止皮肤完整性受损。有压疮发生者按压疮护理常规进行。

（九）预防感染

危重患儿免疫力及抵抗力下降，易并发感染，ECMO 时由于导管置入血管而增加了感染的危险，是导致患儿死亡的重要原因。在 ECMO 期间严格无菌操作，定时更换伤口敷料，避免局部感染，密切观察体温，定时做血、尿细菌培养，遵医嘱使用抗生素，加强护理及营养支持等以减少感染的发生。

（十）严重水肿或肾衰竭的处理

发展成严重水肿或肾衰竭的患儿，可以放置腹透管或在 ECMO 里安装过滤器，腹膜透析者按腹膜透析常规进行护理。

（杨文典）

参考文献

[1] 赵世光，刘恩重．神经外科危重症诊断与治疗精要［M］．北京：人民卫生出版社，2011.
[2] 胡大一，丛书．冠心病与并存疾病［M］．北京：北京大学医学出版社，2009.
[3] 张七一．内科学（第8版）［M］．北京：人民出版社，2009.
[4] 陈孝平．外科学［M］．北京：人民卫生出版社，2008.
[5] 毕清泉，张玲娟．重症监护学［M］．上海：第二军医大学出版社，2014.
[6] 王丽云．临床急诊急救学［M］．青岛：中国海洋大学出版社，2014.
[7] 孙永显．急救护理学［M］．北京：人民卫生出版社，2010.
[8] 刘书祥．急重症护理学［M］．上海：同济大学出版社，2012.
[9] 许铁，张劲松．急救医学［M］．南京：东南大学出版社，2011.
[10] 孙刚，刘玉法，高美．院前急救概要［M］．北京：军事医学科学出版社，2013.
[11] 杨丽丽，陈小杭．急重症护理学［M］．北京：人民卫生出版社，2012.
[12] 王忠诚．神经外科学［M］．武汉：湖北科学技术出版社，2013.
[13] 楼滨城．急诊医学［M］．北京：北京大学医学出版社，2012.
[14] 刘大为．实用重症医学［M］．北京：人民卫生出版社，2010.
[15] 李春盛．急诊医学高级教程［M］．北京：人民军医出版社，2010.
[16] 曹小平，曹钰．急诊医学［M］．北京：科学出版社，2014.
[17] 左拥军．临床常见急危重症的救治大全［M］．吉林：吉林大学出版社出版，2012.
[18] 解建，李志强．急危重病抢救技术［M］．海口：海南出版公司，2010.
[19] 张海涛．院前急救流程预案［M］．上海：科学技术文献出版社，2009.
[20] 张焱焱．规范化急救［M］．武汉：华中科技大学出版社，2013.
[21] 吴恒义，池丽庄．实用危重症抢救技术20讲［M］．北京：人民军医出版社，2012.